U0277966

张其成全解黄帝内经·灵枢

（下册）

张其成 著

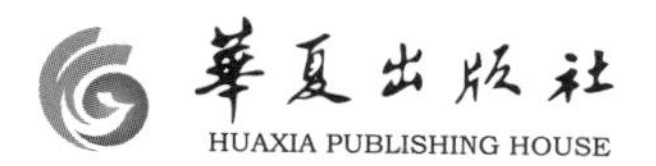

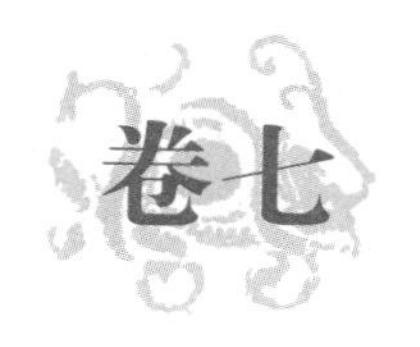

卷七

阴阳系日月篇第四十一

这一篇主要讲述了人体部位、手足经脉与阴阳、干支的对应关系。不同的月份，十二经脉的经气盛衰不同，针刺的原则是不宜针刺当月经气偏盛的经脉，以免损伤经脉之气。

黄帝曰：余闻天为阳，地为阴，日为阳，月为阴，其合之于人，奈何？岐伯曰：腰以上为天，腰以下为地，故天为阳，地为阴。故足之十二经脉，以应十二月，月生于水，故在下者为阴；手之十指，以应十日，日主火，故在上者为阳。

【语译】

黄帝问：我听说天属阳，地属阴，日属阳，月属阴，阴阳与人体是怎样配合的呢？岐伯说：人体的腰以上叫天，属阳；腰以下叫地，属阴。所以下肢十二条经脉，同地支十二个月相对应，这是由于月是太阴之精所生成的，具有水的性质，所以下肢的经脉属阴。手的十根手指，同天干十日相应，这是由于日是太阳之精所生成的，具有火的性质，所以上肢经脉属阳。

【解读】

本篇名为“阴阳系日月”，首先提出，人体部位的阴阳划分，以及手足三阴三阳的划分，基本是和十二月、十日相对应的。而十二月份、十天干纪日，则是通过太阳、月亮的运行来界定的。我们都知道，天为乾，地为坤；天为阳，地为阴。那么对应太阳、月亮的卦象分别是什么呢？就是离和坎。离为火，坎为水，王充《论衡·说日》说："夫日者，火之精也；月者，水之精也。"古代人没有钟表，他们是通过自然界的万物，通过日月星运行轨道的变化，来认识时间，来纪时、纪日、纪月、纪年的。像《诗经·豳风·七月》里的"七月流火，九月授衣"，其中"七月流火"指的就是大火星，也就是心宿二，向西方移动、下落，这一天文现象被古人视为夏去秋来、天气转凉的标志。

在本节中，岐伯指出了日月阴阳与人体的对应关系：腰以上的部分对应天，属阳，人的十指与天干十日对应；腰以下的部分对应地，属阴，下肢的十二经脉与地支的十二个月对应。陈抟在《河洛理数·大易数妙义》中提出："凡一二三四五六七八九十之数，乃天地四时节气也。"十天干，十二地支，都是纪日纪月的数字，现在学界的普遍观点是：十日指的是一旬十日，十二地支指的是一年十二月。天干为日所主，一日即一个太阳升降的循环，其从日出，具有火的性质，因此属阳；地支为月所主，一月即一个月亮盈缺的循环，其从月出，具有水的性质，因此属阴。这也是张介宾的观点。另有一说认为，天干十日是从上古太阳月的纪年法而来的，根据一年当中太阳位置的变化，将一年划分为十个月。与此对应的十二地支，则是根据月亮的周期性变化，将一年划分为十二个月的太阴月纪年法。无论持哪种观点，天干十日为阳，地支十二月为阴，并分别与人体上身、下身的经脉相对应，这种关系是不变的。

黄帝曰：合之于脉，奈何？岐伯曰：寅者，正月之生阳也，主左足之少阳；未者，六月，主右足之少阳；卯者，二月，主左足之太阳；午者，五月，主右足之太阳；辰者，三月，主左足之阳明；巳者，四月，主右足之阳明。此两阳合于前，故曰阳明。申者，七月之生阴也，主右足之少阴；丑者，十二月，主左足之少阴；酉者，八月，主右足之太阴；子者，十一月，主左足之太阴；戌者，九月，主右足之厥阴；亥者，十月，主左足之厥阴。此两阴交尽，故曰厥阴。

【语译】

黄帝问：十二月、十日怎样同经脉相配合呢？岐伯说：正月寅月，此时阳气生发，主左侧的足少阳胆经；六月未月，主右侧的足少阳胆经；二月卯月，主左侧足太阳膀胱经；五月午月，主右侧足太阳膀胱经；三月辰月，主左侧足阳明胃经；四月巳月，主右侧足阳明胃经。三月、四月介于少阳、太阳之间，两阳合明，所以称为阳明。七月申月，阴气生发，主右侧足少阴肾经；十二月丑月，主左侧足少阴肾经；八月酉月，主右侧足太阴脾经；十一月子月，主左侧足太阴脾经；九月戌月，主右侧足厥阴肝经；十月亥月，主左侧足厥阴肝经。九月、十月为阴尽，所以称为厥阴。

【解读】

本节说明了十二月与足部经脉的对应关系，值得一提的是阳明、厥阴两个概念。“三阴三阳”是中医所特有的阴阳体系，其名称最早见于长沙马王堆出土的医学帛书《足臂十一脉灸经》及《阴阳十一脉灸经》，而其概念的确定与体系化则有赖于《黄帝内经》。《素问·至真要大论》里记载：“帝曰：善。愿闻阴阳之三也何谓？岐伯曰：气有多少，异用也。帝曰：阳明何谓也？岐伯曰：两阳合明也。帝曰：厥阴何也？岐伯曰：两阴交尽也。”可见三阴三阳的划分标准是“气”的多少。高、低，盛、衰，老、少，这样的二分法，我们都很熟悉了，像《周易》就把阴阳分为少阳、老阳，少阴、老阴，那么《黄帝内经》中出现的阳明和厥阴，又代表什么呢？经文给出的解释是“两阳合明”和“两阴交尽”，阳明，是太阳和少阳两阳相合、相交；厥阴，是指太阴和少阴相交，阴气到了极点的时候就是厥阴了。它相当于是把两个端点、两个分类交汇，发展出了一套更为复杂的体系。这应该说是一种思维上的进步。

甲主左手之少阳，己主右手之少阳，乙主左手之太阳，戊主右手之太阳，丙主左手之阳明，丁主右手之阳明。此两火并合，故为阳明。庚主右手之少阴，癸主左手之少阴，辛主右手之太阴，壬主左手之太阴。

【语译】

甲日主左侧手少阳三焦经，己日主右侧手少阳三焦经，乙日主左侧手太阳小肠经，戊日主右侧手太阳小肠经，丙日主左侧手阳明大肠经，丁日主右侧手阳明大肠经。丙、丁都属火，两火合并，所以称为阳明。庚日主右侧手少阴心经，癸日主左侧手少阴心经，辛日主右侧手太阴肺经，壬日主左侧手太阴肺经。

【解读】

以上两节主要介绍了天干地支与人体经脉的对应关系。首先是地支与足部经脉的对应。按照夏代历法，每年的正月是从地支的寅时开始的，然后按地支的顺序向下排。在这里，一年中阴阳的消长变化规律与地支及足部十二条经脉构成了一个完整的体系，如图所示：

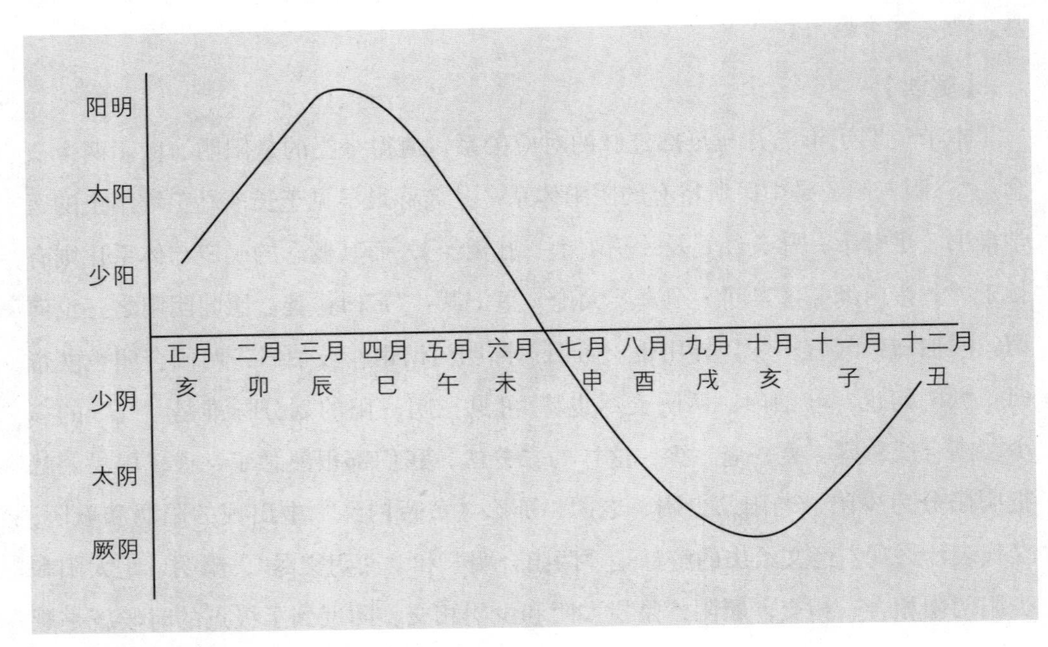

一年中的阴阳消长与地支、足部经脉的对应关系

在阴阳学说里，左为阳而右为阴，因此，寅、卯、辰所代表的正月、二月、三月，阳气逐步增长，合于左侧的足少阳、足太阳、足阳明三条经脉；巳、午、未所代表的四、五、六月，阳气逐渐衰退，合于右侧的足阳明、足太阳、足少阳三条经脉。以下同理可知，七、八、九月也就是申、酉、戌月，合于右侧的足少阴、足太阴、足厥阴，十、十一、十二月也就是亥、子、丑月，合于左侧的足厥阴、足太阴、足少阴经。三阴三阳的排列都是从少阳、少阴开始，到阳明、厥阴结束。这是因为阳明是阳气到了极点，厥阴是阴气到了极点就要绝尽。阳极则阴生，阴极则阳生，是以在五月有夏至，一阴生，六月二阴生，七月三阴生而阴气生发，于七、八、九这三个月阴气逐渐上升；在十一月有冬至，一阳生，其后十二月二阳生，正月三阳生而阳气生发，于正月、二月、三月阳气不断壮大。十二个月的阴阳变化规律，与十二辟卦所示的阴阳消长关系是一致的，十二辟卦在前文已有叙述，此处不再重复。

接着岐伯又说明了十日十天干与手经脉的对应关系，比如甲日主左侧手少阳三焦经，己日主右侧手少阳三焦经；丙日和丁日分别主左侧和右侧的手阳明大肠经，因为丙、丁都属火，两火合并，所以称之为阳明。总之在十天干当中，甲乙属木，丙丁属火，戊己属土，庚辛属金，壬癸属水。在这里，木火土与属阳的经脉对应，金水与属阴的经脉对应。值得注意的是，在天干所对应的经脉中，并没有手厥阴心包经。这是因为早期它是附属于手少阴心经的，因此没有将它独立出来。

故足之阳者，阴中之少阳也；足之阴者，阴中之太阴也。手之阳者，阳中之太阳也；手之阴者，阳中之少阴也。腰以上者为阳，腰以下者为阴。其于五脏也，心为阳中之太阳，肺为阴中之少阴，肝为阴中之少阳，脾为阴中之至阴，肾为阴中之太阴。

【语译】

因此位于下肢的足三阳经，为阴中的少阳。位于下肢的足三阴经，为阴中的太阴。位于上肢的阳经，为阳中的太阳，阳气最盛。位于上肢的阴经，为阳中的少阴，阴气微弱。在腰以上的部分为阳，在腰以下的部分为阴。用这个规律来说明五脏的阴阳属性，心位于膈上，属火，是阳中的太阳；肺位于膈上，属金，是阴中的少阴；肝位于膈下，属木，是阴中的少阳；脾位于膈下，属土，是阴中的至阴；肾位于膈下，属水，是阴中的太阴。

【解读】

本节主要讲了人体阴阳的划分。根据天干地支所对应的脏腑经络，将足部的十二条经脉分为阴中之阳与阴中之阴，将手部的十条经脉分为阳中之阳与阳中之阴。心肺位于腰之上，并为手之经脉。其中，心为手之阳，为阳中之太阳，肺为手之阴，为阴中之少阴；肝脾肾位于腰之下，并为足之经脉，其中肝为足之阳，为阴中之少阳，脾为足之至阴，肾为足之太阴。

黄帝曰：以治之奈何？岐伯曰：正月、二月、三月，人气在左，无刺左足之阳；四月、五月、六月，人气在右，无刺右足之阳；七月、八月、九月，人气在右，无刺右足之阴；十月、十一月、十二月，人气在左，无刺左足之阴。

【语译】

黄帝问：在治疗上应该怎样运用这些道理呢？岐伯说：正月、二月和三月，人体的阳气偏重于左侧的阳经，所以不宜针刺左侧的足少阳胆经、足太阳膀胱经和足阳明胃经。四月、五月和六月，人体的阳气偏重于右侧的阳经，所以不宜针刺右侧的足阳明胃经、足太阳膀胱经、足少阳胆经。七月、八月和九月，人体的阴气偏重于右侧的阴经，所以不宜针刺右侧的足少阴肾经、足太阴脾经和足厥阴肝经。十月、十一月和十二月，人体的阴气偏重于左侧阴经，所以不宜针刺左侧的足厥阴肝经、足太阴脾经和足少阴肾经。

【解读】

本节提到不应该针刺当季经气偏盛的经脉，这是针法的原则之一。在正月、二月、三月时，阳气生发，人气旺盛于左侧的足少阳、足太阳、足阳明三条经脉；到了四月、五月、六月，阳气转衰，人气旺盛于右侧的足少阳、足太阳、足阳明三条经脉；七月、八月、九月里，阴气上升，人气旺盛于右侧的足少阴、足太阴、足厥阴三种经脉；十月、冬月、腊月里，阳气上升，人气旺盛于左侧的足少阴、足太阴、足厥阴三条经脉。这一段论述，反映了《黄帝内经》中天人相应思想的另一个部分：天人相动。天人相动指的是，人体的生理功能节律会随着天地四时之气的运动变化而改变，在这里具体表现为，人体之气随着天时的变化而变化，根据天时之阴阳的消长，不同的经脉之气也会有规律地转盛转衰。因此医生在进行针刺时要顺应天时，注意避开当季人气较旺盛的经脉，以免影响人身之气的正常运转。

黄帝曰：五行以东方为甲乙木，王春，春者，苍色，主肝，肝者，足厥阴也。今乃以甲为左手之少阳，不合于数，何也？岐伯曰：此天地之阴阳也，非四时五行之以次行也。且夫阴阳者，有名而无形，故数之可十，离之可百，散之可千，推之可万，此之谓也。

【语译】

黄帝说：从五行来说，东方为天干中的甲、乙，属木，木气旺于春季，对应青色，主肝脏，对应的经脉是足厥阴肝经。现在却以甲对应左侧的手少阳三焦经，这和天干与五行的搭配规律不相符，这是怎么回事？岐伯说：这是根据天地阴阳变化的规律来配合天干地支的，而不是按照四季的五行属性来配合。并且阴阳这个概念，是抽象的属性的概念，而不是具体的实物的概念，既可以单指一种事物，也可以推演到十种、百种、千种、万种乃至无数种事物。上述情况就是由于这个道理。

【解读】

这一节中黄帝提出了天干与五行搭配的一些疑问。甲乙属木，对应春天，主肝，对应足厥阴肝经，但在这里甲对应的却是手少阳三焦经，这是怎么一回事呢？岐伯回答说，这是因为分类标准的不同，在本篇中，以甲为天干之首作为分类依据，所对应的就是阳之初起的少阳经。接下来他又进一步说明了这种分类的理论依据，即阴阳的无限可分性和相对性。阴阳具有无限可分的特性，这也是由其相对性决定的。譬如春夏为阳，而秋冬为阴，而在春、夏、秋、冬之中，又可以再分出阴阳，春为阳中之阳，夏为阳中之阴，秋为阴中之阴，冬为阴中之阳。对于生活中的事物，这种无限分类也是适用的。阴阳的无限可分性，实际上也是一个不断缩小对比范围的过程。阴阳的相对性，是指在不同的对比标准下，阴阳的划分也有区别。譬如人的身体，从上下分，则腰之上为阳，腰之下为阴；从前后分，则背为阳而腹为阴；从表里分，则皮表为阳，内里为阴。

本篇介绍了人体阴阳的划分及各条经脉与天时的对应关系。针刺前要充分考虑到天时对于经脉气血盛衰的影响，不宜刺当月经脉之气旺盛的经脉，后世的子午流注针法在实践中发展了这一观点。

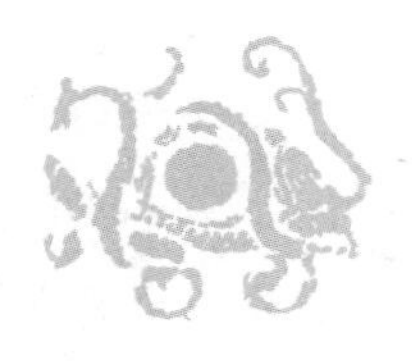

病传篇第四十二

本篇主要讲述了邪气进入脏腑后的传变次序，论述详尽清晰；说明了五脏之病“死于其所不胜”之时的疾病致死规律，对五脏发病的死亡预期做了必要的说明，并论述了诊断和治疗的相关原则。

黄帝曰：余受九针于夫子，而私览于诸方，或有导引行气，乔摩、灸、熨、刺、焫、饮药之一者，可独守耶？将尽行之乎？岐伯曰：诸方者，众人之方也，非一人之所尽行也。

【语译】

黄帝说：我从先生你那里学到了九针的知识，并且私下阅读了许多记载各种治疗方法的书，有的运用导引行气的方法，有的运用按摩、灸法、温熨、针刺、火针和汤药等方法，在运用这些方法的时候，是坚持只用一种方法呢，还是要把所有的方法都综合起来使用呢？岐伯说：这些方法，是适用于众多人的疾病的不同治疗方法，而不是施用在同一个人身上的治疗方法。

【解读】

病传，就是疾病的传变。本篇中包括两个方面：一是病邪自外而内逐步侵入人体，直至最后死亡的过程；二是五脏疾病各自的传变规律，以及这些传变最后导致死亡的预计时间。所以本篇名为“病传”。疾病的传变是人体发病的总规律，医生必须非常清楚地掌握这些规律，才能准确地治疗。

第一节中，黄帝向岐伯询问了治疗时如何选择方法。治疗的方法多种多样，有导引行气，乔摩、灸、熨、刺、焫、汤药，等等，不一而足，但是人的肌肉有结实和松弛之分，皮肤有厚薄之分，气血有充足和虚乏之分，每个人对每种治疗方法的耐受能力并不相同。同时，侵犯人体的病邪，有的停留在体表，是表证，有的藏在肌肉之间，有的深入内脏，要选择的治疗方法也大有不同。因此医生在进行治疗时，应当根据病人、病情的不同来选择方法施治，中医讲“三因制宜”，其中一项就是因人制宜。

黄帝曰：此乃所谓守一勿失，万物毕者也。今余已闻阴阳之要，虚实之理，倾移之过，可治之属，愿闻病之变化，淫传绝败而不可治者，可得闻乎？岐伯曰：要乎哉问。道，昭乎其如日醒，窘乎其如夜瞑，能被而服之，神与俱成，毕将服之，神自得之，生神之理，可著于竹帛，不可传于子孙。

【语译】

黄帝说：这就是所谓的掌握好一个总的原则，就能够处理各种复杂而具体的情况。现在我已经懂得了阴阳的要领，虚实的道理，因腠理不固和正气不足所导致的疾病，以及还有治疗余地的疾病，还想听你讲讲疾病的内在变化，以及淫邪传变、正气耗竭而导致不可治疗的情况，能讲给我听吗？岐伯说：这是很重要的问题啊！医道，如果弄明白了，就像白天醒着一样清晰明了；如果不明白，就像夜里睡着了一样昏昧。如果能够按照医道去实践，就像衣服一样时刻不离身，心领神会，就会与医道合为一体，始终运用它，自然就能领会它的精髓。像这样使万物得生的高妙道理，可以刻写在竹帛上让它广泛流传，而不该只传给自己的后代。

【解读】

本节黄帝提出“守一勿失”，这是一种指导性思想。治疗方法多种多样，什么是不变的呢？那就是治病的总原则。马莳说：“诸方虽行于众病，而医工当知乎守一，守一者，令诸方而尽明之，各守其一而勿失也。各守其一而勿失也，庶乎万物之病，可以毕治而无误矣。”了解了治疗疾病的原则，那么再复杂的病情，再变化多端的奇邪，也可以找到治疗的方法。《道德经》说：“是以圣人抱一为天下式。”黄帝说：“此乃所谓守一勿失，万物毕者也。”虽然两个“一”指代的内容不同，前者指的是天地自然的规律，而后者指的是治疗的法则，但其核心思想都是要掌握基础原则，这样就可以守一而知万物，就能够顺利应对繁杂的病情。

黄帝曰：何谓日醒？岐伯曰：明于阴阳，如惑之解，如醉之醒。黄帝曰：何谓夜瞑？岐伯曰：瘖乎其无声，漠乎其无形，折毛发理；正气横倾，淫邪泮衍，血脉传留，大气入脏，腹痛下淫，可以致死，不可以致生。

【语译】

黄帝问：什么叫像白天清醒着一样清楚呢？岐伯说：明白了阴阳的规律，就像迷惑解开了，就像酒醉后清醒了一样。黄帝又问：什么叫像夜里睡着了一样昏昧呢？岐伯说：外邪入侵人体，安静得没有声响和形迹，只见毛发折断，腠理开泄，正气外散，邪气散溢蔓延于肌体，通过血脉传到五脏，腹中作痛，下焦脏气逆乱，这些都可以致人死亡，让人不能继续存活下去。

【解读】

本节讲了外邪侵袭人体、致人死亡的大致过程。《素问·阴阳应象大论》说：“故善治者治皮毛，其次治肌肤，其次治筋脉，其次治六腑，其次治五脏。治五脏者，半死半生也。”讲的是疾病从可治到不可治，越来越严重的发展次序，我们将它与本节结合来看。“折毛发理”，病位尚浅，病邪位于皮毛和肌肤腠理。到了“血脉传溜”，邪气就开始从表向里走了，这个时候还可以“治筋脉”。等到了“大气入脏”的阶段，邪气侵犯脏腑，以至于脏气逆乱，这时就非常危险，很难再救治回来。所以邪在外的时候，病情是比较轻的，这个时候一定要审慎治疗，“守一勿失”，不要让病邪内陷，危害到脏腑。

黄帝曰：大气入脏奈何？岐伯曰：病先发于心，一日而之肺，三日而之肝，五日而之脾，三日不已，死，冬夜半，夏日中。病先发于肺，三日而之肝，一日而之脾，五日而之胃，十日不已，死，冬日入，夏日出。病先发于肝，三日而之脾，五日而之胃，三日而之肾，三日不已，死，冬日入，夏早食。病先发于脾，一日而之胃，二日而之肾，三日而之膂、膀胱，十日不已，死，冬人定，夏晏食。

病先发于胃，五日而之肾，三日而之膂膀胱，五日而上之心，二日不已，死，冬夜半，夏日昳。病先发于肾，三日而之膂、膀胱，三日而上之心，三日而之小肠，三日不已，死，冬大晨，夏早晡。病先发于膀胱，五日而之肾，一日而之小肠，一日而之心，二日不已，死，冬鸡鸣，夏下晡。诸病以次相传，如是者，皆有死期，不可刺也；间一脏及二三四脏者，乃可刺也。

【语译】

黄帝问：亢盛的邪气侵入五脏，是怎样传变的呢？岐伯说：先从心开始发病的，经过一天就会传到肺，过了三天传到肝，再过五天传到脾。如果再过三天病还没有治好，人就会死亡。冬季在半夜死亡，夏季在中午死亡。先从肺发病的，经过三天传到肝，再过一天传到脾，再过五天传到胃，如果再过十天病还没有治好，人就会死亡。冬季在日落时死亡，夏季在日出时死亡。先从肝发病的，经过三天传到脾，再过五天传到胃，再过三天就传到肾，如果再过三天病还没有治好，人就会死亡。冬季在日落时死亡，夏季在早饭时死亡。先从脾发病的，经过一天传到胃，再过两天传到肾，再过三天传到脊椎、膀胱，如果再过十天病还没有治好，人就会死亡。冬季在亥时死亡，夏季在晚饭时死亡。先从胃发病的，经过五天传到肾，再过三天传到脊椎和膀胱，再过五天就向上传到心，如果再过两天病还没有治好，人就会死亡。冬季在半夜死亡，夏季在午后死亡。先从肾发病的，经过三天传到脊椎、膀胱，再过三天就向上传到心，再过三天传到小肠，如果再过三天病还没有治好，人就会死亡。冬季在寅末卯初时死亡，夏季在黄昏时死亡。先从膀胱发病的，经过五天传到肾，再过一天传到小肠，再过一天就传到心，如果再过两天病还没有治好，人就会死亡。冬季在丑时死亡，夏季在未时死亡。脏腑发生的疾病都按照一定的次序传变，像这样传变的，都有特定的可以预计的死亡时间，不能用针刺治疗。如果病的传变次序间隔了一个脏器或者间隔了两个脏器、三个脏器、四个脏器的，才能用针刺治疗。

【解读】

本节讲了邪气传入不同的脏腑后，疾病的传变规律与死亡时间。这种传变是不能用针刺治疗的。从五行角度来看，脏腑之病相传，总是传向它所克的脏腑，或者互为表里的脏腑疾病互传。而某一脏腑疾患致人死亡的时间，也与五行有关，其死亡时刻所属之五行，往往克胜得病的脏腑，或属于脏腑所克之五行过旺，反而侮及该脏腑的情况，或者时刻正符合该脏腑的五行，导致病脏邪气过亢而亡。举例来看，先从心发病时，先传到肺，心属火，肺属金，火克金；之后传到肝，肝属木，金克木；之后传到脾，脾属土，木克土。如果是在冬季生病，就会在某天半夜死亡。夜半是子时，阴气极盛，冬季属水，而在地支之中，亥、子也属水，水又克火，心脏发病本已虚衰，更无法抵抗大盛的水，因此病人会在半夜死亡。如果是夏季生病，就会在某天中午死亡。夏季属火，中午为午时，地支中巳、午亦属火，火气大盛，则心中阳邪暴亢，人也会死亡。

五脏病传和死亡都依照着这样的规律，但也分急缓。病势急、病邪猛的，可能几天后人就死了；病势稍缓的，可能几个月后人才死；病势再缓的，可能过了几年才会死。另外，王冰认为，《黄帝内经》中所提到的病邪传递日数，并不合于五行之数，应当是和经脉所属的三阴三阳有关。比如由胃传肾，病发于胃的情况下经五日传到肾，正符合经脉循行的次序间隔。

对“间一脏及至二三四脏者，乃可刺也”的解释，诸家不同。王冰曰：“间一脏止者，谓隔过前一脏而不更传也。则谓木传土、土传水、水传火、火传金、金传木而止，皆间隔一脏也。及至三四脏者，皆谓至前第三第四脏也，诸至三脏者，皆其已不胜之气也；至四脏者，皆至己所生之父母也。不胜则不能为害于彼，所生则父子无克伐之期，气顺以行，故刺之可矣。”认为“间一脏”指的是邪气传到下一脏腑后，传递就停止了。“间三脏”，下一脏就是五行上克制发病脏腑的，“间四脏”则到了本脏。这些都不能再传下去，所以“气顺可刺”。张志聪曰：“五脏间传，止有间三而无间四。所谓间四脏者，以脏传之腑，而腑复传之于他脏，盖腑亦可以名脏也。”他认为邪气在五脏传变的过程中，所谓的“间四脏”实际上并不存在，指的应该是脏腑之间互传。

本篇对疾病的传变过程做了详尽的说明。邪气一旦入侵，自外而内，经过皮肤、肌肤腠理、筋骨、血脉而传到了脏腑，这种情形就非常危险了。脏腑之内的病邪会进一步向其他各个器官传递，最终使人体脏气完全逆乱，无法维持正常的生理活动，人就会死亡。因此，医生对于疾病一定要及早救治，在邪气位于皮毛、腠理时，就遏制住它向内发展的趋势，以免危害到人的生命。

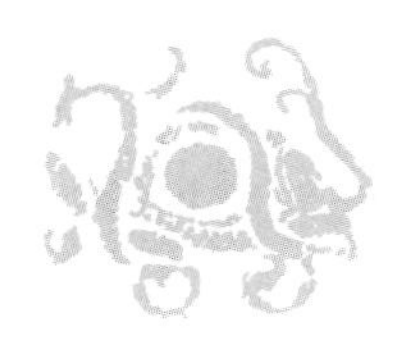

淫邪发梦篇第四十三

这一篇主要讲述了邪气入侵人体后引发不同梦的内容和原理，包括邪气旺盛导致的“十二胜”和因邪气入侵、正气虚损的“十五不足”。临床上应分别采用泻法与补法进行治疗。

黄帝曰：愿闻淫邪泮衍，奈何？岐伯曰：正邪从外袭内，而未有定舍，反淫于藏，不得定处，与营卫俱行，而与魂魄飞扬，使人卧不得安而喜梦。气淫于腑，则有余于外，不足于内；气淫于脏，则有余于内，不足于外。

【语译】

黄帝说：我想听你讲讲邪气在人体内散溢而做梦的情况。岐伯说：邪气从外部侵入人体，没有固定的位置，流窜到内脏，就与营卫之气一起在体内流行，致使魂魄飞扬，使人不得安眠而经常做梦。如果邪气侵犯六腑，那么在外的阳气就会过盛，在内的阴气就会不足。如果邪气侵犯五脏，那么在内的阴气就会过盛，而在外的阳气则会不足。

【解读】

我们每个人都很关注做梦，都想知道自己做的梦有什么意义。《黄帝内经》有好几篇都讲到了梦，比如《素问》有三篇讲到梦：《诊要经终论》《脉要精微论》

《方盛衰论》，但都不是专门讲梦的，而在《灵枢》中有一篇是专门讲梦的，就是本篇《淫邪发梦》。这一篇的题目就告诉我们，邪气入侵人体后会引发不同的梦，后面将分析这些梦的内容和原理，包括十二种由于邪气旺盛导致的梦和十五种由于正气虚弱、邪气入侵导致的梦。

本节指出，做梦的原因是外来的邪气在人体内流行，与营卫、魂魄一同运动。泮衍，意为扩散蔓延。淫邪泮衍，指的是邪气在人体散逸流窜，而纷杂变化的梦也由此产生。

“凡阴阳劳逸之感于外，声色嗜欲之动于内，但有干于身心者，皆谓之正邪，亦无非从外袭内者也。”张介宾认为，阴阳寒暑的变化，自然界的风、寒、暑、湿、燥、火这六淫邪气，过分的劳作或过分的安逸，声色嗜欲，都会引起人体之气的异常变化，都属于从外向内侵袭人体的邪气，也就是“正邪”。邪气在人体内流窜不定，在内侵扰脏腑，扰动营卫、魂魄，就会引起各种怪梦。人在正常睡眠时，卫气夜行于阴分，营卫彼此和合而协调。如果营卫受到邪气的干扰，人的睡眠就会受影响。同样，正常睡眠时，魂和魄也是和合协调的，《灵枢·本神》提到，“随神而往来者谓之魂，并精而出入者谓之魄”，魂关系着人的精神活动，魄主宰着人的本能感觉，这两者一旦受到侵扰，就会“魂魄飞扬”、神魂不安，人在睡眠中就会产生与邪气相对应的梦境。淫邪发梦大体来说，包括“气淫于腑”与“气淫于脏”两种情况，脏为阴而腑为阳，邪气盛于阳和邪气盛于阴，会造成内外阴阳之气的有余或不足，而有余或不足又会造就不同的梦境，那么这些因邪气流行于体内而产生的梦究竟是什么样的呢？下面，岐伯就进行了详细介绍。

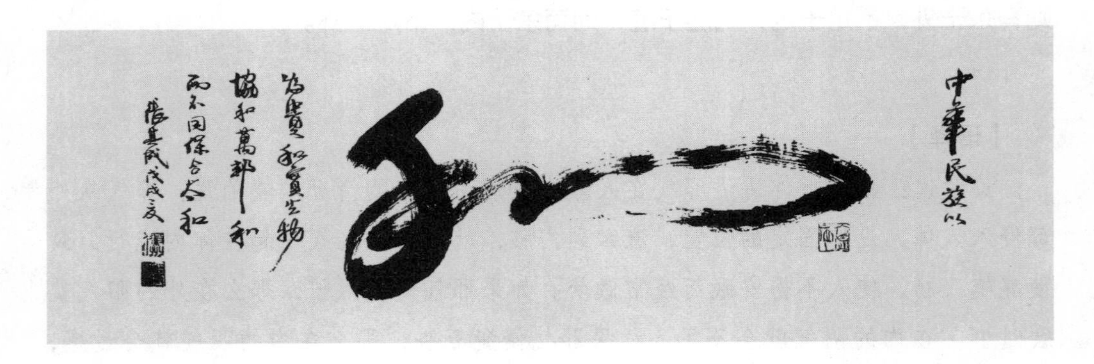

黄帝曰：有余不足，有形乎？岐伯曰：阴气盛，则梦涉大水而恐惧；阳气盛，则梦大火而燔焫；阴阳俱盛，则梦相杀。上盛则梦飞；下盛则梦堕。甚饥则梦取；甚饱则梦予。肝气盛，则梦怒；肺气盛，则梦恐惧、哭泣、飞扬；心气盛，则梦善笑、恐畏；脾气盛，则梦歌乐、身体重不举；肾气盛，则梦腰脊两解不属。凡此十二盛者，至而泻之，立已。

【语译】

黄帝说：脏腑阴阳之气的过盛和不足有具体的表现吗？岐伯说：阴气亢盛，就会梦见蹚渡大水而感到恐惧；阳气亢盛，就会梦见大火烧灼，十分明亮；阴气和阳气都亢盛，会梦见相互砍杀；身体上部邪气亢盛，就会梦见自己在飞翔；身体下部邪气亢盛，就会梦见自己在下坠；饿得厉害，会梦见向别人索取东西；吃得太饱，则会梦见给予别人东西。肝气亢盛，就会梦到愤怒；肺气亢盛，就会梦到恐惧、哭泣和飞扬；心气亢盛，会梦见嬉笑不休或恐惧害怕；脾气亢盛，会梦见歌唱奏乐或身体沉重抬不起来；肾气亢盛，会梦见腰和背脊分离而不相连。根据这十二种气盛所导致的梦，能够推断邪气的所在部位，用针刺泻法，很快就能治好。

【解读】

本节列举了十二种邪气旺盛所导致的梦。气盛于阴阳、上下、五脏时，梦的内容能够暗示邪气旺盛的部位，或者会梦到与之相关联的事物。比如上部的邪气盛，会梦到飞翔；阳气盛则会梦到大火，火属阳；邪气盛于肝，就会梦到愤怒的情绪，因为肝主怒。凡是有这些梦的，都表示邪气在某处有余，应当采取泻法医治。

厥气客于心，则梦见丘山烟火；客于肺，则梦飞扬，见金铁之奇物；客于肝，则梦山林树木；客于脾，则梦见丘陵大泽，坏屋风雨；客于肾，则梦临渊，没居水中；客于膀胱，则梦游行；客于胃，则梦饮食；客于大肠；则梦田野；客于小肠，则梦聚邑冲衢；客于胆，则梦斗讼自刳；客于阴器，则梦接内；客于项，则梦斩首；客于胫，则梦行走而不能前，及居深地窌苑中；客于股肱，则梦礼节拜起；客于胞脏，则梦溲便。凡此十五不足者，至而补之，立已也。

【语译】

如果正气虚弱而厥气（邪气）侵入心，就会梦见山丘上烟火弥漫；侵入肺，会梦见飞扬或金铁制成的奇怪东西。侵入肝，会梦见山林树木；侵入脾，会梦见丘陵和大湖，或风雨中被毁坏的房屋；侵入肾，会梦见处于深渊边缘或浸在水中；侵入膀胱，会梦见游行；侵入胃，会梦见饮食；侵入大肠，会梦见田野；侵入小肠，会梦见身处于人群熙攘的街道；侵入胆，会梦见争吵、打官司、自杀；侵入生殖器，会梦见性交；侵入项部，会梦见被杀头；侵入小腿，会梦见想走路而又无法前进，以及被困在深深的地窖当中；侵入大腿，会梦见行礼跪拜；侵入膀胱和直肠，会梦见正在大便或小便。以上就是十五种正气不足、邪气侵入所导致的梦，若能了解邪气之所在，运用针刺补法治疗，很快就能痊愈。

【解读】

本节列举了十五种正气不足、邪气侵入所导致的梦。厥气，指邪气。当体内的脏腑和身体的不同部位正气不足、被邪气侵入时，也会梦到与之有关的场景。但和邪气亢盛的梦不同，正气不足的梦往往带有被困或被伤害的性质，梦到的场景往往严重程度不高。比如同样是邪气侵入心，如果邪气亢盛，就会梦见大火烧灼、十分明亮；而正气不足时，就会梦见山丘上烟火弥漫；再比如邪气侵入脾，脾气亢盛，就会梦见歌唱奏乐或身体沉重抬不起来，脾气不足就会梦到丘陵和大湖，这是由于脾土虚不能制水，才会产生水液泛滥的景象。

除了严重程度不高之外，正气不足、被邪气侵入的梦的内容，大都是受害受困。比如胆的正气不足、被邪气侵入，会梦到争吵、打官司、自杀，自己往往处于被动，因为胆主决断，是“中正之官”；再比如项部正气不足、被邪气侵入，就会梦见被杀头。凡是有这些梦的，都表示邪气已经侵犯了身体，此时应当采取针刺补法治疗。

本篇主要讨论了淫邪入侵而做梦的机理和具体表现，包括阴阳之气有余的十二种邪气亢盛的梦，以及阴阳之气不足的十五种正气不足的梦。邪气侵入人体后，客于五脏六腑，干扰营卫魂魄，从而使神魂不安、频繁发梦。邪气的性质直接影响了做梦的内容，邪气盛所表现出来的是实证的梦，脏腑正气虚表现出来的是虚证的梦，即使梦到同一种或类似的景物、现象，它们的严重程度是不同的，主动性和被动性也是不同的。《黄帝内经》已经注意到，梦对于临床上辨别疾病、治疗疾病有重要的作用。对于我们普通人来说，了解梦的成因，对于调理身体、保养身体也是大有帮助的。

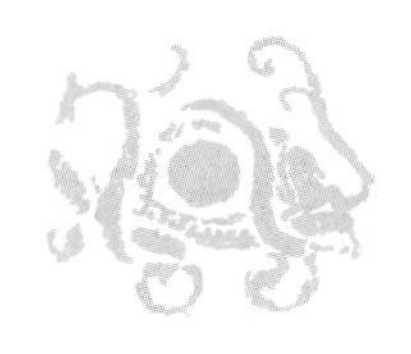

顺气一日分为四时篇第四十四

本篇以时间为线索，详细论述了传统医学如何将时间的概念与身体、疾病以及治疗相互贯通，五行是连接这些不同概念的纽带。传统医学理论中的许多内容，都是医家通过五行类比与生克推演而来的，有的在临床上确实能收到满意的疗效，也有的效果不尽人意。因此对于经典传统医学著作，我们既不能全盘否定，也不应盲目推崇，而应在真正读懂并理解的基础上进行适当的取舍。

黄帝曰：夫百病之所始生者，必起于燥湿、寒暑、风雨、阴阳、喜怒、饮食、居处。气合而有形，得脏而有名，余知其然也。夫百病者，多以旦慧昼安，夕加夜甚。何也？岐伯曰：四时之气使然。

黄帝曰：愿闻四时之气。岐伯曰：春生夏长，秋收冬藏，是气之常也，人亦应之。以一日分为四时，朝则为春，日中为夏，日入为秋，夜半为冬。朝则人气始生，病气衰，故旦慧；日中人气长，长则胜邪，故安；夕则人气始衰，邪气始生，故加；夜半人气入脏，邪气独居于身，故甚也。

【语译】

黄帝说：各种疾病的出现，必然是由于燥湿、寒暑、风雨等外邪侵犯，阴阳失调，情绪喜怒和饮食居处失常而引起的。正邪之气相搏于体内，就会产生不同的症状；邪气进入脏腑，就会导致不同的疾病，我已经知道这些了。然而各种疾病常常都会表现为早晨病情减轻、神气清爽，中午稍觉安适，傍晚病情加重，夜间则更加严重，这是为什么呢？岐伯说：这是由一天中四个时段气的不同变化造成的。

黄帝说：我希望能听听关于一天中四个时段气的不同变化的道理。岐伯说：春之气主生发，夏之气主隆盛，秋之气主收敛，冬之气主封藏，这是一年中四时之气变化的一般情况，人体的阳气变化也与之相对应。把一天分为四个时段，那么早晨为春季，中午为夏季，傍晚为秋季，夜间为冬季。早晨，人体的阳气像春之气一样生发出来，病邪便易于衰退，所以病人在早晨感到神志清爽；中午，人体的阳气像夏之气一样隆盛，正气盛便能战胜邪气，所以稍觉安适；傍晚，人体的阳气像秋之气一样收敛，开始内退，邪气就相应地开始增强，所以病情会加重；夜间，人体的正气像冬之气一样封藏于内脏，邪气独居于身体，所以病情就更加严重了。

【解读】

本篇主要论述人体的正气在一日之内的变化与一年中四季的生长收藏规律是相对应的，因而疾病的盛衰也会随着正气的状态发生有规律的变化。

疾病的产生不外乎两个原因，一者外感，一者内伤。燥湿、寒暑、风雨被中医称作“六淫”，即异常的气候变化，属于外部的致病因素。而阴阳、喜怒、饮食、居处是人体自身的失调，属于内部的致病因素。张志聪提到，六淫致病是“外合于形而病形也”，而人体自身的失调，影响的往往是脏腑，“得之于脏而病脏也”，比如过度喜悦会导致心气受损，容易患心病。

人体内的病邪与自身的正气常呈现出动态的对抗发展趋势，因此，疾病在不同的阶段也会出现不同的表现、症状。本篇开头黄帝便提到，他观察到一天之中病情的盛衰是有规律的，即病情通常在早晨比较轻，中午稍有好转，傍晚加重，夜间更加严重，他不明白这种现象背后的道理，因此向岐伯请教。

岐伯回答得很简练，即“四时之气使然”。那么四时之气与人体之气以及病邪到底有什么关系呢？《黄帝内经》认为，人体生理功能变化的节律与天地自然四时变化的节律是一致的，人体生理功能会随着自然界年、季、月、日、时的变化而发生相应的变化。就一年四季而言，“春生夏长，秋收冬藏，是气之常也。人亦应之”。人的生理功能、活动，会随春夏秋冬四季的变更而发生生长、封藏等相应的变化。《素问·诊要经终论》中说，就一年十二月而言，“正月二月，天气始方，地气始发，人气在肝。三月四月，天气正方，地气定发，人气在脾。五月六月，天气盛，地气高，人气在头。七月八月，阴气始杀，人气在肺。九月十月，阴气始冰，地气始闭，人气在心。十一月十二月，冰复，地气合。人气在肾”。随着月份的推移，人气在不同部位发挥着相应的作用。《素问·生气通天论》中说，“故阳气者，一日而主外，平旦人气生，日中而阳气隆，日西而阳气已虚，气门乃闭”。一天中随着自然界阳气的消长变化，人体内的阳气也会发生相应的改变，在一日之内人体的变化也会体现一年四季的变化节律，这一点在病理上表现得较为明显。正如岐伯后续的回答，把一天分为四个时段，那么早上便是春季，中午便是夏季，傍晚便是秋季，深夜便是冬季。这四个时段人体阳气的规律与四季的春生、夏长、秋收、冬藏一一对应：早上人气始生，病气始衰，所以病情较轻；中午人体阳气旺盛，则能战胜邪气，所以病情比较稳定；傍晚人体阳气开始衰减，邪气开始增长，所以病情加重；深夜人气归脏藏养，邪气存留在身体里，所以病情才会变得更加严重。

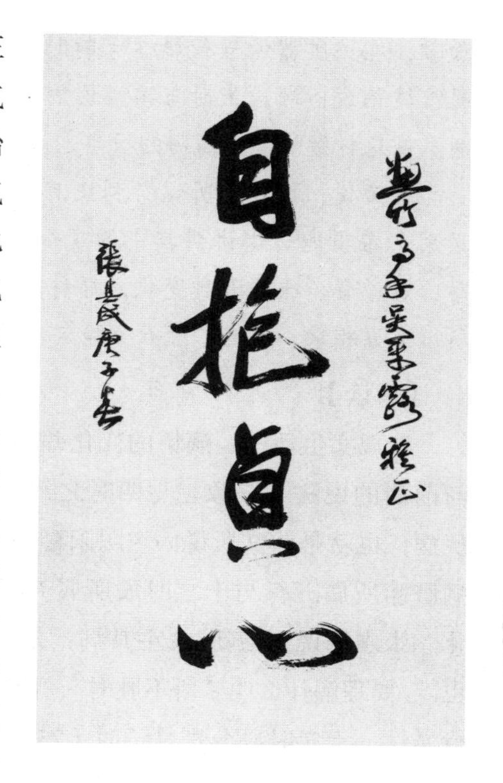

黄帝曰：其时有反者何也？岐伯曰：是不应四时之气，脏独主其病者，是必以脏气之所不胜时者甚，以其所胜时者起也。黄帝曰：治之奈何？岐伯曰：顺天之时，而病可与期。顺者为工，逆者为粗。

黄帝曰：善。余闻刺有五变，以主五输，愿闻其数。岐伯曰：人有五脏，五脏有五变，五变有五输，故五五二十五输，以应五时。

【语译】

黄帝说：有时也有一些疾病的变化与你说的上述情况不同，这是为什么呢？岐伯说：这就是不与四时之气相应，一般是因为某个脏器单独对某一疾病有决定性影响，所以病情一定会在该脏器的五行属性被时辰的五行属性克制的时候加重，在该脏器的五行属性克制时辰的五行属性的时候减轻。黄帝说：如何治疗呢？岐伯说：顺应天时与该脏器的五行生克规律进行治疗，那么便有希望治愈疾病。能这样做的便是高明的医生，不能顺应规律治疗的便是庸医。

黄帝说：好。我听说针刺法有五变，用来指导井、荥、输、经、合五输穴的运用，希望能听你讲讲其中的规律。岐伯说：人有五脏，五脏有各自对应的色、时、日、音、味的五种变化，每种变化又分别对应着井、荥、输、经、合五输穴，所以五五相乘，便有二十五个腧穴，以和五季相应。

【解读】

在现实生活中，病情的变化并不一定会按上一节那样的规律发展，“反”，即与前面的说法不一致。与四时之气的规律不相应的那些疾病，属于内伤脏腑的疾病，也就是前文所说因“阴阳喜怒、饮食居处”导致的疾病。这些疾病根据发病脏腑所属五行与十二时辰所属五行的对应关系，呈现出具有一定规律性的变化。张志聪说：“五脏独主其病，是必以脏气之所不胜时者甚，以其所胜时者起也。”要理解什么叫“所不胜时”，什么叫“所胜时”，首先需要知道十二时辰的五行属性。十二时辰分别是子时（23 时—1 时）、丑时（1 时—3 时）、寅时（3 时—5 时）、卯时（5 时—7 时）、辰时（7 时—9 时）、巳时（9 时—11 时）、午时（11 时—13 时）、未时（13 时—15 时）、申时（15 时—17 时）、酉时（17 时—19 时）、戌时（19 时—21 时）、亥时（21 时—23 时）。五行—五脏—十二时辰的对应关系如下表，可知亥时、子时属水，寅时、卯时属木，巳时、午时属火，申时、酉时属金，辰时、戌时、丑时、未时属土。

五行、五脏与十二时辰的对应关系

五行	木	火	土	金	水
五脏	肝	心	脾	肺	肾
十二时辰	寅时、卯时	巳时、午时	辰时、戌时、丑时、未时	申时、酉时	亥时、子时

因此，我们可以由五行的生克关系推演出另一套病情变化的规律。“脏气之所不胜时”指当脏器的五行属性被时辰的五行属性克制的时候。比如肝属木，金克木，其病不能胜申时、酉时的金气，所以肝病在申时、酉时会加重；心属火，水克火，其病不能胜亥时、子时的水气，所以心病在亥时、子时会加重；脾属土，木克土，其病不能胜寅时、卯时的木气，所以脾病在寅时、卯时会加重；肺属金，火克金，其病不能胜巳时、午时的火气，所以肺病在巳时、午时会加重；肾

属水，土克水，其病不能胜辰时、戌时、丑时、未时的土气，所以肾病在这几个时段都会加重。“所胜时”指脏器的五行属性能克制时辰的五行属性的时候，比如木克土，所以肝病在辰时、戌时、丑时、未时会减轻；火克金，所以心病在申时、酉时会减轻；土克水，所以脾病在亥时、子时会减轻；金克木，所以肺病在寅时、卯时会减轻；水克火，所以肾病在巳时、午时会减轻。

需要注意的是，五行的木、火、金、水对应的都是两个连续的时辰，只有土对应的是四个分开的时辰，这其中是不是有什么深层含义呢？拙著《中医五行新探》对《黄帝内经》中这类五行配属情况有详细的分析。

《黄帝内经》最具典型意义的理论是五脏说，分为“四时五脏”与“五时五脏”两种。

所谓“四时五脏”，是将一年分为春、夏、秋、冬四时，春（木）、夏（火）、秋（金）、冬（水）与肝、心、肺、肾相配，但五脏中还有脾脏无时可配。为了解决这个问题，《黄帝内经》提出两个方案：一是脾不主四时中的任何一时，如《素问·玉机真脏论》中说，“脾脉者土也，孤脏以灌四傍者也”“善者不可得见，恶者可见”。《素问·刺禁论》中说，“肝生于左，肺藏于右，心部于表，肾治于里，脾为之使”，认为脾脏在四时、四方中没有独立的地位。二是脾主四时季月之末各十八日，《素问·刺要论》中说，“脾动则七十二日四季之月”。《素问·太阴阳明论》中说，“脾者土也，治中央，常以四时长四脏，各十八日寄治，不得独主于时也”，仍将一年划为四时，只是从四时的四个季月（即农历三月、六月、九月、十二月）里各分割出十八日，合计七十二日，划归脾脏所主，又如《素问·六节藏象论》：“脾胃大肠小肠三焦膀胱者……此至阴之类，通于土气。”

四时五脏与五时五脏比较

五脏	肝	心	脾	肺	肾
四时五行	春	夏	1. 不主时 2. 主四时季月末各十八日	秋	冬
	少阳木	太阳火	至阴土	少阴金	太阴水
五时五行	春	夏	长夏（农历六月）	秋	冬
	木	火	土	金	水

所谓“五时五脏”，是将一年分为五个时段，然后与五脏相配，这是五行学派

的主张。五时在《黄帝内经》中有两种划分的方法，一是在四时基础上分出一个“长夏”，即将夏三月的最后一个月（农历六月）划出来称为“长夏”，然后与脾相配，即脾主长夏。二是将一年平均分成五个阶段，每个阶段为七十二日，依次与肝、心、脾、肺、肾相配，其中脾主第三个七十二日。

由此可知，本节所言五脏与十二时辰的配属，实际上是由“四时五脏”配属中的脾主四时季月之末各十八日的配属方法类推而来的。那么根据天人相动的原理，治疗也应顺应天时和脏腑的生克规律，比如脾病不能胜寅时、卯时的木气，那么就采取补脾泻肝的治法；肺病不能胜巳时、午时的火气，就采取补肺泻心的治法，等等，这样施治才能算得上医术高明。

下一节开始具体论述腧穴和刺法的内容。

黄帝曰：愿闻五变。岐伯曰：肝为牡脏，其色青，其时春，其音角，其味酸，其日甲乙；心为牡脏，其色赤，其时夏，其日丙丁，其音徵，其味苦；脾为牝脏，其色黄，其时长夏，其日戊己，其音宫，其味甘；肺为牝脏，其色白，其音商，其时秋，其日庚辛，其味辛；肾为牝脏，其色黑，其时冬，其日壬癸，其音羽，其味咸。是为五变。

【语译】

黄帝说：我想听听五变的内容。岐伯说：肝是阳脏，在五色中为青，在季节中为春，在五音中为角，在五味中为酸，在天干中为甲乙；心是阳脏，在五色中为赤，在季节中为夏，在天干中为丙丁，在五音中为徵，在五味中为苦；脾是阴脏，在五色中为黄，在季节中为长夏，在天干中为戊己，在五音中为宫，在五味中为甘；肺是阴脏，在五色中为白，在五音中为商，在季节中为秋，在天干中为庚辛，在五味中为辛；肾是阴脏，在五色中为黑，在季节中为冬，在天干中为壬癸，在五音中为羽，在五味中为咸。这就是五变。

【解读】

五变是指五脏与五时、五行、五音、五色的对应关系，“牡”是指雄性的鸟或兽类，“牝”则指雌性的鸟或兽类。肝属木，为阴中之少阳，所以为牡脏；心属火，为阳中之太阳，所以也为牡脏。五行之中木与火为阳，土、金、水都为阴，所以脾、肺、肾都为牝脏，具体的对应关系如下表：

五变与五行天干对应表

五脏	五色	五时	五音	五味	五行	天干
肝	青	春	角	酸	木	甲乙
心	赤	夏	徵	苦	火	丙丁
脾	黄	长夏	宫	甘	土	戊己
肺	白	秋	商	辛	金	庚辛
肾	黑	冬	羽	咸	水	壬癸

这一节是中医象思维的具体应用，所谓象思维即取象运数的方法，指在思维过程中以“象”为工具，认识、领悟、模拟客体的方法，是《周易》的基本思维方法。从本质上说，“象”思维是一种模型思维方法，中医采用据“象”归类、取“象”比类的整体动态思维方法。所谓“象”，指直观可察的形象，即客观事物的外在表现。取“象”是为了归类或类比，它的理论基础是将世间万物视为相互联系的有机整体。取象比类即将动态属性、功能关系、行为方式相同、相近或可以相互感应的“象”归为同一类，按照这个原则可以类推世间万事万物。

中医在分析人的生理功能结构时就运用了象思维，将人体脏腑、器官、生理部位和情志活动，与外界的颜色、声音、季节、气候、方位、味道等，按功能属性分门别类地归在一起。《素问·五脏生成》说，“五脏之象，可以类推”。如心脏，其基本功能是主神明，主血脉，宇宙万物中的赤色、徵音、火、夏、热、南方、苦味、七数、羊、黍、荧惑星等均可归属于心，五脏均可以此类推。这种取象的范围可以不断扩展，只要事物的功能关系、动态属性相同，就可以无限地类推、类比。事物的实际情况往往也只能让位于功能属性。中医有一个“左肝右肺”的命题，历来争议很大。肝在人体中的实际位置应该是右边，为什么说“左肝”呢？其实这是从功能、动态属性上说的，肝有上升、调达的功能，故可与春天、东方等归为一类，东方在古代是左边，同时这个方位又是“象”模型的方位。

《黄帝内经》将五行模型在医学上具体落实为五行—五脏模型，作为人体与事物的归类及相互联系的模型，体现人体脏器功能的分类及生克乘侮、亢害承制的变化规律，并用以解释人体的生理、病理现象，说明诊断、辨证和治疗原则，从而构成阐释生命现象和规律的理想模型，并与阴阳模型互为补充、互为印证。在五行—五脏模型中，五行与五脏的配属为中心，五行是个纽带，将器官（五官）、形体（五体）、情志（五志）、声音（五声）及方位（五方）、季节（五时）、颜色

（五色）、味道（五味）、生化（五化）等都纳入其中，以此说明人与自然的统一性和人体本身的整体性。

黄帝曰：以主五输奈何？岐伯曰：脏主冬，冬刺井；色主春，春刺荥；时主夏，夏刺输；音主长夏，长夏刺经；味主秋，秋刺合，是谓五变，以主五输。

黄帝曰：诸原安合，以致六输？岐伯曰：原独不应五时，以经合之，以应其数，故六六三十六输。

【语译】

黄帝说：如何用五变理论来指导五输穴在针灸中的运用呢？岐伯说：五脏主冬，冬季刺各经脉的井穴；五色主春，春季刺各经脉的荥穴；五时主夏，夏季刺各经脉的输穴；五音主长夏，长夏刺各经脉的经穴；五味主秋，秋季刺各经脉的合穴，这就是用五变来指导五输穴运用的情况。

黄帝说：那些原穴该如何分配而形成六输穴呢？岐伯说：只有原穴不与五时相应，而与其所属的经脉相合，来对应六输之数，所以有六六三十六个腧穴。

【解读】

五输穴是针灸学上的一个概念，指井穴、荥穴、输穴、经穴、合穴。此篇所言冬天刺井穴、春天刺荥穴、夏天刺输穴、长夏刺经穴、秋天刺合穴的情况，是以井穴对应冬季、荥穴对应春季、输穴对应夏季、经穴对应长夏、合穴对应秋季而言的。这种对应规律在《黄帝内经》的其他篇章中也能见到。然而，另一部中医经典《难经》对于五输穴与五时的对应关系却有不同的论述，其六十五难曰："井者，东方春也……合者，北方冬也。"七十四难曰："经言春刺井，夏刺荥，季夏刺俞，秋刺经，冬刺合。"这是将井穴对应春季、荥穴对应夏季、输穴对应长夏、经穴对应秋季、合穴对应冬季。

针对这两种不同的论述，传统医家纷纷提出了自己的见解，一种见解是以《黄帝内经》为宗，认为与《黄帝内经》不一致的都是错的，如张介宾在《类经》中所言，"皆与本经不合，必难经之误也，当以本经为正，不可不辨"。他认为五脏主藏养，对应冬季，而井穴气深，也对应冬季，因此病在五脏时，应当选刺各经脉的井穴，比如肝经的大敦穴、心经的少冲穴等；面色华于肌表，与春季相应，荥穴气轻微，也与春季相应，所以病浮于表面时，宜选刺各经脉的荥穴，如肝经的行间穴、心经的少府穴等；五时长养万物，与夏季繁茂的气质类似，输穴气盛，也与夏季相应，因此疾病时好时坏的，应当选刺各经脉的输穴，如肝经的太冲穴、心经的神门穴等；五音错杂，与长夏喧嚣之气相应，经穴正盛，也与长夏相应，所以出现声音方面的疾病时，宜选刺各经脉的经穴，如肝经的中封穴、心经的灵道穴等；五味成熟，充养五脏，与秋季丰收的气质类似，合穴气机内敛，也与秋相应，因此凡是经脉胀满有瘀血以及饮食内伤等疾病，宜选刺各经脉的合穴，如肝经的曲泉穴、心经的少海穴等。

另一种见解则将这两种说法综合起来分析，如张志聪认为，《黄帝内经》中所言“春刺荥，夏刺输，长夏刺经，秋刺合，冬刺井”的情况，实际上需要从五行相生的角度来分析，他仍认为井穴属木、荥穴属火、输穴属土、经穴属金、合穴属水，这种五行配属的方法与《难经》是一致的，而《黄帝内经》的刺法则是根据“皆从子穴以透发母气”的思路建立起来的。如冬属水、井属木，冬季刺井穴，正是从子以透发母气。

在五脏五输穴之外，六腑还各自有一个独立的原穴，加起来称为“六输”。五脏经加上心包经皆为阴经，在本节中，阴经的原穴与经穴相合为一穴，而在《难经》中，阴经的原穴是与输穴相合为一穴的，后世针灸书多采用后者的观点。张志聪认为，五脏属阴，五脏的五输穴与地之五行、五时相应；六腑属阳，所以六腑的六输穴是与天之六气相应的。六气即厥阴风木、少阴君火、太阴湿土、阳明燥金、太阳寒水、少阳相火，以六气合六腑，六腑有六输，“故应六六三十六之数”。而以经穴之火与原火相合，又与五行之数一致。这里体现了中医的运数思维，所谓运数思维，就是以“数”为思维工具来把握客观世界。中医理论中“五”脏、“六”腑、“十二”经脉、奇经“八”脉、“十二”经别、“三”阴“三”阳、“五”运“六”气、“五”轮“八”廓、“六”淫“七”情、“三”部“九”候、“八”纲辨证、“四”气“五”味、“五”输穴、“八”会穴、“八”法、灵龟“八”法、飞腾“八”法等等，均是运数思维的体现，其数字虽带有量的规定，但主要是为了表性，“数”与其说成“数”，不如说成“象”，同时也是象数思维模式的体现。这种思维模式广泛体现《黄帝内经》中，笔者将在其他篇章对此进行详细解读。

五输穴与五行十干配合表

阳经六输							阴经五输					
	井	荥	俞	原	经	合		井	荥	俞	经	合
	庚金	壬水	甲木	甲木	丙火	戊土		乙木	乙火	己土	辛金	癸水
胆·甲木	窍阴	侠溪	临泣	丘墟	阳辅	阳陵泉	肝·乙水	大敦	行间	太冲	中封	曲泉
小肠·丙火	少泽	前谷	后溪	腕骨	阳谷	小海	心·丁火	少冲	少府	神门	灵道	少海
胃·戊土	历兑	内庭	陷谷	冲阳	解溪	足三里	脾·己土	隐白	大都	太白	商邱	阴陵泉
大肠·庚金	商阳	二间	三间	合谷	阳溪	曲池	肺·辛金	少商	鱼际	太渊	经渠	天泽
膀胱·壬水	至阴	通谷	束骨	京骨	昆仑	委中	肾·癸水	涌泉	然谷	太溪	复溜	阴谷
三焦·丙相火	关冲	液门	中渚	阳池	支沟	天井	心包·丁君火	中冲	劳宫	大陵	间使	曲泽

黄帝曰：何谓脏主冬，时主夏，音主长夏，味主秋，色主春？愿闻其故。岐伯曰：病在脏者，取之井；病变于色者，取之荥；病时间时甚者，取之输；病变于音者，取之经；经满而血者，病在胃，及以饮食不节得病者，取之于合。故命曰味主合，是谓五变也。

【语译】

黄帝说：什么叫五脏主冬，五时主夏，五音主长夏，五味主秋，五色主春？我想听听这样讲的原因。岐伯说：病邪在五脏的，治疗应刺井穴；病变见于面色方面的，治疗应刺荥穴；病情时好时坏的，治疗应刺输穴；病变见于声音方面的，治疗应刺经穴；经脉盛满而有瘀血的，病在胃，而那些由饮食不节制引起的疾病，治疗应刺合穴，所以说味主合。这就是五变以及相应的针刺法则。

【解读】

本节进一步论述了五脏疾病与五输穴的对应关系。五脏为阴、为里，肾主里，所以病邪在五脏，治疗应刺井穴以泄冬藏之气；肝主色，对应春季，所以病变见于面色的应当刺荥穴；病情时好时坏，如同火焰忽明忽暗，是神明不精，心主神，对应夏季，所以这种情况应当刺输穴来治疗；五脏之中脾对应长夏，又主宫音，宫音为五音之主音，所以有声音变化方面的症状时应当选刺经穴；肺与阳明大肠和胃皆与秋季对应，《黄帝内经》中有一段很著名的关于饮食消化的论述：“食气入胃，浊气归心，淫精于脉。脉气流经，经气归于肺，肺朝百脉，输精于皮毛。毛脉合精，行气于腑。腑精神明，留于四脏。”这段文字详细地描写了饮食进入人体后的消化吸收过程。进入胃中的饮食由肺气通调输布，而后荣养营卫血脉，所以“经满而血者”病在胃，“饮食不节者”则因摄取过多，超出了肺气的传输能力，故而得病，这是五味失当，若患此种疾病，应当选刺合穴来治疗。

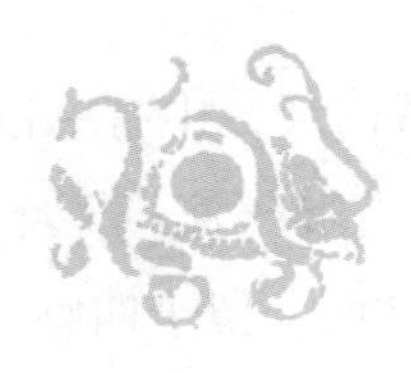

外揣篇第四十五

本篇短小精悍，文字虽然不多，但却明确地提出了传统医学理论中最重要的概念之一："司外揣内"和"司内揣外"，即类比概念，这一概念是中医运用四诊之法诊断疾病的理论基础。而传统医学中的类比是以藏象学说为核心进行展开的，藏象系统与人体器官系统有差别，它更类似于日与月、鼓与响、影与形之间的相互关联，因此不能随意将现代医学的模式和术语套用在传统医学上。

黄帝曰：余闻九针九篇，余亲受其调，颇得其意。夫九针者，始于一而终于九，然未得其要道也。夫九针者，小之则无内，大之则无外，深不可为下，高不可为盖，恍惚无穷，流溢无极，余知其合于天道人事四时之变也。然余愿杂之毫毛，浑束为一，可乎？岐伯曰：明乎哉问也！非独针道焉，夫治国亦然。

黄帝曰：余愿闻针道，非国事也。岐伯曰：夫治国者，夫惟道焉。非道，何可小大深浅杂合而为一乎？黄帝曰：愿卒闻之。

【语译】

黄帝说：我听过九针九篇的很多内容，并亲身接受了这种理论的训练，深深地领会到了其中的内涵。九针的内容，从第一种针具的名称和使用范围的理论开始，到第九种针具的名称和使用范围的理论结束为止，都有了解，但我并未掌握其中核心的道理。九针之道，精细到不能再精细，广博到不能再广博，深到没有比它更深厚的，高到没有能够在它之上的，它的理论玄妙无穷，它的运用流散广博，我知道它与天道、人事、四时的变化相应，然而我想把这多如毫毛的理论总结成一套规律，能够做到吗？岐伯说：你问得多高明啊！不仅针道需要这样，治国也应该这样。

黄帝说：我想听针道的规律，而不是治国的方略。岐伯说：治国只能用道。不用道，怎么能将小大深浅等各种复杂之事合而为一呢？黄帝说：希望你能将这些都告诉我。

【解读】

本篇名“外揣”，是司外揣内、司内揣外之义，《黄帝内经》采用一种巧妙的方法来认识人体，不是把人体打开来看里面有些什么东西，而是通过“外揣”的办法来内求人体的秘密，就是通过外在的模仿宇宙大世界，来内视自己的人身小世界。“人身小天地，天地大人身”，天地宇宙的结构就是人体的结构，即“天人同构”。《黄帝内经》中也有大量篇幅从天文、地理的结构规律出发，论述人身是天地的投射和缩影。有人把这种方法叫“黑箱”法，不同于西医打开人体的“白箱”方法。可笔者不这么认为，因为古人在内视人体时不是什么都看不见，而是可以看见的。李时珍认为，经络就是内观“照察”出来的，即“内景隧道，唯反观者能照察之”。据记载，炼成道教内丹功也能内视自己体内大小周天真气的运行情况。

本篇一开篇，黄帝便提出希望能了解九针的要领，想将杂乱的知识合而为一，悟得其中的规律，这也是传统学问向来的追求。孔子说过“吾道一以贯之”，《素问·至真要大论》中也有“故知其要者，一言而终，不知其要，流散无穷”的说法。“始于一而终于九”，张介宾解释为“尽天地之大数”，即能穷尽天地间的事物，所以九针之道与天道、人事、四时之变“无所不合”。

张志聪详细论述了数字一到九对应的事物：“一以应天，二以应地，三以应人，四以应时，五以应音，六以应律，七以应星，八以应风，九以应野。”古语有言，“上医治国，中医治人，下医治病”，世事纷乱而要道惟一，治国与治身之道是一致的。张志聪认为九针之道与阴阳大道相合，推之无穷，就像伏羲氏创造的卦象一样，有着简易、变易、不易之理，修身、齐家、治国、平天下的道理也不外乎此。

岐伯曰：日与月焉，水与镜焉，鼓与响焉。夫日月之明，不失其影；水镜之察，不失其形；鼓响之应，不后其声。动摇则应和，尽得其情。

黄帝曰：窘乎哉！昭昭之明不可蔽。其不可蔽，不失阴阳也。合而察之，切而验之，见而得之，若清水明镜之不失其形也。五音不彰，五色不明，五藏波荡，若是则内外相袭，若鼓之应桴，响之应声，影之似形。故远者，司外揣内；近者，司内揣外，是谓阴阳之极，天地之盖，请藏之灵兰之室，弗敢使泄也。

【语译】

岐伯说：事物之间具有密切的关联并互相影响，就像日与月、水与镜、鼓与响的关系一样。日月之光照到万物，就出现影子；水和镜子能映照出形象；击鼓的同时就会发出响声。一方产生变化就能引发另一方的连带反应。明白了这个道理，那么针刺的理论及其相关的规律也就能充分掌握了。

黄帝说：这个问题太切中要害了！这道理像日月的光一样明亮而不能被遮蔽。不能被遮蔽，是因为它没有脱离阴阳的规律。临证时，综合病人的各种表现来观察，用切诊所得的脉象来验证它，通过望诊获得更多征象，就像清水明镜映照万物、反映其真实形态一样。当人的五音不响亮、五色晦暗不鲜明时，就代表他的五脏有病变，这是因为人体的内部与外部相互影响，就像鼓随着鼓槌的敲击而发出响声，又像影子和本体相似。所以从远看，可以根据人体外部的变化推测内部的病变；从近看，可以根据人体内部的病变推测外部的变化，这些道理可以说是阴阳理论的极致，是天地间的根本规律，请让我把它珍藏于灵兰之室，不敢使它轻易外泄。

【解读】

黄帝从岐伯间接的针道阐述中，悟出九针之要道不过是“至明以察阴阳而已”。“道生一,一生二,二生三”，这“一生二”生的便是阴阳，用阴阳的思维模型观照身体内外，情况就会一目了然。张介宾认为，“合而察之”是指参合阴阳来详细观察，“切而验之”是指从关键处进行辨证。五音、五色因为五脏之气的充盈而能表现在外部，藏于体内的五脏之气借助五音、五色的形式，使人能从外部感知内部的状态。如果表现于外的形与声有异常，那么便能得知内部的五脏出了问题，这便是司外揣内、司内揣外的内涵。

这种中医诊断的理论基础是以藏象概念为核心的，藏象实质上是一种符号，是一种模型，也是一个含有哲学与科学双重意义的概念。

西医讲的内脏系统，是指解剖学上的脏器实体，是“血肉的五脏”。中医讲的脏腑系统，不是指“血肉的五脏”，而是一种思维模型，这个系统虽有实体基础，但更多的是功能上的组合。中医五脏——心、肝、脾、肺、肾，并不等于西医的心脏、肝脏、脾脏、肺脏、肾脏，不是脏器实体，而是指心功能系统、肝功能系统、脾功能系统、肺功能系统、肾功能系统。“心”“肝”“脾”“肺”“肾”只不过是这五个功能系统的符号、代码。五脏可以分别统领人体内其他功能与之相关的器官、组织。《黄帝内经》说“肺与大肠相表里”“心开窍于舌，其华在面”，这在西医看来简直莫名其妙，因为依照西医的观点，肺属于呼吸系统．大肠属于消化系统，两者风马牛不相及。而中医则认为，肺与大肠，心与舌、面等有相同的功能、属性，可分别归入肺系统、心系统，可见中医注重的是功能，而不是实体。中医藏象是模型，西医脏器是原型，藏象模型是对脏器原型的模拟，因而不可能与脏器实体完全一致。

作为一种思维模型，藏象反映了取象比类的思维特征，五大功能系统即是五大“象”系统、五大子模型。取象比类的思维，《黄帝内经》称为“司外揣内”“司内揣外”，从人体外部体征（外象）揣测内部脏器情况（内象），从内部脏器情况揣测外部体征，互相揣测、推想。这种由揣测、推想建构起来的藏象模型与人体的实际结构到底有没有出入？到底合不合理？在现代科学、现代医学高度发达的今天，它还有没有存在的价值？这些问题都需要我们深思。

要回答这些问题，首先需要考察一下藏象形成的过程。藏象的形成，经历了一个哲学与科学相互磨合的过程。

首先是解剖观察。据《素问·阴阳应象大论》记载，上古之人“论理人形，列别脏腑，端络经脉，会通六合”，《灵枢·本脏》说“视其外应，以知其内脏”，说明先要观察人的外形、体征，通过观察而推知、体悟内在脏腑的状态。上古之时人们已开始解剖尸体，《灵枢·经水》说，“若夫八尺之士，皮肉在此，外可度量切循而得之，其死可解剖而视之”。通过解剖发现，“其脏之坚脆，腑之大小，谷之多少，脉之长短，血之清浊，气之多少，十二经之多血少气……皆有大数”。

其次是取象比类。在观察解剖的基础上，以阴阳五行的哲学概念为模型，将观察解剖所得到的器官实体，按照阴阳五行的功能特征进行重新分类、重新组合，只要是同功能、同属性的器官，即使实体毫不相关，也可归为一类。实体服从于功能、原型服从于模型，这从五行与五脏配属的改变中就可以证明。

比《黄帝内经》成书早的古书，如《尚书》《吕氏春秋》中，都有五脏配属五行的记载，具体配法是：脾为木、肺为火、心为土、肝为金、肾为水（孔颖达《礼记正义疏》）。依五行方位原则，脾在左（东）、肺在上（南）、心在中央、肝在右（西）、肾在下（北），这是从五脏解剖的实际位置出发的。也就是说，先人最早对生命的认识采用的是“原型”，而不是“思维模型”。这与《黄帝内经》的配法完全不同（只有肾配水一致），为什么《黄帝内经》要改变这种配属？要改变脏器原型而采用藏象模型呢？从根本上说，这是出于认识生命复杂现象的需要。先人对从外部度量和从内部解剖所了解到的躯干、头、四肢、五官以及肝、心、脾、肺、肾、胆、胃、肠、膀胱等脏器实体，因为太复杂而觉得困惑，随着实践和认识的深入，需要将那些本质上相似的脏器实体合为一类，以便化繁为简、化难为易，使复杂的现象有可能通过比较简单的模型来认知。

取象的结果，不仅将人体有关器官、组织、部位按模型进行比拟归类，而且将当时的科学——如天文、历法、物理、气候、物候所认识到的自然现象也按这个模型进行归纳、整合，这样，藏象系统就成为一个开放的、有序的系统。

再次是医疗验证。按模型建构起来的五脏学说，需要在医疗实践中不断验证。如果与医疗实践不符合，那么再理想的模型也是空谈。《黄帝内经》从藏象思维模型出发建构了病因、病理、诊断、治疗理论，然后又通过实践加以验证、修正。如心为五脏之主，所有精神情志方面的病变都属于心，而治心，也就是治疗精神情志方面的疾病。临床实践往往修正并改变了藏象模型，如“心开窍于舌，其华在面”，是出于诊法的需要；“肺与大肠相表里”，是出于疗法的需要。这样一来，临床应用时就方便了，如治便秘就可用清肺的方法，因为肺与大肠相表里。

从上述形成过程看，“藏象”的确与实体结构有出入，它把实体上不相连的脏器联系在一起。然而它毕竟是以功能相关、属性相关为前提的，并且经过了临床的长期使用和验证，证明是有效的，不能因为它与西医对内脏的认识不同就草率地加以否定。

中医藏象与西医脏器这两种系统，尽管对人体的认识不同，在临床实践中各有所长、各有效果，由此可见，人体是个复杂系统，它的一部分病变是器质性病变，从脏器系统可以找到病灶所在；一部分病变是功能性病变，从藏象系统可以找到它的征象。前者可以通过消除病灶点的微观方法达到治疗目的，后者可以通过调整人体功能状态的方法达到治疗目的。因此，藏象学说不仅在今天而且在未来仍有其存在的价值。不仅如此，它在对生命某些层面（如精神层面）的认识、对某些疾病（如心身疾病、心理疾病、精神疾病）的治疗等方面还具有超过西医的优势，可以预料，在未来，它还将发挥出更大的作用。

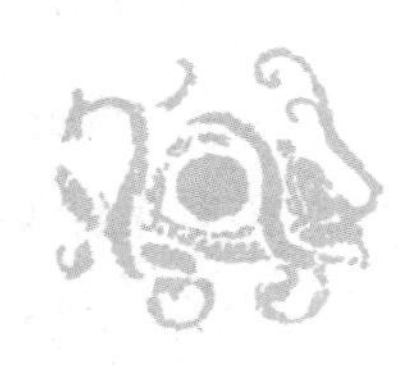

五变篇第四十六

本篇主要阐述了影响外邪致病表现的因素，包括感受外邪的部位、人体本身的素质、生长的环境、外邪的性质和强弱。另外，本篇还阐述了消瘅、寒热、痹证、肠中积聚的病因、病机和外候。

黄帝问于少俞曰：余闻百疾之始期也，必生于风雨寒暑，循毫毛而入腠理，或复还，或留止，或为风肿汗出，或为消瘅，或为寒热，或为留痹，或为积聚，奇邪淫溢，不可胜数，愿闻其故。夫同时得病，或病此，或病彼，意者天之为人生风乎，何其异也？少俞曰：夫天之生风者，非以私百姓也，其行公平正直，犯者得之，避者得无殆，非求人而人自犯之。

【语译】

黄帝问少俞：我听说各种疾病在刚开始时，都是由于外感风雨、寒暑，外邪沿着毫毛进入腠理，有的发生传变，有的停留在某处，有的形成风肿出汗的病，有的形成消渴病，有的引起寒热，有的导致慢性痹证，有的形成积聚，邪气散布于人体中，导致多种多样难以数清的疾病，我想了解其中的道理。至于同时患病的，有人患上这种疾病，有人患上那种疾病，是因为自然界给不同的人创造了不同的风吗？为什么引起的疾病这样千差万别呢？少俞回答说：自然界产生的风并不会偏私某一个人，它的运行公平正直，对任何人都是不偏不倚的，贸然接触了它的人会生病，躲开了它的人就不会有危险。疾病的发生，不是风邪找上了人，而是人们自己贸然接触了它。

【解读】

本节中，黄帝提出了疑问，为什么同样的外因会导致不同疾病。中医认为病有三因：内因、外因和不内外因，内因是指人之七情，即喜、怒、忧、思、悲、恐、惊，七情过度就会引发人体之气的异常，从而导致疾病，如大喜伤心、大怒伤肝等。外因是指六淫邪气，即风、寒、暑、湿、燥、火这六种自然界的常见气候，以及瘟疫时邪气侵犯人体而导致疾病，如风邪侵袭人体所引起的风寒、风热感冒。不内外因是指在内因与外因之外的、不具有规律性的致病因素，如跌扑伤、刀剑伤以及虎狼毒虫等意外情况造成的疾患损伤。本节的重点在于外因致病。风是自然界的常气，然而风邪却能导致人罹患各种疾病，少俞认为，这并不是风邪针对个体而做出了什么改变，是人自身没有顺应自然，因而外感风邪，产生疾病。天有四时阴阳的变化，四时寒暑，避之有时，人如果不能顺应自然，甚至故意去违逆自然的规律，譬如在夏天穿厚重的衣服，在冬天穿得薄，或是起风时不知避匿，就容易为六淫邪气所入侵，患上疾病。

黄帝曰：一时遇风，同时得病，其病各异，愿闻其故。少俞曰：善乎哉问！请论以比匠人。匠人磨斧斤，砺刀削，斫材木，木之阴阳，尚有坚脆，坚者不入，脆者皮弛，至其交节，而缺斤斧焉。夫一木之中，坚脆不同，坚者则刚，脆者易伤，况其材木之不同，皮之厚薄，汁之多少，而各异耶。夫木之早花先生叶者，遇春霜烈风，则花落而叶萎；久曝大旱，则脆木薄皮者，枝条汁少而叶萎；久阴淫雨，则薄皮多汁者，皮溃而漉；卒风暴起，则刚脆之木，枝折杌伤；秋霜疾风，则刚脆之木，根摇而叶落。凡此五者，各有所伤，况于人乎！

黄帝曰：以人应木奈何？少俞答曰：木之所伤也，皆伤其枝，枝之刚脆而坚，未成伤也。人之有常病也，亦因其骨节皮肤腠理之不坚固者，邪之所舍也。故常为病也。

【语译】

黄帝说：有些人同时外感风邪，同时得病，但所患的疾病却各不相同，想听你说说这其中的原因。少俞说：问得好！请让我用工匠打比方来说明这个问题。匠人磨快了斧子、刀刃去砍伐木材，树木的阴面和阳面尚且有坚硬与脆弱的不同。坚硬的地方不容易砍进去，脆弱的地方容易裂开，至于树木的结节处，更是坚硬得会让刀斧砍出缺口而损坏。何况不同的树木，树皮的厚薄、汁液的多少都不相同。在树木中，较早开花长叶的，一旦遭遇春寒和大风，就会花落叶萎；久经暴晒和大旱的树，那些木质松脆而皮薄的，就会枝条汁液减少、树叶枯萎；在长期阴雨连绵的情况下，那些皮薄而多汁液的树，容易出现树皮溃烂渗水的现象；一旦狂风骤起，本来质地刚脆的树木，就会枝条折断而树干受损，如果遭受秋霜和疾风，这类质地刚脆的树就会根基动摇、树叶掉落。这五种树的受损情况尚且不同，更何况是人呢！

黄帝说：把树木的规律套用在人身上，会怎样呢？少俞说：树木的损伤，主要是树枝受伤，如果树枝刚健坚硬，就不会受到损伤。人体经常生病，也是因为其骨节、皮肤、腠理等部位不够坚固，邪气往往入侵后就留在这些地方，才会经常生病。

【解读】

本节认为，疾病是个体本身的素质和病邪传变共同导致的结果。外邪侵入时，不同的人，感受外邪的部位不同，人体本身的素质、气血充盈与否不同，所处的环境不同，外邪的性质和强弱也不同。少俞巧妙地以树木为比喻，说明了在人体之中，不同部位抵御外邪的能力不同，而对于不同的个体，身体素质更是有莫大的差异，因此即使同感邪气，不同的人所患疾病也不会完全相同。人之所以会患病，是因为身体抵御外邪的能力不够，所谓“正气存内，邪不可干”“邪之所凑，其气必虚”。如果一个人正气充沛，体质强盛，就不容易被病邪所侵扰，而对于个体来说，其正气稍微欠缺的部位，更容易被邪气侵入。譬如感冒，有的人感冒容易出现咳嗽，这就是肺气虚的表现；而有的人感冒容易表现出食欲不振的症状，这就说明其脾胃比较虚弱。同时，感染不同的邪气，也会引发不同的症状。譬如树木，遇到春寒、大旱、雨季、大风、秋霜等不同的恶劣气候，受到的损害也是不尽相同的，所以人体感染不同的邪气，其反应、症状也不同，是类似的道理。

黄帝曰：人之善病风厥漉汗者，何以候之？少俞答曰：肉不坚，腠理疏，则善病风。黄帝曰：何以候肉之不坚也？少俞答曰：䐃肉不坚，而无分理；理者粗理，粗理而皮不致者，腠理疏。此言其浑然者。

【语译】

黄帝问：有的人容易得汗出不止的风厥病，应该怎样诊察呢？少俞说：肌肉不坚实，腠理疏松，就容易得风厥病。黄帝说：怎样诊察肌肉坚不坚实呢？少俞说：肩、肘、髀、膝等肌肉纠结隆起的部位不坚实，皮肤没有致密的纹理；由于肌肉不坚实，皮肤纹理粗糙不够致密，腠理也就是疏松的。这说的是大致的情况。

【解读】

本节说明了容易患风厥病的病人的外部特征。风为阳邪，其性轻扬开泄，多侵袭属阳的人体部位，比如头面部和皮肤表面。因此如果腠理不固，肌肉不坚，风邪就容易乘虚而入，稽留在皮毛腠理。因为风性开泄，所以病人会汗液外泄、汗出不止。一般应采取疏风类药物治疗，或针刺合谷、曲池、风门等穴。

黄帝曰：人之善病消瘅者，何以候之？少俞答曰：五脏皆柔弱者，善病消瘅。黄帝曰：何以知五脏之柔弱也？少俞答曰：夫柔弱者，必有刚强，刚强多怒，柔者易伤也。黄帝曰：何以候柔弱之与刚强？少俞答曰：此人薄皮肤而目坚固以深者，长冲直扬，其心刚，刚则多怒，怒则气上逆，胸中畜积，血气逆留，䐂皮充肌，血脉不行，转而为热，热则消肌肤，故为消瘅，此言其人暴刚而肌肉弱者也。

【语译】

黄帝说：有的人容易得消渴病，应该怎样诊察呢？少俞说：五脏都很柔弱的人，就容易得消渴病。黄帝说：怎样判断五脏是不是柔弱呢？少俞说：五脏柔弱的人，必定性情刚强，容易发怒，而情志的变化又容易伤害柔弱的五脏。黄帝说：怎样判断五脏是否柔弱、性情是否刚强呢？少俞说：皮肤薄，目光锐利，眼睛深陷，睁大眼睛时眉毛上竖，这样的人性情刚强，刚强就容易发怒，发怒就会使气上逆，气逆就会蓄积在胸中，气血留滞，就会使皮肤肌肉充胀，血脉运行失常，郁积转化为热，热能损耗肌肤，所以形成消渴病。这说的就是性情刚强粗暴而肌肉脆弱的人啊。

【解读】

容易得风病的人，其特征表现在外，就是肌肉腠理松散；而容易得消渴病的人，其特征在内，是内脏比较柔弱，这与其发病部位是相关的。消渴病，也就是我们现在所说的糖尿病，临床上以“三多一少”为特征：三多即多饮，多食，多尿，同时还会伴有乏力、消瘦等症状。中医将消渴又分为上中下三消，上消以多饮多渴为主，病位在肺；中消以多食多饥为主，病位在胃；下消以多饮多尿为主，病位在肾。

黄帝曰：人之善病寒热者，何以候之？少俞答曰：小骨弱肉者，善病寒热。黄帝曰：何以候骨之小大、肉之坚脆、色之不一也？少俞答曰：颧骨者，骨之本也。颧大则骨大，颧小则骨小。皮肤薄而其肉无䐃，其臂懦懦然，其地色殆然，不与其天同色，污然独异，此其候也。然后臂薄者，其髓不满，故善病寒热也。

【语译】

黄帝说：有的人容易得寒热病，怎样诊察呢？少俞说：骨骼小、肌肉弱的人，容易患上寒热病。黄帝说：怎样诊察骨骼的大小、肌肉的强弱以及气色的不一致呢？少俞说：颧骨是全身骨骼的根本标志，颧骨大，全身骨骼就大；颧骨小，全身骨骼就小。皮肤薄而肌肉没有隆起的人，两臂软弱无力，下巴的颜色发黑，与额头的色泽不一致，下巴处还笼罩着污浊的气色，与其他部位都不一样，这就是肌肉的外候。此外，手臂和股后肌肉瘦弱的人，他们的骨髓空虚，因此也容易得寒热病。

【解读】

寒热病指的是因外邪入侵人体而引起的发热恶寒的病症。少俞认为，骨小肌弱的人容易患寒热病。肾主骨生髓，骨骼发育的大小，与先天之肾气是否充足有关。肾气充足，抵御外邪的能力就强。脾主四肢，四肢力量、肌肉的厚薄与脾胃有关，脾胃是后天之本，脾胃之气充足，人体的气血升化有源，正气就会充沛；脾胃状态不佳、肾气不足，就容易受到邪气侵犯。

黄帝曰：何以候人之善病痹者？少俞答曰：粗理而肉不坚者，善病痹。黄帝曰：痹之高下有处乎？少俞答曰：欲知其高下者，各视其部。

【语译】

黄帝说：怎样诊察易于得痹病的人呢？少俞说：皮肤纹理粗糙同时肌肉不坚实的人，容易得痹病。黄帝说：痹病的发生，在上或在下，有一定的发病位置吗？少俞说：要想知道痹病发生的部位在上还是在下，要观察人体各个部位的情况。

【解读】

痹病是指因外邪入侵而引起的气血凝滞、经络痹阻的病症，其中以肢节痹最为常见，表现为肢体关节的沉重、疼痛、活动不利。《素问·痹论》说："风寒湿三气杂至，合而为痹也。"风为"百病之长"，常常带领其他病邪侵犯人体，风气盛的痹证叫行痹，其特征是肢体关节、肌肉酸痛，而且疼痛呈游走的状态；寒邪的性质是收引、凝滞的，以寒邪为主的痛痹，它的特点是疼痛比较剧烈，而且是一种冷痛，遇暖会减缓，同时伴有关节的屈伸不利；以湿邪为主的着痹，主要表现为肌肉发酸，肢体沉重，肌肤的触觉下降，麻木不仁。风寒湿邪可以通过舌苔去辨别。

黄帝曰：人之善病肠中积聚者，何以候之？少俞答曰：皮肤薄而不泽，肉不坚而淖泽，如此则肠胃恶，恶则邪气留止，积聚乃伤，脾胃之间，寒温不次，邪气稍至，稸积留止，大聚乃起。

【语译】

黄帝说：有的人容易得肠中积聚的病，怎样诊察呢？少俞说：皮肤薄而没有光泽，肌肉不坚实而缺乏润泽，像这样的人肠胃功能受损，受到损伤，邪气就会停留在那里，于是积聚病就发作了。脾胃之中，由于饮食冷热失调，邪气才会逐渐侵袭，进而蓄积停留，于是严重的积聚病就这样形成了。

【解读】

肠中积聚指的是邪气集聚于肠胃所引发的病症。积和聚是两个不同的概念，积为有形之邪，可以触摸到固定的肿块，推之不移，痛有定处，属于脏病，为阴；

聚为无形之邪，时聚时散，触摸不到固定的包块，痛无定处，属于腑病，为阳。一般认为积病的形成与血分有关，临床常采取化瘀、化痰、散结的方法治疗；聚证的形成与气分有关，临床采取理气、顺气、破气的方法治疗。

以上几部分讲述了风厥漉汗、消瘅、寒热、痹证、肠中积聚的病因、病机和外候。每种病症的易患人群都有其独特的体征，如特定的皮肤、肌肉状态，这些特征，反映着人身体素质的某些不足。外邪侵犯人体，多会攻击这些不足之处，因此特定的人群容易患上相应的疾病。

黄帝曰：余闻病形，已知之矣，愿闻其时。少俞答曰：先立其年，以知其时。时高则起，时下则殆。虽不陷下，当年有冲通，其病必起。是谓因形而生病，五变之纪也。

【语译】

黄帝说：我听说了上面这些疾病的具体表现，也已经知道了诊察的方法，想听你说说时令与疾病的关系。少俞说：首先要知道患病这一年的天干、地支，从干支来推算客气加临于主气时的顺逆情况。如果客气胜主气，病就轻，病情会好转；如果主气胜客气，病就重，病情就会恶化。虽然也有不属于主气胜客气的情况，但由于年运的影响，也会产生疾病，这是各人不同的身体状态、气质类型与年运五行属性具有不同的生克乘侮关系而导致的。这些就是五变的一般规律。

【解读】

本节讲的是运用五运六气的推算方法来判断天时对人体的影响。以五运六气解释这段经文，这种观点来自丹波元简，但要注意的是，运气之说流行于唐代以后，运气七篇一般认为是王冰后加上去的，因此这部分解释只做参考。

五运，指的是天干遇甲己为土运，乙庚为金运，丙辛为水运，丁壬为木运，戊癸为火运。甲丙戊庚壬为阳干，主岁运有余；乙丁己辛癸为阴干，主岁运不足。所以天干遇甲年为土运有余，遇己年为土运不足。六气，指的是地支遇巳亥为厥阴风木，遇子午为少阴君火，遇寅申为少阳相火，遇丑未为太阴湿土，遇卯酉为阳明燥金，遇辰戌为太阳寒水。主气，是指每一年当中，六气按风木、君火、相火、湿土、燥金、寒水的顺序，依次主管四个节气，一共二十四个节气；客气，是指在天的三阴三阳之气，运动不息如客流往来，故名客气，客气六气为厥阴风木（一阴）、少阴君火（二阴）、太阴湿土（三阴）、少阳相火（一阳）、阳明燥金（二阳）、太阳寒水（三阳）。由当年地支可推算而出客气六气的交替顺序，这一顺序每年都有不同。

“时高则起”，即当年某节气的客气胜主气时，病就轻；“时下则殆”，即当年某节气的主气胜客气时，病就重。而不属于这两种情况的时候，就通过天干决定的五运与病人体质所属的五行之间的生克关系来判断。关于体质的五行理论可参见《灵枢·阴阳二十五人》，在该篇里，人体根据其体质、外表、性情的不同，被划分为金、木、水、火、土五种属性。五运六气学说认为，不同的天时会对人体的生理状况造成不同的影响，天与人的关系通过“气运”被连接在了一起。

本篇以树木作为比喻，阐述了外邪导致不同病变的原因。总的来说，人体正气虚弱的地方容易感受、稽留外邪，所以肌肉不坚实、腠理疏松的人容易得风厥病，风为百病之长，外感风邪之后可能导致一系列的病变，故单独列出这种情况。本篇还对消瘅、寒热病、痹证、肠中积聚等疾病的病因、病机和症状进行了讨论。“正气存内，邪不可干”，疾病的发生是一个复杂的过程，它的决定因素很多，其中最重要的两个因素就是邪气侵袭与正气不足。因此，通过合理饮食、良好作息、适当锻炼来固护人体正气，对于疾病的预防有着重要的意义。

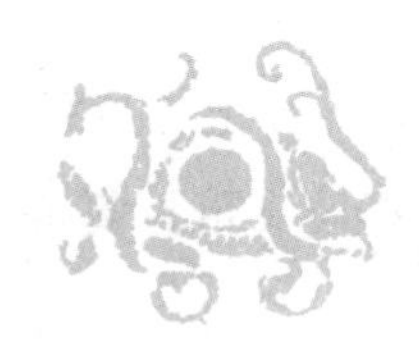

本脏篇第四十七

本篇以五脏六腑为讨论对象，包括三方面内容：一是五脏的大小、高低、坚脆、端正和偏斜对于人的健康及性情的影响；二是如何通过肌肤纹理、胸骨剑突、肩背胸胁、口唇与耳之形态判断五脏的位置与形态；三是如何通过皮肤、筋脉、肌肉、指甲、腠理、毫毛之形态判断六腑的状况。人的健康与脏腑的先天形态有密切的关系，而脏腑的疾病也可以通过体表的外候反映出来。

黄帝问于岐伯曰：人之血气精神者，所以奉生而周于性命者也；经脉者，所以行血气而营阴阳，濡筋骨、利关节者也；卫气者，所以温分肉、充皮肤、肥腠理、司关合者也；志意者，所以御精神、收魂魄、适寒温、和喜怒者也。是故血和则经脉流行，营覆阴阳，筋骨劲强，关节清利矣；卫气和则分肉解利，皮肤调柔，腠理致密矣；志意和则精神专直，魂魄不散，悔怒不起，五脏不受邪矣；寒温和则六府化谷，风痹不作，经脉通利，肢节得安矣，此人之常平也。五脏者，所以藏精神血气魂魄者也；六腑者，所以化水谷而行津液者也。此人之所以具受于天也，无愚智贤不肖，无以相倚也。然有其独尽天寿，而无邪僻之病，百年不衰，虽犯风雨卒寒大暑，犹有弗能害也；有其不离屏蔽室内，无怵惕之恐，然犹不免于病，何也？愿闻其故。

【语译】

黄帝向岐伯问道：人体的血、气、精、神，是奉养人体而维持生命的东西；经脉，是气血运行从而运转阴阳、濡润筋骨、保持关节滑利的；卫气，是温养肌肉、充实皮肤、滋养腠理、控制汗孔开合的；志意，是统御精神、收摄魂魄、适应寒温、调和情志变化的。因此血脉调和，经脉就能够正常运行，荣养身体的内外，使筋骨强劲有力，关节清爽滑利；卫气调和，就会使肌肉舒展滑润，皮肤温和柔润，腠理致密；意志调和，就能使精神集中，思维敏捷，魂魄不散乱，不易受悔恨、愤怒等情绪刺激，五脏就能免受邪气的侵袭；如果人能很好地适应寒温变化，六腑传化水谷的功能就能保持正常，不会发生风痹，经脉通利，肢体关节活动自如，这就是人身体健康的状态。总之，五脏的功能是贮藏精、神、血、气、魂、魄，六腑的功能是传化水谷、运行津液，这些都是先天赋予的功能，不论人愚笨还是聪明，贤能还是不肖，都没有什么不同。然而，有的人能够享尽自然所赋予的寿命，不会因为邪气侵犯而得病，年纪虽大却没有衰老的表现，即使遭遇风雨、骤冷、酷暑等气候，也不会损害健康；而有的人即使不离开有遮挡的居室，也没有遇到惊吓，却仍然不能避免生病，这是为什么呢？希望你讲讲其中的原因。

【解读】

篇名本脏，指探求五脏之本、以五脏为本。脏腑的状态，不仅决定了先天禀赋的强弱，也可以作为防范易感疾病的指导。同时，五脏健康，也是人保持健康体魄、拥有良好生命质量的根本。病邪一旦侵入五脏，病情就危险了，甚至会危及生命。本篇对五脏的形态、对应的外候等进行了详细的说明。

本节讲到了人的血气精神、经脉、卫气、志意、五脏、六腑的生理作用。在黄帝这一段话里，有一个字被多次提及，那就是“和”。所谓“和”，就是和谐、调和，乾卦《彖传》说，“乾道变化，各正性命，保合太和，乃利贞”，天道流行变化，生育万物，阴阳之气和谐，万物常存常和，才能达到利贞。《黄帝内经》中“和”的思想正是与易道相通的。古人对“和”非常重视，当人处于自然健康的状态时，血脉、卫气、意志、寒温必然是和谐、协调的，这样才能保持健康。

岐伯对曰：窘乎哉问也！五脏者，所以参天地，副阴阳，而连四时，化五节者也。五脏者，固有小大、高下、坚脆、端正、偏倾者，六腑亦有小大、长短、厚薄、结直、缓急。凡此二十五者，各不同，或善或恶，或吉或凶，请言其方。

【语译】

岐伯说：这个问题非常重要啊！五脏的功能与天地相应，与阴阳相配，与四季相合，从而与五个季节的变化相应。五脏本来就有大小、位置高低、质地坚脆、形状端正还是偏斜的区别，六腑也有大小、长短、厚薄、曲直、缓急的差异。总之，这二十五种情况各不相同，有好有坏，有吉有凶，请允许我阐述它们的原理。

【解读】

本节岐伯说明了五脏六腑先天状况的差异。人体生命的构成要素都是一样的，但有的人不去刻意养生却能长寿，有的人即使小心养生却仍会生病，这种差异是什么因素导致的呢？岐伯认为，这都和脏腑先天的状况有关。五脏之气与天地相通，能够与阴阳、四时相配，是人体维持生命的根本。五脏有“小大、高下、坚脆、端正、偏倾”的不同，六腑有“小大、长短、厚薄、结直、缓急”的区别，总计二十五种差异，就是造成人的身体素质不同的原因。张志聪说：“盖五脏六腑，本于天地阴阳、四时五行之气而成此形。故宜中正坚浓，以参副天地阴阳之正气。”五脏六腑当以位置中正、形态坚实为上，这样是与天地间的阴阳正气相匹配的。

心小则安，邪弗能伤，易伤以忧；心大则忧不能伤，易伤于邪。心高则满于肺中，悗而善忘，难开以言；心下则脏外，易伤于寒，易恐以言。心坚则脏安守固；心脆则善病消瘅热中。心端正则和利难伤；心偏倾则操持不一，无守司也。

【语译】

心脏小的，心气安定收敛，不容易被外邪伤害，但容易被内忧伤害；心脏大的，不容易被内忧伤害，但易被外邪伤害。心脏位置偏高的，容易肺气壅满，使人烦闷不适而健忘，而且难以用语言来开导他。心脏位置偏低的则心气外散，易被寒邪伤害，又容易被言语吓到。心脏坚实的，神气安然固守其中。心脏脆弱的，容易得消瘅内热的病。心脏位置端正的，脏气和谐通利，邪气难以损伤。心脏位置偏斜的，遇事容易摇摆不定，是因为精神不能内守和有效地管理。

【解读】

本节讨论了心的形态与疾病的关系。“肺为心之盖”，肺位于心的前上方，如果心的位置过高，就会阻碍到肺的功能，使气道不够通畅。处于这样的一个位置，心脏自身也会受到压迫，心肺之窍因此闭塞不通。心主神，肺主魄，所以在情志上就表现为闷闷不乐并且健忘。

肺小则少饮，不病喘喝；肺大则多饮，善病胸痹、喉痹、逆气。肺高则上气，肩息咳；肺下则居贲迫肺，善胁下痛。肺坚则不病咳上气；肺脆则苦病消瘅易伤。肺端正则和利难伤；肺偏倾则胸偏痛也。

【语译】

肺小的饮水就少，不易出现喘息的病；肺大的饮水就多，而常患胸痹、喉痹和气逆等病症。肺脏位置偏高的，就容易气机上逆而抬肩喘息、咳嗽；肺脏位置偏低的，就会靠近贲门，压迫胸膈，所以常会胁下疼痛。肺脏坚实的，就不易咳嗽、气逆；肺脏脆弱的，容易患消瘅病、感受外邪。肺脏位置端正，肺气就调和通利，邪气难以伤害；肺脏位置偏斜的，就会出现单侧胸痛。

【解读】

本节讨论了肺的形态与疾病的关系。肺具有通调水道的功能，因此如果肺比较小，它的行水功能就差一些，水液代谢相对要慢，所以饮水少。相对的，如果肺比较大，那么饮水就多。肺主气，气舍魄，肺如果端正，这个人就精神稳定，神志和利，外邪不能够侵犯。

肝小则脏安，无胁下之病；肝大则逼胃迫咽，迫咽则苦膈中，且胁下痛。肝高则上支贲，切胁悗，为息贲；肝下则逼胃，胁下空，胁下空则易受邪。肝坚则脏安难伤；肝脆则善病消瘅，易伤。肝端正则和利难伤，肝偏倾则胁下痛也。

【语译】

肝脏小的，脏气安定，没有胁下痛的情况；肝脏大的，就会压迫胃脘和食道，这样便会膈塞不通，并且胁下疼痛。肝脏位置偏高的，就会向上支起横膈膜，紧贴着胁部，常发展成息贲病；肝脏位置偏低的，就会逼迫胃脘部，胁下空虚，就容易感受邪气。肝脏坚实的脏气安定，邪气难以伤害；肝脏脆弱的，容易患消瘅病、为外邪所伤。肝脏位置端正的，肝气调和通利，邪气难以伤害；肝脏位置偏斜的，常会胁下疼痛。

【解读】

本节讨论了肝的形态与疾病的关系。其中提到肝的位置偏高容易得息贲病。息贲病是一种积病，表现为右胁下有肿块，大如覆杯，同时还会伴有喘息吐血等症状。一般而言，息贲的发病部位是在肺，但如果肝脏比较高，或者肝脏肿大，向上支撑贲门，使胁部气机不畅，血行郁滞，也有可能发展为息贲。

脾小则脏安，难伤于邪也；脾大则苦凑胁而痛，不能疾行。脾高则胁引季胁而痛；脾下则下加于大肠，下加于大肠则脏苦受邪。脾坚则脏安难伤；脾脆则善病消瘅易伤。脾端正则和利难伤；脾偏倾则善满善胀也。

【语译】

脾脏小的，脏气安定，不容易被邪气所伤；脾脏大的，胁下胁上的空软处经常会疼痛，不能快速行走。脾脏位置偏高的，胁下空软处会牵引季胁而作痛；脾脏位置偏低的，就会向下加于大肠的上方，容易感受邪气。脾脏坚实的，则脾气和利，邪气难以伤害；脾脏脆弱的，容易患消瘅病，容易被外邪伤害。脾脏位置端正的，脾气调和通利，不易被邪气伤害；脾脏位置偏斜的，容易出现胀满病变。

【解读】

本节讨论了脾的形态与疾病的关系。五脏之中，肺、肝、肾如果位置偏斜，表现出的症状往往都是身体疼痛，唯独脾在偏斜时容易发生胀满这种疾病，这与脾的生理功能有关。在脏腑当中，脾主升，胃主降，脾胃位于腹部，形成一个气机上下的枢纽。脾的位置不正就会影响气机上下，容易出现腹部胀满的症状。

肾小则脏安难伤；肾大则善病腰痛，不可以俯仰，易伤以邪。肾高则苦背膂痛，不可以俯仰；肾下则腰尻痛，不可以俯仰，为狐疝。肾坚则不病腰背痛；肾脆则善病消瘅易伤。肾端正则和利难伤；肾偏倾则苦腰尻痛也。凡此二十五变者，人之所苦常病。

【语译】

肾脏小的，脏气安定，邪气难伤；肾脏大的，易患腰痛病，不能前俯后仰，容易被邪气所伤。肾脏位置偏高的，常脊背疼痛，不能前俯后仰。肾脏位置偏低的，腰尻部会疼痛，不能前俯后仰，易得狐疝病。肾脏坚实的，不会得腰背疼痛的病；肾脏脆弱的，容易患消瘅病，容易为邪气所伤。肾脏位置端正的，肾气调和通利，不易被邪气所伤；肾脏位置偏斜的，容易发生腰尻疼痛。以上二十五种变化是五脏的大小、坚脆、高低、端正与倾斜等因素导致的，这就是人经常生病的原因。

【解读】

本节讨论了肾脏的形态与疾病的关系。“肾为腰之府”，腰脊部，也就是腰椎，是人体腰部活动的枢纽。肾脏过大、偏高、偏低，都会引起腰部俯仰的不利。

五脏的大小、位置、坚脆都会影响它本身的功能，以及通过经络和它相联属的其他身体部位，因而会出现各种症状。一脏有五变，分别是大小、高下、坚脆、端正、偏颇，五脏共有二十五种，称为二十五变，我们可以从中总结出一些规律。当脏器坚实、端正时，外邪就不易侵犯，脏器就不易患病。因为五脏坚实，它具有的抵御外邪的能力就比较强，而脏气就会稳固不容易逸散或是受七情干扰而变化、紊乱；五脏的位置端正，就不会妨碍到其他的脏腑，或是被其他脏腑所妨碍，因此脏气自然调和通利，脏气不乱，则疾病不生。如果脏器比较娇嫩，就容易患消瘅病。《灵枢·邪气脏腑病形》提到，五脏脉微小者为消瘅。五脏属阴，主藏精，满而不泻。如果五脏脆弱，人体的阴精就是不足的。而消瘅是一种消灼阴精的疾病。这个时候，它更容易发病，并且病情更为严重。张志聪说：“夫脏者，藏也，故小则脏安难伤。”除心之外，五脏偏小都是健康的象征，脏主藏，小则神气内藏而不外露。但心偏小时，又容易为内忧所伤。张介宾认为，这是因为心主神明，心小则怯懦，因此易生忧虑。

黄帝曰：何以知其然也？岐伯曰：赤色小理者，心小；粗理者，心大。无髑骬者，心高；髑骬小短举者，心下。髑骬长者，心下坚；髑骬弱小以薄者，心脆。髑骬直下不举者，心端正；髑骬倚一方者，心偏倾也。

【语译】

黄帝说：怎样得知五脏的大小、高低、坚脆、端正和偏斜等情况呢？岐伯说：皮肤颜色红、纹理致密的，心脏小；纹理粗糙的，心脏大。胸骨剑突看不出的，心脏的位置偏高；胸骨剑突短小而鸡胸的，心脏的位置偏低。胸骨剑突长的，心脏坚实；胸骨剑突小而薄的，心脏脆弱。胸骨剑突直下而不突起的，心脏的位置端正；胸骨剑突向一个方向歪斜的，心脏的位置偏斜。

【解读】

本节讲了如何通过观察体表特征来判断心的形态、高低、坚脆。髃骭，指胸骨下端的剑突。胸骨与心脏相贴，受心气滋养，因此心脏生长的情况，通过观察胸骨就可以知道。

白色小理者，肺小；粗理者，肺大。巨肩反膺陷喉者，肺高；合腋张胁者，肺下。好肩背厚者，肺坚；肩背薄者，肺脆。背膺厚者，肺端正；胁偏疏者，肺偏倾也。

【语译】

皮肤颜色白、纹理致密的，肺脏小；纹理粗糙的，肺脏大。肩部宽厚高大、胸部突出而咽喉内陷的，肺脏位置偏高；两腋较窄紧而胁部张开的，肺脏的位置偏低。肩部匀称、背部厚实的，肺脏坚实；两肩、背部瘦薄的，肺脏脆弱。背部、胸部宽厚的，肺脏的位置端正；胁部肋骨两侧疏密不对称的，肺脏的位置偏斜。

【解读】

本节讲了如何通过观察体表特征来判断肺的形态、高低、坚脆。肺居于胸中，要观察肺的情况，可以通过观察肩背、两胁、前胸与咽喉等与肺相邻的部位的形态来确定。

青色小理者，肝小；粗理者，肝大。广胸反骹者，肝高；合胁兔骹者，肝下。胸胁好者，肝坚；胁骨弱者，肝脆。膺腹好相得者，肝端正；胁骨偏举者，肝偏倾也。

【语译】

皮肤颜色青、纹理致密的，肝脏小；纹理粗糙的，肝脏大。胸部宽阔、肋骨突起的，肝脏位置偏高；胁部狭窄内收，胸胁交分之处的扁骨隐伏的，肝脏位置偏低。胸胁匀称健美的，肝脏坚实；胁部肋骨柔软的，肝脏脆弱。胸部和腹部生得好而彼此协调者，肝脏的位置端正；胁部肋骨一侧突起的，肝脏的位置偏斜。

【解读】

本节讲了如何通过观察体表特征来判断肝的形态、高低、坚脆。肝脏位于胁下，要观察肝脏的状态，可以通过胸胁的肋骨与胸腹的比例来确认。以上心、肺、肝三者相对靠近体表，因此它们大致的情况都可以直接通过观察相邻的体表结构来判断。

黄色小理者，脾小；粗理者，脾大。揭唇者，脾高；唇下纵者，脾下。唇坚者，脾坚；唇大而不坚者，脾脆。唇上下好者，脾端正；唇偏举者，脾偏倾也。

【语译】

皮肤颜色黄、纹理致密的，脾脏小；纹理粗糙的，脾脏大。口唇上翻的，脾脏位置偏高；口唇向下低垂的，脾脏位置偏低。口唇坚实的，脾脏坚实；口唇大而不坚实的，脾脏脆弱。口唇上下端正、匀称的，脾脏位置端正；口唇一侧偏高的，脾脏位置偏斜。

【解读】

本节讲了如何通过观察体表特征来判断脾的形态、高低、坚脆。脾深居于体内，无法直接观察，脾开窍于口，其华在唇四白，所以要通过口唇的状态观察脾，推测其状态。

黑色小理者，肾小；粗理者，肾大。高耳者，肾高；耳后陷者，肾下。耳坚者，肾坚；耳薄不坚者，肾脆。耳好前居牙车者，肾端正；耳偏高者，肾偏倾也。凡此诸变者，持则安，减则病也。

【语译】

皮肤颜色黑、纹理致密的，肾脏小；纹理粗糙的，肾脏大。耳朵的位置高的，肾脏的位置偏高；耳朵向后陷下的，肾脏的位置偏低。耳朵坚实的，肾脏坚实；耳朵薄且不坚实的，肾脏脆弱。耳朵生得好且位于颊车前方的，肾脏位置端正；一侧耳朵偏高的，肾脏位置偏斜。以上种种变化，若能注意调理，身体就会健康。如果不注意而使脏器受到损伤，就会生病了。

【解读】

本节讲了如何通过观察体表特征来判断肾的形态、高低、坚脆。肾与脾都位于身体的深处，因此要通过与它关联的器官间接观察。肾开窍于耳，观察肾脏的状态，要看耳朵的状态。

以上部分讲述了判断五脏的大小、高低、坚脆、偏斜与端正的方法。五脏有一个共同的观察部位，就是皮肤的纹理。小理，指细小的皮肤纹理，代表皮肤致密。当皮肤显露出五脏之色，且皮肤纹理致密，就说明与该颜色对应的脏器较小。此处显露的五脏之色，虽只用赤、白、青、黄、黑代表，但应该和《素问·脉要精微论》里所提及的精明五色相似，是润泽而含蓄的，譬如赤色“如白裹朱”，像白帛包裹着朱砂一样，而不应当像赭石的红褐色。如果五脏之色过于外露、颜色枯槁，那就是病入膏肓、脏气将尽的征兆。

帝曰：善！然非余之所问也，愿闻人之有不可病者，至尽天寿，虽有深忧大恐，怵惕之志，犹不能减也，甚寒大热，不能伤也；其有不离屏蔽室内，又无怵惕之恐，然不免于病者，何也？愿闻其故。岐伯曰：五脏六腑，邪之舍也，请言其故。五脏皆小者，少病，苦燋心，大愁忧；五脏皆大者，缓于事，难使以忧。五脏皆高者，好高举措；五脏皆下者，好出人下。五脏皆坚者，无病；五脏皆脆者，不离于病。五脏皆端正者，和利得人心；五脏皆偏倾者，邪心而善盗，不可以为人平，反复言语也。

【语译】

黄帝说：讲得好！但是这不是我想问的，希望听你说说，有些人从来不生病，而且可以享尽天年，即便遭遇忧愁、恐惧、惊吓等极度的情志刺激，还是不会损伤身体，严寒酷暑等外邪也不能伤害他；而有的人即使不离开有遮挡的居室，也没有受到惊吓等刺激，却不能避免生病，这是为什么呢？想听你说说其中的道理。

岐伯说：五脏六腑是邪气所留止的地方，请允许我就这个问题谈谈其中的原因。五脏都小的人，很少生病，但是容易劳心焦虑、多愁善感。五脏都大的人，做事缓慢，外事外物很难使他忧愁。五脏位置都偏高的人，好高骛远、不切实际。五脏位置都偏低的人，意志力弱，甘居人下。五脏都坚实的人，不会生病；五脏都脆弱的人，总是生病。五脏位置都端正的人，性情柔顺谦和、深得人心。五脏都偏斜的人，心中存有邪念而善于偷盗，不能公平待人，言语反复无常。

【解读】

本节岐伯对五脏形态与人体健康、性情的关系做了整体的总结。五脏，是藏有五神的地方，心藏神，肺藏魄，肝藏魂，脾藏意，肾藏志，同时也负责藏纳精气，五脏偏小的人，虽然能免于病邪侵害，但在情志上格局就不够开阔。相反，五脏都大的人神志充足，很少有事能让他忧心。像五脏偏高、偏低、中正、偏斜的人，性情各有不同，都是和五脏形态保持一致的。

黄帝曰：愿闻六腑之应。岐伯答曰：肺合大肠，大肠者，皮其应；心合小肠，小肠者，脉其应；肝合胆，胆者，筋其应；脾合胃，胃者，肉其应；肾合三焦膀胱，三焦膀胱者，腠理毫毛其应。

【语译】

黄帝说：希望听你讲讲六腑与人体组织是如何对应的。岐伯说：肺与大肠表里相合，大肠的情况与皮肤相应。心与小肠表里相合，小肠的情况与脉相应。肝与胆表里相合，胆的情况和筋相应。脾与胃表里相合，胃的情况与肌肉相应。肾与三焦、膀胱表里相合，三焦、膀胱的情况与腠理、毫毛相应。

【解读】

本节讲了大肠、小肠、胆、胃、三焦、膀胱这六腑与五脏以及体表组织的对应情况。大肠与肺相合而应皮，小肠与心相合而应脉，胃与脾相合而应肉，胆与肝相合而应筋，皆与五脏所主相同。唯有三焦膀胱，与肾相合，而应腠理毫毛，与肾主骨并不一致。张介宾认为，这是由于“三焦出气以温肌肉、充皮毛，此其所以应腠理毫毛也”，肾与三焦膀胱相合，三焦膀胱皆主气化，气由三焦出，方能温泽肌肉、润泽皮毛，因此在这里以腠理皮毛为膀胱三焦之应。倪冲之说：“太阳之气主皮毛，三焦之气通腠理，是以视皮肤腠理之厚薄，则内应于三焦、膀胱矣。

又津液随三焦之气，以温肌肉，充皮肤。”在三焦之外，补充说明了膀胱应皮毛的原因。

黄帝曰：应之奈何？岐伯曰：肺应皮。皮厚者，大肠厚；皮薄者，大肠薄；皮缓腹里大者，大肠大而长；皮急者，大肠急而短；皮滑者，大肠直；皮肉不相离者，大肠结。

【语译】

黄帝说：这种对应关系要如何体现呢？岐伯说：肺的情况，与皮肤相应，肺又与大肠相合。皮肤厚的，大肠就厚；皮肤薄的，大肠也就薄；皮肤松弛而肚皮大的，大肠松弛而长；皮肤紧绷的，大肠就紧缩而短；皮肤滑润的，大肠就润滑通畅；皮肤与肉贴合紧密的，大肠就干结滞涩。

【解读】

本节说明了如何通过皮肤与腹部观察大肠的形态。大肠与肺相表里，肺合于皮，因此大肠的状态可以通过观测皮肤来判断，包括厚或薄、松弛或紧缩、润滑或干涩。同时，由于大肠位于腹部，因此直接观察腹部，也可以推断大肠的情况。若人的肚皮大，就说明他的大肠松弛且长。

心应脉。皮厚者，脉厚，脉厚者，小肠厚；皮薄者，脉薄，脉薄者，小肠薄；皮缓者，脉缓，脉缓者，小肠大而长；皮薄而脉冲小者，小肠小而短；诸阳经脉皆多纡屈者，小肠结。

【语译】

心的情况与脉相应，心又与小肠相表里。皮肤厚的，脉道也厚，脉道厚的，小肠就厚；皮肤薄的，脉道也薄，脉道薄的，小肠就薄；皮肤松缓的，脉道就松缓，脉道松缓的，小肠的形状就大而长；皮肤薄而脉搏无力的，小肠就短小；各阳经经脉多出现弯曲的，小肠之气就会郁结。

【解读】

本节说明了如何通过外候观察小肠的形态。这里再次出现了皮肤，小肠与心相合应于脉，与皮肤没有对应关系，但为什么小肠可以通过皮肤来观察？《灵枢·邪气脏腑病形》说："脉急者，尺之皮肤亦急；脉缓者，尺之皮肤亦缓；脉小者，尺之皮肤亦减而少气；脉大者，尺之皮肤亦贲而起；脉滑者，尺之皮肤亦滑；脉涩者，尺之皮肤亦涩。"经脉藏于皮下，其形态必然会影响该处皮肤的形态，因此脉搏处的皮肤也可以作为观察小肠的外候。

脾应肉。肉䐃坚大者，胃厚；肉䐃么者，胃薄，肉䐃小而么者，胃不坚；肉䐃不称身者，胃下，胃下者，下管约不利。肉䐃不坚者，胃缓；肉䐃无小里累者，胃急；肉䐃多少里累者，胃结，胃结者，上管约不利也。

【语译】

脾的情况与肌肉相应，脾胃又相表里。隆起的肌肉坚实而大的，胃壁就厚；隆起的肌肉瘦而且薄的，胃壁就薄；隆起的肌肉瘦小而软弱的，胃就不坚实；隆起的肌肉与身体不相协调的，胃就会下垂，胃下垂则胃下口收缩无力。隆起的肌肉不坚实，胃体就松缓；隆起的肌肉中没有累累相连的小颗粒，胃体就紧缩；隆起的肌肉里出现很多小颗粒的，胃气就郁结滞涩，胃气郁结滞涩则胃上口收缩无力。

【解读】

本节说明了如何通过肌肉来观察胃的形态。"肉䐃无小里累者，胃急；肉䐃多少里累者，胃结"，"少"，按《太素》为"小"。小里累，指的是累累相连的小颗粒。若肌肉表面出现许多小颗粒，就是气的运行不够顺畅的表现，由此可知胃气有结滞。胃气结滞，胃的运动不利，表现为胃上口也就是贲门不能正常地进行收缩，这种情况可能会导致胃食管返流症。相反，如果一个人肌肉的大小和这个人的身量不相符，那就说明他患有胃下垂，胃下垂会伴随胃的下口也就是幽门的收缩无力。

肝应爪。爪厚色黄者，胆厚；爪薄色红者，胆薄；爪坚色青者，胆急；爪濡色赤者，胆缓；爪直色白无约者，胆直；爪恶色黑多纹者，胆结也。

【语译】

肝的情况与指甲相应，肝与胆相表里。指甲厚而颜色黄的，胆囊厚。指甲薄而颜色红，胆囊薄；指甲坚硬而颜色发青的，胆气急、胆囊紧缩；指甲柔润、颜色红的，胆气和缓、胆囊松缓；指甲平直、颜色发白、没有纹理的，胆气调畅；指甲畸形、颜色发黑、纹理多的，胆气郁结。

【解读】

本节说明了如何通过指甲来观察胆囊的形态。指甲除了外观方面的厚薄、软硬、弧度是否正常之外，还有黄、赤、青、白、黑五种颜色可供观察。朱永年说："五脏六腑，皆取决于胆。故秉五脏五行之气色。"

肾应骨。密理厚皮者，三焦膀胱厚；粗理薄皮者，三焦膀胱薄；疏腠理者，三焦膀胱缓；皮急而无毫毛者，三焦膀胱急；毫毛美而粗者，三焦膀胱直；稀毫毛者，三焦膀胱结也。

【语译】

肾的情况与骨骼相应，肾又与三焦、膀胱相表里。纹理致密、皮肤厚的，三焦、膀胱也就厚；纹理粗糙、皮肤薄的，三焦、膀胱也就薄；腠理疏松的，三焦、膀胱之气和缓；皮肤紧绷而没有毫毛的，三焦、膀胱之气急促紧缩；毫毛润泽而粗的，三焦、膀胱之气和利调畅；毫毛稀疏的，三焦、膀胱之气滞涩。

【解读】

本节说明了如何通过皮肤纹理及毫毛来观察三焦膀胱的形态。为什么三焦和膀胱的形态可以通过观察同一外候得知呢？杨上善说："三焦之气，如雾沤沟渎，与膀胱水腑是同，故为一腑也。""下焦如渎"，下焦的功能如同水渠排泄水液，这与膀胱排泄尿液的功能是吻合的，因此可以把它们看作一腑。

黄帝曰：厚薄美恶皆有形，愿闻其所病。岐伯答曰：视其外应，以知其内脏，则知所病矣。

【语译】

黄帝说：脏腑的厚薄、好坏等都有外在的形态表现，想听你说说怎样察知它们的病变。岐伯答：观察各脏腑在外对应的皮、肉、筋、骨、脉的状况，就可以了解内在脏腑的情形，就能够推断得知各脏腑发生的病变。

【解读】

五脏与五体相联系，又与六腑相表里，因此通过观察五体的情况就可以推断五脏六腑的情况。六腑的状况包括其厚薄、长短，腑气的急缓、滑利或者滞涩，高明的医家可以通过这些外在表现，推断出内里脏腑的形态和状况，并据此有针对性地预防和治疗疾病，达到养生的目的。

人都有气血、精神、经脉、卫气、志意、五脏、六腑，然而有些人不必刻意养生就能长寿，而有些人即使小心养生却仍不免得病。五脏的大、高、下、脆、偏，常常是造成疾病的原因，五脏若是小、坚、端正，则比较不容易得病。五脏六腑的各种情况都各有外候，显现在身体的各个部位上，包括胸骨、肩背、两胁、肋骨、口唇、双耳与皮肤、肌肉、筋络、经脉及腠理、毫毛上。通过揣摩这些外候，可以推知内在六腑的状况，从而预防疾病，保持身体健康。

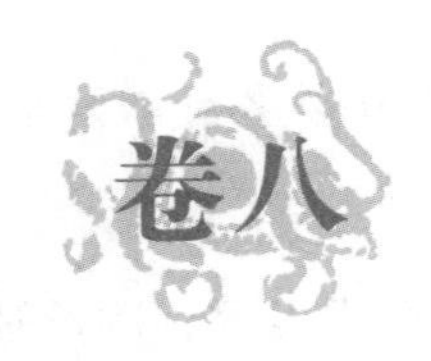

卷八

禁服篇第四十八

本篇主要阐述针灸治疗疾病的高深原理，以及在具体运用中应当遵循和避免的内容，所以称为“禁服”，禁就是禁忌，服就是服从。本篇还强调，针灸治疗疾病的道理是十分高深渊博的，针灸技术必须经过长期刻苦努力的学习才能很好地掌握；同时，在学术的传承上，要注重考察传承人的道德品质，不能随意传授。

雷公问于黄帝曰：细子得受业，通于九针六十篇，旦暮勤服之，近者编绝，久者简垢，然尚讽诵弗置，未尽解于意矣。外揣言浑束为一，未知所谓也。夫大则无外，小则无内，大小无极，高下无度，束之奈何？士之才力，或有厚薄，智虑褊浅，不能博大深奥，自强于学若细子。细子恐其散于后世，绝于子孙，敢问约之奈何？

黄帝曰：善乎哉问也。此先师之所禁，坐私传之也，割臂歃血之盟也，子若欲得之，何不斋乎？雷公再拜而起曰：请闻命于是也，乃斋宿三日而请曰：敢问今日正阳，细子愿以受盟。黄帝乃与俱入斋室，割臂歃血，黄帝亲祝曰：今日正阳，歃血传方，有敢背此言者，反受其殃。雷公再拜曰：细子受之。

【语译】

雷公向黄帝询问：我得你传授，通晓了九针六十篇以后，从早到晚都在孜孜不倦地学习，近期看过的竹简，皮条都翻断了，以前看过的竹简也已经有了污损，但我仍然不断地背诵，并没有放下，尽管如此，还是不能完全理解其中的含义。《外揣》中提到，把许多复杂的问题归纳起来，形成一个总的纲领，不知道这句话指的是什么。它提到，九针的道理博大到不能再大，精细到无法再细，其巨细、高深已经到了无法衡量的地步，那么如何才能归纳起来呢？人的聪明才智高低不同，有的人才智过人，思虑周密，有的人见识浅薄，不能领悟经文中博大深奥的道理，又不能像我一样自勉而勤奋地学习。我担心这精湛的学术内容在后世将会流失，子孙后代不能继承下来，请问怎样把它概括起来呢？

黄帝说：你问得很好，这一点正是先师再三告诫过我的，不能轻易地传授给别人，必须经过歃血盟誓才能传授。你如果想知道这个道理，为何不真诚地斋戒呢？雷公拜了两拜起来说：我这就按照吩咐去做。于是雷公斋宿三天后才来请求说：在今天中午的时候，我想接受盟誓。于是黄帝就和雷公进入斋室，举行破臂歃血的仪式。黄帝亲自祝告说：今天正午，我们歃血盟誓，传授医学要道，有敢违背誓言的，必然遭殃。雷公说：我接受盟誓。

【解读】

"禁服"不是服药的禁忌，这里的"禁"指的是"禁忌"，即不应该做的事；而"服"在这里是"服从"的意思，即应该做的事。"细子"俗称小子，是谦卑的自称，这里是雷公的谦辞。

文中提到，雷公为了学习针灸治疗疾病的高深原理，不仅平时十分努力上进，还需要斋戒三日，毕恭毕敬，与黄帝歃血为盟，还不敢了解到它的全貌。原文中还说"愿为下材者""愿闻为工"，想要懂得做一个医生的基本道理。由此看来，本文的内容实际上非常重要，又非常难学，非才高识妙者不能领会；如果被不够善良贤德的人学去了，就会成为作乱的利器。所以不仅老师需要谨慎择人而教，有幸学习者更当慎之又慎，不断提高自己的学问和道德修养。

东汉末年，战争频仍，并不太平。张道陵遂辞官归隐、修炼长生之术，之后游历名山大川，遍访高人，并利用自己所掌握的知识为沿途的群众看病，处处受到热烈的欢迎，也吸引了很多方士前来拜师，之后便创立了五斗米道，这是具有一定规模的社会团体，张道陵也被尊为"天师"。到了张道陵的孙子张鲁那一代，张鲁既是一方的政府官员，又是五斗米道的"掌门人"。汉中在他的管理下，治安良好，民心团结，只不过是向张鲁一个人团结罢了。再后来到了张角时，医术和道术就沦为用来笼络人心、迷惑人心的工具，最终出现“黄巾之乱”，戕害民生。在许多患者心目中，医生与神仙无异，有妙手回春的神力，因此，医者不仅应当精研熟练医术，更应当谨慎把握自己的内心，像孙思邈说的那样，“一心赴救，无作功夫形迹之心”，为人民服务，在治病和救人中实现自己的人生价值。

纵观整部《黄帝内经》，我们会发现，黄帝向岐伯请教，而雷公是黄帝的学生。宋代为《素问》作新校正的林亿、高保衡等就已经发现岐伯与雷公学术传承上的不同。林亿在注文中提到，《著至教》以下“文辞艰涩”“其体不同”，指的就是雷公向黄帝提问的七篇，而在《灵枢》中还有《禁服》《五色》及《官能》等篇。有学者考证认为，岐伯是周族文化的代表，“岐”是地名，是周文化的发祥地；而雷公是东夷文化的代表，也可以说是殷商文化的代表。当时以周文化为正统，因此才会有这样的师承顺序。

目前学界普遍认为，《黄帝内经》大约成书于西汉时期。当时虽然已经发明了纸，但是制作成本非常高，直到东汉蔡伦改进了纸张的制作工艺，成本才大幅度降低。那时，最珍贵的资料有的抄写在丝帛上，如马王堆出土的《却谷食气篇》、导引图、《阴阳十一脉灸经》就抄写在同一幅帛上；此外，多以竹简、木简作为书写的载体，再以麻绳或皮绳将书简穿连起来而成篇，随着翻阅，绳索容易被磨断，因此在传抄过程中难免会出现语序上的错乱。本篇中的“近者编绝，久者简垢”，就是明显的例子。

黄帝乃左握其手。右授之书，曰：慎之慎之，吾为子言之。凡刺之理，经脉为始，营其所行，知其度量；内刺五脏，外刺六腑，审察卫气，为百病母；调其虚实，虚实乃止，泻其血络，血尽不殆矣。雷公曰：此皆细子之所以通，未知其所约也。黄帝曰：夫约方者，犹约囊也，囊满而弗约，则输泄；方成弗约，则神与弗俱。雷公曰：愿为下材者，勿满而约之。黄帝曰：未满而知约之，以为工，不可以为天下师。

【语译】

黄帝用左手握着雷公的手，右手交给雷公一本书，说：一定要谨慎再谨慎，我给你讲解其中的道理。大凡针刺的道理，首先要熟悉经脉的理论，掌握经脉的循行路径并能运用其规律，知道各条经脉的大小长短以及经脉内气血的多少；针刺在内治疗五脏疾病，在外治疗六腑疾病，都是通过调理经脉来起作用的。还要仔细地审察卫气的情况，人体卫气的运转失常是许多疾病发生的根源，通过调理卫气虚实，使卫气盈亏平衡，那么偏虚或偏实的病理状态就会停止。病邪在血脉的，运用刺络放血的方法排尽恶血、瘀血，疾病就没有危险了。雷公说：这都是我认为自己已经知道的，只是不知道怎么归纳掌握它的主要纲领。黄帝说：归纳医学理论的理法，就像是给袋子扎口一样，袋子装满了而不把口扎上，里面的东西就会往外漏。治疗方法很成熟却不归纳提炼，就达不到炉火纯青、灵活运用的境界。雷公说：如果有的人学识粗劣，没有具备丰富的学识就归纳总结，又会怎么样呢。黄帝说：学识浅薄，经验贫乏、学问不够渊博就进行归纳总结的人，只能成为一般的医生，不能为天下医生的师表。

【解读】

黄帝手把手地传给雷公一本书，并一再以各种方式告诫雷公要谨慎再谨慎，然后才为其进行讲解，这是传授重要道理的礼仪。在今天这样一个信息开放、交流频繁的社会，一方面，信息壁垒已经大幅度地减少了，但是另一方面，爆炸式的信息量也让人在选择时无所适从，正所谓“少则得，多则惑”。这就要求我们静下心来，提高分辨能力，选择适合自己的学习道路。

黄帝用了一个很形象的比喻，把归纳学到的知识，比作用一根绳子把口袋束紧，这样所学的知识才不会遗漏。这里，黄帝给我们介绍了两种学习状态，一种叫“满而约之”，一种叫“不满而约之”。

需要提出来的是，这与我们当今所提倡的“实证”精神的内涵是不同的。现在是“分科之学”大行其道的时代，越分越细，将一定的条件固定下来，控制变量，从而找出规律。但是“科学”这个词在中文的语境中已经被赋予了太多本质属性之外的意义。“科学”这个词语最初是从日语借用过来的，但是日语只用汉字之型，其意义和内涵与中文是不一样的，这就造成了很多的偏差。日本人将英文的“science”翻译成“科学”，而“science”从语源学上追溯，一开始就是“知识”的意思，而现在我们给“科学”这个词赋予了强烈的褒义色彩。但在英文中，“science”就是“知识”，是中性的。然而我们的老祖宗早就注意到，我们只能无限地接近客观，因为我们的注意力是有限的。那如何解决这个问题呢？“君子善假于物也”，要懂得借鉴别人的发现，每个人视角不同，每一条经验都有它合理的方面，要将这些方面合起来，在丰富的经验中体会规律。因此，中国传统学术在大体上是越走越宽的，并且向提高人生境界的方向不断深入。

满而约之，才可为天下师，那么不满而约之又如何呢？举例来说，也许很多读者朋友在日常生活中会在这里那里学到许多养生知识，然而由于缺少一根束口袋的“绳子”，不懂得背后的原理，那么对他们来说，这些知识就是零散的、容易忘却的、不能变通的。例如现在，许多人喜欢用艾灸来养生保健。对于阴寒凝滞导致的经脉运行不畅，艾灸确实具有良好的效果，能够温经活血、强壮人体、疏通经络，解决很多问题。但是，阴虚有热的人一般不适合自行使用艾灸，即使症状短期内得到了缓解，长期使用也会耗竭阴液，出现新的问题。要是掌握了人体气血阴阳变化的原理，许多知识就能相互联系起来。可常言道：半桶水响叮当。“弗满而约之”容易造成骄傲自满，有限的知识储备虽然有了约囊的绳索，但再往里面装进去的知识就可能因为骄傲自满而带有偏见，就像头痛医头、脚痛医脚，能解决一部分问题，但不足以传之后世，不足以作为别人的老师。

在这里，能够融会贯通九针相关的各种知识的线索就是脉气。因此，针灸前后要把脉，这是了解经脉之气调整的方向和结果的最常用的方法。了解经脉之气的走向，摸清经脉气血不平和的状态，然后才进行针刺。根据患者的不平和的气血状态来进行有针对性的调整，当患者的气血达到阴阳平衡时，即使症状没有完全消除，人体也能够自愈了。《黄帝内经》中反复出现的一句话就是，“盛则泻之，虚则补之，热则疾之，寒则留之，陷下则灸之，不盛不虚，以经取之”。因此本节中，黄帝最后说，知识没有学够就要开始学习原理，只能做一个普通的医生，而不能为人师表。

雷公曰：愿闻为工。黄帝曰：寸口主中，人迎主外，两者相应，俱往俱来，若引绳大小齐等。春夏人迎微大，秋冬寸口微大，如是者，名曰平人。

人迎大一倍于寸口，病在足少阳；一倍而躁，在手少阳。人迎二倍，病在足太阳；二倍而躁，病在手太阳。人迎三倍，病在足阳明；三倍而躁，病在手阳明。盛则为热，虚则为寒，紧则为痛痹，代则乍甚乍间。盛则泻之，虚则补之，紧痛则取之分肉，代则取血络且饮药，陷下则灸之，不盛不虚以经取之，名曰经刺。人迎四倍者，且大且数，名曰溢阳。溢阳为外格，死不治。必审按其本末，察其寒热，以验其脏腑之病。

寸口大于人迎一倍，病在足厥阴；一倍而躁，在手心主。寸口二倍，病在足少阴；二倍而躁，在手少阴。寸口三倍，病在足太阴；三倍而躁，在手太阴。盛则胀满、寒中、食不化；虚则热中、出糜、少气、溺色变。紧则痛痹，代则乍痛乍止。盛则泻之，虚则补之，紧则先刺而后灸之，代则取血络，而后调之，陷下则徒灸之。陷下者，脉血结于中，中有著血，血寒，故宜灸之。不盛不虚，以经取之。寸口四倍者，名曰内关，内关者，且大且数，死不治。必审察其本末之寒温，以验其脏腑之病。

【语译】

雷公说：我想学习一般的医生应该掌握的医理。黄帝说：寸口脉主候在内的五脏病变，颈部的人迎脉主候在外的六腑病变，两者脉气往来呼应，大小相等，搏动幅度像从两头牵动一根绳那样匀称。春夏两季人迎脉的搏动幅度稍微大一些，秋冬两季寸口脉的搏动幅度稍微大一些，这样的脉象就是健康人的脉象。

人迎脉的脉象大于寸口脉一倍，是病在足少阳经；大一倍且躁动不静的，是病在手少阳经。人迎脉的脉象大于寸口脉两倍，是病在足太阳经；大两倍且躁动不静的，是病在手太阳经。人迎脉的脉象大于寸口脉三倍，是病在足阳明经；大三倍且躁动不静的，是病在手阳明经。脉实表示有热，脉虚表示有寒，脉紧表示有痛痹，脉代则表示病情时轻时重。治疗上，实证用泻法，虚证用补法，脉紧有痛痹的病症时，应取肌肉间隙的穴位针刺，脉代的针刺血络放血，并配合服汤药。脉陷下不起的，用灸法治疗。脉不虚不实的，取有病变的经脉治疗，此法称为经刺。人迎脉的脉象大于寸口脉四倍，脉大而且频率疾速，这种现象叫溢阳，溢阳是六阳偏盛至极、被阴气格拒于外的现象，属于死证而不好救治。必须审明疾病的整个过程，察明疾病寒热属性，以辨别五脏六腑病变的情况，进行调治。

寸口脉的脉象大于人迎脉一倍，病在足厥阴经；大一倍且躁动不静的，病在手厥阴经。寸口脉的脉象大于人迎脉二倍，病在足少阴经；大两倍且躁动不静的，病在手少阴经。寸口脉的脉象大于人迎脉三倍，病在足太阴经；大三倍且躁动不静的，病在手太阴经。寸口脉主阴，脉大为阴气过盛，可出现胀满、中焦虚寒、饮食不化等症。寸口脉虚弱，是阴气不足而化生内热，会出现中焦热盛、大便如糜状、少气和尿色颜色改变等症状。脉紧的会出现痛痹，脉代则病时痛时止。治疗方面，实证用泻法，虚证用补法，脉紧者先用针刺后用灸法，脉代者先在血络处放血，然后用药物调治。脉陷下不起的只宜用灸法，寸口脉陷下不起，表示血凝于脉，脉中有瘀血、有寒邪，所以适合用灸法。脉不虚不实的，在有病的经脉取治。寸口脉的脉象大于人迎脉四倍，代表六阴偏盛之极，阴气被阳气关闭在内，表里隔绝，这种现象叫内关，若脉象盛大同时频率疾速，属于死证而不好救治。必须审明疾病的整个过程，察明疾病的寒热属性，以辨别五脏六腑病变的情况，进行调治。

【解读】

本节主要描述了人迎脉的脉象倍于寸口脉的脉象和寸口脉倍于人迎脉的七种不同的病变情况，人迎脉或寸口脉出现盛、虚、紧、代这四种脉象时各自代表的不同病症及其诊治的法则，同时提出了“外格”和“内关”，并说明其预后如何。

人体的气血运行是一个闭环，因此理论上每个部位的情况都能够反应整体气血运行的状态，寸口、人迎是两处较为浅表的经脉。手上的寸口脉主管内在的五脏，喉结两旁的人迎脉主管外在的六腑，两者内外相应，同时往来，好比两个人从两头拉着一根绳子。如果寸口脉和人迎脉跳得很不一样，那就是有病了。接下来黄帝就分析了两种情况：一种是人迎脉的脉象比寸口脉强，一种是寸口脉的脉象比人迎脉强。

春夏之季人迎脉跳得稍微强一些，秋冬时寸口脉跳得稍微强一些，有这样脉象的人，叫“平人”。前文提过，平人不是指普通的人，而是指健康的人，健康的人就是自然的、平衡的人，与天地四时相应。人迎脉主阳、主外，寸口脉主阴、主里。春夏之时，天气由寒冷变得温暖、炎热，万物生长旺盛，营养源源不断地向四方输送，人体的气血也有向体表移动的趋势；而到了秋冬，天气逐渐转凉、转冷，树叶开始凋零，那是由于水分、营养又回到了根部贮存起来，而人体的气血这时有向体内移动的趋势，因此健康的人在春夏人迎脉稍强，而秋冬时寸口脉要略强于人迎脉。

在内外阴阳平衡的情况下，人迎和寸口的脉象应该同步变化，当二者出现明显差异或不与天时相应的时候，就意味着人体内外阴阳失衡了。张志聪说：“阴阳中外之气，左右往来，若引绳上下齐等，如脉大者，人迎气口俱大；脉小者，人迎气口俱小……若不应天之四时，而更偏大于数倍，是为溢阴溢阳之关格矣。此论三阴三阳之气，而应于人迎气口之两脉也。”这里的三阴三阳，指代人体的十二经脉，寸口脉位于手太阴，主里，人迎脉位于足阳明，主外。

通其营输，乃可传于大数。大数曰：盛则徒泻之，虚则徒补之，紧则灸刺且饮药，陷下则徒灸之，不盛不虚，以经取之。所谓经治者，饮药亦曰灸刺。脉急则引，脉大以弱，则欲安静，用力无劳也。

【语译】

通晓经脉内气血运行输注规律的人，才能传授他针灸治病的大法。针灸治病的大法是：实证的只采用泻法，虚证的只采用补法，脉紧的灸法和针刺并用，并且配合汤药，脉陷下不起的只采用灸法。脉不实不虚的，根据病变的经脉情况采用相应的方法治疗。所谓根据经脉治疗，即汤药、灸法、针刺灵活组合应用。脉象急促的，说明邪气盛，应当设法将邪气引导出体外。脉大且无力的，应安静休养，不要勉强用力也不要疲劳过度。

【解读】

本段是全篇的总结，再次强调只有通晓了何为经络、何为穴位，以及经脉和穴位的生理功能等，才可以传授针灸治病的大法。这个大法就是：盛则徒泻之，虚则徒补之，紧则灸刺且饮药，陷下则徒灸之，不盛不虚，以经取之。本段还指出了经治的原则。

“营”指经脉，它是营运气血的通路，所以简称为“营”。“输”同“腧”，指全身的穴位。“大数”在这里指医疗上的治疗原则或治疗大法。

关于“以经取之”，许多医家认为是按照疾病所属经脉而取穴，但马莳认为，这里指的应是“取阳经者不取阴经，取阴经者不取阳经”的取穴法。

大道至简，因此说“盛则徒泻之，虚则徒补之，陷下则徒灸之，紧则灸刺且饮药，不盛不虚，以经取之”，总之要根据情况，合理地选用针灸、药物，并且要注意患者的体质，给出合理的起居建议，使其内外阴阳平衡，这便是治疗的大法。而判断施用各种治疗方法的关键在于脉气，这又是“约方”的关键。

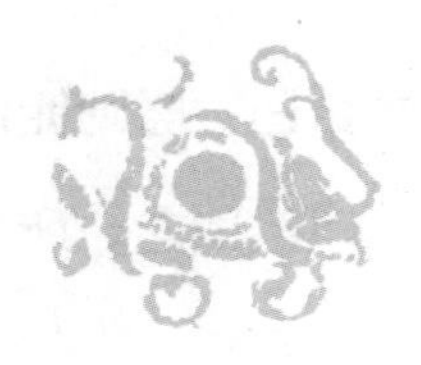

五色篇第四十九

五色，指面部的青、赤、黄、白、黑五种色泽。本篇主要讲述了如何从脸上五色的变化判断身体情况和疾病，围绕五色诊法介绍了身体各处的状况在面部的对应特征，以及面部不同位置显现的气色所代表的临床意义。

雷公问于黄帝曰：五色独决于明堂乎？小子未知其所谓也。黄帝曰：明堂者，鼻也。阙者，眉间也。庭者，庭也，颜也。蕃者，颊侧也。蔽者，耳门也。其间欲方大，去之十步，皆见于外，如是者寿，必中百岁。

雷公曰：五官之辨，奈何？黄帝曰：明堂骨高以起，平以直，五脏次于中央，六腑挟其两侧，首面上于阙庭，王宫在于下极。五脏安于胸中，真色以致，病色不见，明堂润泽以清，五官恶得无辨乎？雷公曰：其不辨者，可得闻乎？黄帝曰：五色之见也，各出其色部。部骨陷者，必不免于病矣。其色部乘袭者，虽病甚，不死矣。雷公曰：官五色奈何？黄帝曰：青黑为痛，黄赤为热，白为寒，是谓五官。

【语译】

雷公向黄帝问道：观察面部五色只是取决于明堂吗？我不了解这句话的意思。

黄帝说：明堂就是鼻子，阙就是两眉之间，庭即是额头，蕃指的是两颊，蔽是耳门。这些部位以方正宽阔为好，离这个人十步开外都能望见好气色，像这样的人，一定可以享寿百岁。

雷公说：如何通过观察五官来辨别内部脏腑功能呢？黄帝说：正常情况下，鼻骨高而隆起，端正平直。五脏依照一定的次序排列并外应于面部中央，六腑在面部相应的部位则位于五脏的两旁。头面部的气色反映在眉间和额头。心的气色反应在两目之间的下极。胸中的五脏平和安定，面部相应部位就会显现正常的色泽，没有病色，鼻部色泽清润。所以要测候脏腑功能，怎么能不辨别五官的状态呢！雷公说：可以请你详细说说怎么辨别吗？黄帝说：五脏病色，都会显现在面部相应的位置。如果有病色深陷入骨的情况，那一定是生了病的。如果病色呈现相生的征象，那么病情即使严重也不至于死亡。雷公说：五色各主什么呢？黄帝说：青黑主痛，黄赤主热，白色主寒，这便是通过观察面部五色变化来推断疾病的大致情况。

【解读】

《难经》上说，“望而知之谓之神”。望诊是中医四诊中的第一步，而望五色是望诊的重要内容。这一段主要讲述了颜面各部位的划分、称谓和其与五脏六腑的对应关系。

“明堂”，最初指古代帝王最隆重的建筑，是会见诸侯、发布政令、宣明政教和举行祭祀的地方。南北朝时期就有“（花木兰）归来见天子，天子坐明堂”的句子。北京的天坛大家都知道，天坛的祈年殿就是目前仅存的明堂式建筑。“天坛”顾名思义是天子祭祀天的地方，为祈求一年风调雨顺、获得丰收而设。古人认为，天子在明堂之中，能够上通天象、下统万物。五官中，鼻子高耸于面部，又是呼吸的重要窗口，沟通内外，通于相傅之官——肺，外界空气由此进入人体进行代谢，因此无论是从形态还是功能上，鼻子都可以比作明堂。因此，雷公关于五色是否仅取决于明堂的考虑，是存在部分合理性的。《五阅五使》篇更说明诊色之取“明堂”，就像诊脉取寸口一样：“脉出于气口，色见于明堂，五色更出，以应五时……五官已辨，阙庭必张，乃立明堂。明堂广大，藩蔽见外，方壁高基，引垂居外，五色乃治，平博广大，寿中百岁。”

当雷公请教五色诊法是否取决于明堂时，黄帝没有直接回答这个问题，而是用一连串的比喻讲解面部的构造，并讲到长寿的面相。“明堂”是最高的建筑；“阙”就是门，具体来说，围墙中缺个口子做成了大门，标志着里面就是某个地方，所以两眉中叫“阙”；额头是庭，院子；“蕃”就是篱笆，指的是两颊；“蔽”就是遮挡，指耳门；“王宫”指的是心，因为心为君主之官；至于“下极”，王冰、张介宾都注释为“两目之间”。这些比喻之间也有内在联系，并显示了面部各个部位的重要性。

我国古代神话中的二郎神有三只眼睛，这第三只眼睛就长在“阙”这个位置。眉心为“阙”，眉心向内大概半个手掌的距离，刚好是松果体。在胚胎发育的过程中，松果体是有过短暂视觉功能的，后来随着胚胎的发育成熟，这种功能退化了，只保留分泌褪黑素的功能，这与睡眠密切相关。此外，“阙”这个地方在触感上与其他位置有所差异，感兴趣的朋友可以用指尖试一试。此处又叫印堂穴，具有安神或提神的功用。

鼻子、眉间、额头、两颊、耳门要是长得宽阔、端正，气色佳，就是长寿的征兆，这句话怎么理解呢？《黄帝内经》有句话叫“阴精所奉其人寿”——气血旺盛的人，气色自然含蓄而明亮润泽，自然会比较长寿。从另一个角度看，五官形态自然、端正也是长寿的必要条件。由于气血在身体中运行，如果五官形态自然、对称，气血运行就会更加顺畅、分布更加均匀，代谢就能够持续正常。此外，中国传统文化十分注意人的修养境界的提高，为人处事提倡宽容厚德、自强不息，遇到困难不慌乱、不生气、不急躁。这样的人眉眼是舒展而不是紧蹙的，印堂自然宽阔明亮。印堂被称为是面相中的“寿宫”，常言道“唯仁者寿”，就是这样的道理。

身体各处的状况在面部对应的位置都有表现，总的来说，五脏的气色显现于面部中央，六腑则在两侧，两目之间的位置对应心，头面部的气色反映在额头。肝色青，心色赤，脾色黄，肺色白，肾色黑，这些部位对应处隐约呈现这些气色是正常的。如果某一脏器对应的部位呈现所胜之脏器的气色，比如肝在脸上对应的部位却呈现出脾的黄色，症状再重也不至于危险；而若呈现该脏器所不胜之脏器的气色，比如肝在脸上的对应部位呈现出肺的白色，就不是什么好兆头。例如，心对应的两目中央，若是呈现白色，就不用太担心；若是呈现黑色，问题就比较严重。如果整个脸色改变，就一定是生病了。青、黑色代表疼痛，黄、红代表热，黄还代表血虚、脾虚，白色代表体内寒。

如果我们结合《灵枢》第六十四篇《阴阳二十五人》里讲到的木形人脸色苍、火形人脸色赤、土形人脸色黄、金形之人脸色白、水形人脸色黑来看，我们每个人都有不同的体质，容易得不同系统的疾病。例如我们黄种人，气色一般偏黄，这类体质通常易于脾虚，而如果面色很明显地发黄，首先想到的就是黄疸和贫血，这也是现代医学诊断的常识。

雷公曰：病之益甚，与其方衰，如何？黄帝曰：外内皆在焉。切其脉口滑小紧以沉者，病益甚，在中；人迎气大紧以浮者，其病益甚，在外。其脉口浮滑者，病日进；人迎沉而滑者，病日损。其脉口滑以沉者，病日进，在内；其人迎脉滑盛以浮者，其病日进，在外。脉之浮沉及人迎与寸口气小大等者，病难已；病之在脏，沉而大者，易已，小为逆；病在腑，浮而大者，其病易已。人迎盛坚者，伤于寒；气口盛坚者，伤于食。

【语译】

雷公问：如何判断疾病是正在加重还是减轻呢？黄帝说：疾病在人体内外都可以发生，对病情发展的判断，不光要运用五色诊断，还要结合脉诊。按患者的寸口脉，若是滑利、微小、急促、沉重，病就会趋向严重，且病位在五脏；人迎脉气大、紧而浮的，病情会逐渐加重，病位在六腑。寸口脉滑而浮的，疾病会一天天地减轻；人迎脉沉而滑的，病情也会一天天地好转起来。寸口脉沉而滑，疾病会逐渐加重，这是五脏有病；人迎脉滑盛而浮的，疾病也会一天天地加重，这是六腑有病。至于脉象有时沉有时浮以及人迎和寸口脉象大小相等，这病就比较难好了；病在脏，脉会沉而大，这病就容易好。脉象沉而小的，叫逆；病在腑，脉象浮而大的，这病容易好。人迎脉大而坚实，主寒邪所伤；寸口脉大而坚实，主饮食所伤。

【解读】

中国人平常见面打招呼、聊天，有的时候也会说“气色不错”“气色不太好”“脸青了”“脸发白”，等等。本篇就具体讲述了面部各部分气色的对应脏腑和临床意义。《史记》中记载了淳于意学习并运用五色诊病的事例，然而到了张仲景那个年代，因为难以传授和学习，医生们已经基本不学习、不运用这种诊法了。

本节中黄帝说的“外内皆在”，“在”是取决于的意思，杨上善认为这是指外腑内脏相互影响、共同进退，历代的医家都认同这个观点。关于人迎脉和寸口脉，《禁服》篇说：“寸口主中，人迎主外，两者相应，俱往俱来。”将两者的脉象相互比较，就能更全面地了解身体气血运行的状况，从而预测疾病的发展和转归。张介宾说："脉口滑小紧沉者，阴分之邪盛也，人迎大紧以浮者，阳分之邪盛也，故病皆益甚……脉口为阴，浮滑者以阳加阴，故病日进。人迎为阳，沉滑者阳邪渐退，故病日损。"

《禁服》篇里提到过，人迎脉和寸口脉的搏动，像从两端牵着一根绳子，其搏动力度当同大同小，但由于天气四时的影响，气血在内外分布的多寡不同，因此搏动力度在春夏人迎脉微大于寸口脉，在秋冬寸口脉微大于人迎脉。文中提到的"脉之浮沉及人迎与寸口气小大等者，病难已"，指的是人之气血逆乱到了一定程度，时浮时沉，而这时内外气血又是同步变化的，这就说明病情很严重了。一年之中有两个关键时间点，一个是春分，一个是秋分，此时白天和黑夜一样长，即"阴阳相半也"；春分秋分之后，阴与阳将此消彼长，即"春秋二分，阴阳离也"。古人认为这是气血逆乱之人的一道坎。

"病之在脏，沉而大者，易已，小为逆"。病在内脏、在里，此时脉象沉而大，说明体内正气充足，因此病容易好。"小为逆"，张介宾解释为"沉而细小，则真阴衰而为逆矣"。"病在腑，浮而大者，其病易已"，病在腑即病出在六条阳经上，为阳证，脉浮、大，说明身体外部气血充足，因此病容易好。据郭霭春先生考证，此句后还应有"小为逆"三个字，与上文相对。意思是如果得了表证，脉象浮小，则说明体表正气虚，因此病的预后相对要差一些。

人迎主表，寸口主里，因此人迎脉大就表示有寒邪侵袭体表，而寸口脉大就是有在内的"外邪"，即饮食。现在伤于饮食的人很多，其中相当一部分就是吃得过多。"饮食自倍，肠胃乃伤"，这是流传下来的古话。脾胃是后天之本，我们应该重视养护自己的脾胃，按时吃、不过量、不挑食，五味调和，五色相映，五臭相合，从一饭一蔬中去修行养生。

雷公曰：以色言病之间甚，奈何？黄帝曰：其色粗以明，沉夭者为甚；其色上行者，病益甚；其色下行如云彻散者，病方已。五色各有脏部，有外部，有内部也。色从外部走内部者，其病从外走内；其色从内走外者，其病从内走外。病生于内者，先治其阴，后治其阳，反者益甚；其病生于阳者，先治其外，后治其内，反者益甚。其脉滑大以代而长者，病从外来，目有所见，志有所恶，此阳气之并也，可变而已。

雷公曰：小子闻风者，百病之始也；厥逆者，寒温之起也，别之奈何？黄帝曰：常候阙中，薄泽为风，冲浊为痹，在地为厥，此其常也，各以其色言其病。

【语译】

雷公说：如何根据面色判断疾病的轻重呢？黄帝说：面色色泽明润的病轻，沉滞而晦暗的为病重。病色从下向上走的也是病重，病色自上向下蔓延、像云散去一样逐渐消退的，说明疾病将要痊愈了。脏腑在面部有对应的部位。面部分为内部和外部，外部对应六腑，内部对应五脏。病色从外部发展到内部的，是病邪由表入里；病色从内部发展到外部，为病邪由里出表。病生于内部的，应先治疗五脏，再治六腑，反之则会加重病情。若是生于外部的疾病，应先治表，再治里，反之则会加重病情。脉象滑大或结代或长，为病邪从外来的征象，眼睛有幻视，心中有妄想，这是阳邪侵入阳分所致的阳盛之病，可以抑阳益阴，疾病自然会痊愈。

雷公说：我听说很多疾病都是风邪侵袭引起的，厥痹之症是寒湿之气引发的，如何区别这两者呢？黄帝说：通常要看病人的两眉中间，色薄润泽的就是风，沉暗浑浊的就是痹，病色出现在下巴则为厥，这是一般的规律，要根据病色来诊断内在的疾病。

【解读】

“其色粗以明”“粗”本写作“麤”，“麤”是“粗”的异体字，这里是明爽的意思。这句话有一些脱文，据《针灸甲乙经》，“粗”本写作“麤”，“明”字后应有“者为间”三个字，与后文“沉夭者为甚”对应。《针灸甲乙经》是晋代皇甫谧整理的医学著作，他将《素问》《针经》（即《灵枢》）和《明堂孔穴真就治要》进行分类汇编，整理成《针灸甲乙经》，可以参照这部书来考证现存本《黄帝内经》。

五脏在面部的对应位置为中央，六腑之对应位置在两侧。因此，病色由外向内蔓延是外因之病向内发展；相对的，病色由内向外蔓延，是内因之病向外发展。脏属阴，主里；腑属阳，主外。病生于内的要先治内，生于外的先治外。

马莳强调：“既观其色，又观其脉，方为详审。”他说，脉滑而大、代、长的，都属于阳脉，提示病从外感而来；这些脉象对应的外证是“阳气之并于外也”，因此当先治其阳，后治其阴。那么，脉涩而小、代、短的，就都属于阴脉，提示病从内生，所对应的内证是“阴气之并于内也”，因此当先治其阴。本节内容中比较难理解的是“目有所见，志有所恶，此阳气之并也，可变而已”这句话。这就要从书名开始说起。

中国现存的第一部目录学著作——班固的《汉书·艺文志》中记载，古代医经有七部，第一部叫《黄帝内经》，第二部叫《黄帝外经》，还有《白氏内经》《白氏外经》《扁鹊内经》和《扁鹊外经》，还有《旁篇》。只是《黄帝外经》和其他医经都已经失传，现在传世的就只有《黄帝内经》。《黄帝内经》是什么意思呢？《黄帝内经》是一部讲“内求”的书，要健康长寿，不要外求，要往里求、往内求，所以叫“内经”。也就是说，你要保持健康，比如有了病怎么治病，不一定非要去吃什么药，实际上《黄帝内经》整本书里面只有十三个药方，药方很少，它的关键是要往里求、往内求。首先是内观、内视，就是往内观看五脏六腑，观看气血怎么流动，然后内炼，通过调整气血、调整经络、调整脏腑来达到健康长寿的目的。所以，“内求”实际上为我们指出了正确认识生命的一种方法、一种道路。这种方法跟现代医学的方法是不同的，现代医学是靠仪器、靠化验、靠解剖来内求，中医则是靠内观、靠体悟、靠直觉来内求。

“目有所见，志有所恶，此阳气之并也，可变而已”，其实讲的就是情志病的由来、病理和治疗。这里的变，指通过情志的调节来改变气血的状态，使之恢复正常。《黄帝内经》开篇就说：“恬惔虚无，真气从之，精神内守，病安从来。”强调心神清静、安宁，只有心静神安，才能不躁不乱，精气才能旺盛，邪气才不能侵入，疾病也才不会发生。

中国人养生最大的特点是养神，养神才是养生的关键。无论是儒释道还是中医都强调养神，而且在养神上都有一个共识，那就是“静”，以静养神。

《道德经》提出“清静无为”“致虚极，守静笃”，只有心静神清，虚无恬淡，少思寡欲，顺应自然，柔弱居下，才能达到养神、养生的目的。庄子认为“抱神以静，形将自正，必静必清，无劳汝形，无摇汝精，乃可以长生”“纯粹而不杂，静一而不变，淡即无为，动而以天行，此养神之道也”。庄子的清静养生，是顺应自然的动中之静。儒家同样强调静的作用，《大学》提到的“止、定、静、安、虑、得”六步，前三步都与静有关。佛家强调“戒定慧”三学，静能生慧，“菩提自性，本来清静”。“静”的各种方法对养生具有十分重要的作用。

“阙中”就是眉间，对应头面的状况。面部分为天、地、人三部，“地”指的是面部的下部，即下巴。眉间的气色轻、润泽，是风邪袭表的表现。眉间气色重浊时，说明痹证已经深入体内，“冲”是色深之意。厥逆是四肢发冷的病症。总之，可以根据病色本身及其出现的部位来判断疾病。

雷公曰：人不病卒死，何以知之？黄帝曰：大气入于脏腑者，不病而卒死矣。雷公曰：病小愈而卒死者，何以知之？黄帝曰：赤色出两颧，大如母指者，病虽小愈，必卒死。黑色出于庭，大如母指，必不病而卒死。雷公再拜曰：善哉！其死有期乎？黄帝曰：察色以言其时。

雷公曰：善乎！愿卒闻之。黄帝曰：庭者，首面也；阙上者，咽喉也；阙中者，肺也；下极者，心也；直下者，肝也；肝左者，胆也；下者，脾也；方上者，胃也；中央者，大肠也；挟大肠者，肾也；当肾者，脐也；面王以上者，小肠也；面王以下者，膀胱子处也；颧者，肩也；颧后者，臂也；臂下者，手也；目内眦上者，膺乳也；挟绳而上者，背也；循牙车以下者，股也；中央者，膝也；膝以下者，胫也，当胫以下者，足也；巨分者，股里也；巨屈者，膝膑也。此五脏六腑肢节之部也，各有部分。有部分，用阴和阳，用阳和阴，当明部分，乃举万当。能别左右，是谓大道；男女异位，故曰阴阳；审察泽夭，谓之良工。

【语译】

雷公说：有的人没有出现症状就猝死了，怎样才能提前知道病人是否会猝死呢？黄帝说：厉害的邪气进入（正气虚弱的）脏腑，就会没有表现出症状而猝死。雷公说：病稍微好转就猝死的，又如何预测？黄帝说：两侧颧骨上出现拇指大小的红色，病情即使稍微好转也一定会猝死。额头上出现拇指大小的黑色，没有症状也一定会猝死。

雷公拜了两拜说：讲得好！那么猝死的人，死亡时间有什么规律吗？黄帝说：通过观察面部色泽可以知道死亡的时间。雷公说：好啊，我想听你详细地讲这个道理。黄帝说：额头对应头面；眉心以上对应咽喉；眉心对应肺；两眼之间对应心；从两眼之间直下的鼻柱对应肝，此处左边对应胆；鼻柱之下的鼻头，对应脾；鼻翼对应胃；面颊中间对应大肠；夹着大肠所对应部位的两外侧对应肾；肾对应处的正下方，对应肚脐；至于鼻头外侧上方，对应小肠；鼻头下的人中，对应膀胱和生殖系统；颧骨对应肩膀；颧骨后方对应手臂；手臂对应部位的下方，对应手掌；内眼角上方对应胸部、乳房；瞳孔上方对应背；沿颊车以下对应大腿；两颊车中央对应膝；膝所对应部位以下对应小腿；小腿对应部位的下方对应脚；口角大纹处对应大腿内侧；脸颊下方曲骨对应部位膝盖骨。以上就是五脏六腑及肢体在面部的对应部位分布，各有各的定位。在治疗时，是用阴去调和阳，还是用阳去调和阴，就要先审明各部分所表现出的气色，诊治就总会见效；能辨阴阳在面部左右所昭示的盛衰，这就叫了解大道。男女因为阴阳属性不同，病色的顺逆位置也不同，因此必须了解阴阳的规律。仔细观察面色状态的好坏，从而诊断疾病的顺逆，这就是好医生了。

【解读】

这一段讲了猝死以及五脏六腑、肢体在面部的对应位置。

历代医家对导致猝死的“大气”有不同的看法，一种以王冰为代表，根据《素问·热论》所说的“大气皆去，病日已矣”，认为大气即大邪之气；另一种以张锡纯为代表，认为大气就是宗气，根据则是《灵枢·五味》所说的“其大气之抟而不行者，积于胸中……故呼则出，吸则入”。张锡纯在论证此大气即是宗气的基础上，创立升陷汤，以治大气下陷之各种病症。“正气存内，邪不可干”，这两种说法其实可以统一起来，意为邪气的厉害程度远超过正气的抵抗能力，人就会很快从看起来没事进入危重状态，例如卒中的闭证、脱证等。李中梓云：“大气者，大邪之气也。如水色见于火部，火色见于金部之类，此元气大虚，贼邪已至。虽不病，必卒然而死矣……形如拇指，最凶之色。赤者出于颧，颧者应在肩，亦为肺部，火色克金，病虽愈，必卒死。天庭处于最高，黑者干之，是肾绝矣。虽不病。必卒死也。”《千金要方》卷十七第一有“肺疾少愈而卒死，何以知之？曰：赤黑如拇指，靥点见颜颊上，此必卒死”的记载，《金匮要略》中的“黄疸病脉证并治十五”有“颊上黑，女劳疸，腹如水状，不治”可以与之相印证。

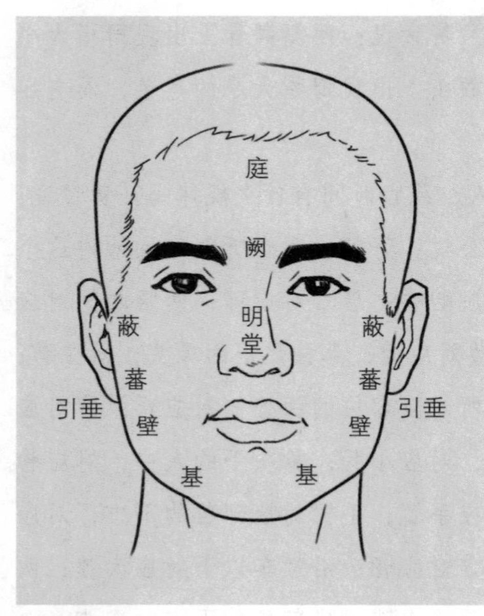

明堂蕃蔽图

下面我们总结梳理一下本段的重点词。“庭”是额头；“下极”为两目之间，又叫山根；“直下”为下极下方；“肝左”为肝对应处鼻子的左边，马莳认为肝之左即为胆；“方上”就是傍上，意思是鼻尖两侧的鼻翼略上方，也有的医家把“方”解释为迎香之上的鼻隧道，意义相同；

“面王”即鼻子，高耸于面部，故称面王；“子处”是生殖系统的意思，不单是子宫；“膺”是胸内部；“牙车”指的是颊车穴；“巨分”即口旁大纹处；“股”指的是大腿；“巨屈”指的是下颌骨的下后侧两角。整体对应分布的规律是，肺、心、肝、脾都对应一处，只有肾对应两处，在颧骨；心、肝、脾之腑都在其对应处两侧，大肠对应面颊中央，膀胱对应人中的位置；肢体的对应之处都分布在相对远离鼻子的部位，在相邻或前后相对的部位，其面部对应的位置也常常比邻。

总的来说，一张脸就好比是人体，脸从上到下对应人体的从上到下。就脸的中线而言，从额头到人中分别对应人的头、喉咙、肺、心、肝、脾胃、膀胱。脸就是一个人的全息图。

沉浊为内，浮泽为外。黄赤为风，青黑为痛，白为寒，黄而膏润为脓，赤甚者为血，痛甚为挛，寒甚为皮不仁。五色各见其部，察其浮沉，以知浅深；察其泽夭，以观成败；察其散抟，以知远近；视色上下，以知病处；积神于心。以知往今。故相气不微，不知是非，属意勿去，乃知新故。色明不粗，沉夭为甚，不明不泽，其病不甚。其色散，驹驹然，未有聚，其病散而气痛，聚未成也。

【语译】

面色暗沉浑浊的，主在里、在五脏的病变，面色浮露润泽的，主在表、在六腑的病变。面色黄色、红色主风病，青黑色主痛症，白色主寒症。对于外科疮疡，病变处色泽黄而饱满润泽，软如膏脂，是化脓的表现。局部颜色深红，表明有血瘀而未化脓。疼痛太厉害会导致肢体痉挛。要是受寒过重，皮肤就会麻木不仁、没有感觉。五色能分别展现出对应身体部位的病情，观察它的浮露和暗沉，就可以知道疾病位置的深浅；观察它的润泽和晦暗，就可以知道疾病预后的好坏；观察它的聚散，就可以知道疾病病程的长短；观察它出现的位置，就可以知道疾病的病位。认真分析色泽的变化，就可以知道疾病的发生发展过程。因此，如果医生不能细致入微地观察面部色泽及其变化，就不能知道疾病可治还是不可治；要专注不移地分析，才能区分新病、旧病及其发展变化的规律。面色明亮，病不会太重；面色不明润而是沉滞晦暗的，病情较为严重。如果面色离散、色泽好，说明尚未形成器质性病变，病邪正在消散，即使因为气滞不通而产生疼痛，也不会积聚形成疾病。

【解读】

上文提到“薄泽为风，冲浊为痹”，与这里讲的“沉浊为内，浮泽为外”相对应。李中梓云：“色之浮浊晦滞者为里，色之浮泽光明者为表……凡五色之见于面者，可因是而测其病矣，痛甚即青黑之极也，寒甚即白之极也。”

《素问·移精变气论》中这样记载：色脉是上天之所珍视、先师之所传授的要妙，上古使僦贷季，知晓色脉而通神明，能合之四时、五行、八风、六合，并知道什么是正常态，因此能够积神于心，然后知晓古往今来的事。因此，考察病情除了要用五色诊法进行望诊，还要结合脉象综合判断，只要用心至精至微，就能了解疾病的情况。色浮主病浅，色深主病深。色光润主病轻，枯暗主病重。色散主新病，色聚主久病。病色在上，主上部的疾病；病色在下，主下部的疾病。如果气色明亮，病不会太重；如果气色不明润，而是沉滞晦暗的，病情较为严重。如果气色离散、色泽好，说明尚未形成器质性病变，病邪正在消散形成气痛，而没有积聚的病。

“驹”就是未装鞍辔的小马，它的特点是非常活泼自由，用来比喻气色散而不聚、没有定处的状态，预示着病亦散而没有器质性的大改变，即使疼痛，也不过是无形之气造成的。

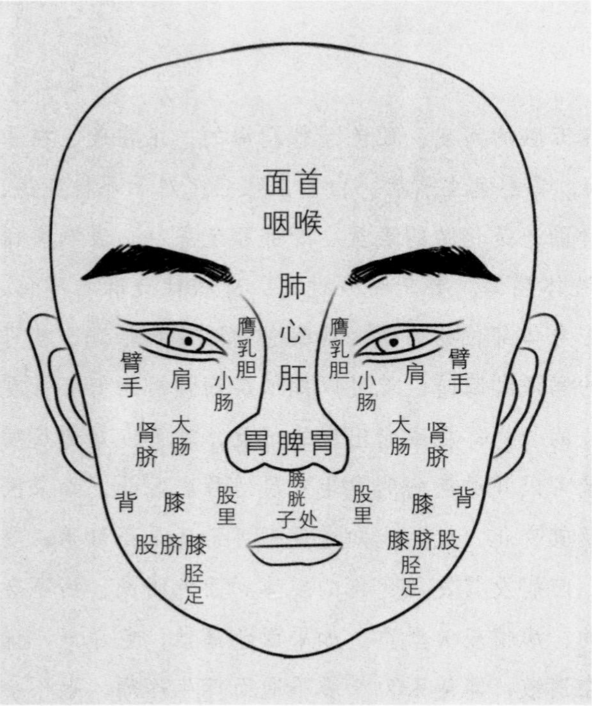

面部内应脏腑图

肾乘心，心先病，肾为应，色皆如是。

【语译】

假如肾气侵犯心脏，是因为心脏先出现了病变，肾的主色黑，在面部会出现在心脏所对应的双眼之间，病色的出现通常都是像这样的。

【解读】

张志聪说：肾邪（水邪）凌驾于心上，心先病于内部而肾色（黑色）则相应于外在，比如在“下极”见到黑色；不光是心、肾，其他的脏器也是这样，比如肝对应的部分见肺色（白色）、肺对应的部分见心色（红色）、肾对应的部分见脾色（黄色）、脾对应的部分见肝色（青色），以及与六腑相克之脏腑，病色都是像这样出现的。

男子色在于面王，为小腹痛，下为卵痛，其圜直为茎痛，高为本，下为首，狐疝㿗阴之属也。女子在于面王，为膀胱子处之病，散为痛，抟为聚，方员左右，各如其色形。其随而下至胝，为淫；有润如膏状，为暴食不洁。

左为左，右为右。其色有邪，聚散而不端，面色所指者也。色者，青黑赤白黄，皆端满有别乡。别乡赤者，其色赤，大如榆荚，在面王为不日。其色上锐，首空上向，下锐下向，在左右如法。以五色命脏，青为肝，赤为心，白为肺，黄为脾，黑为肾。肝合筋，心合脉，肺合皮，脾合肉，肾合骨也。

【语译】

男子的病色出现在鼻头，是小腹疼痛，向下牵引睾丸作痛。如果人中上半部的水沟穴出现病色，则主阴茎疼痛，人中的上半部主阴茎根部痛，下半部主阴茎头部痛，这些都属于狐疝一类阴囊肿大的疾病。女子的病色出现在鼻头，是膀胱、子宫病变，面色离散则主痛，会聚不散则主积聚。积聚的方圆、左右，与病色在外面所显现的形状一致。如果病色随之向下到唇，代表有淫液。面色润泽像膏脂一样，是突然吃下大量不干净东西的表现。

病色见于左面，是左侧生病的表现，见于右则是右侧生病的表现。如面部有病色，或聚或散而不正的，只要观察面色所指向的部位，就可以知道对应发病的脏腑。所谓五色，就是青黑赤白黄，色泽都是端正重润的，见于所属部位，有时也会出现在其他部位上。如心所主的色泽为红色，大如榆荚，出现在鼻子上，几天内病情就会变化。如果病色的形状上部尖锐，代表头部气虚，病邪会向上发展；下部尖锐，代表病邪会向下发展，尖端在左或在右，都可以借此预测疾病的发展方向。以五色与五脏相对应的关系来说，青对应肝，赤对应心，白对应肺，黄对应脾，黑对应肾。肝与筋相合，心与血脉相合，肺与皮肤相合，脾与肌肉相合，肾与骨骼相合。”

【解读】

“其圜直为茎痛”，“圜”是“圆”的异体字。由于人中的形状两侧直、底部圆，与男性阴茎类似，故古人取象比类，认为人中出现病色主阴茎作痛，在人中上半者为茎根痛，在人中下半者为茎头痛。女子和男子的病状既有区别又有联系。这类病的病色聚散不同于上文提到的猝死，因为这一类病不是病在脏腑，而是病在身形，因此病色之形状、部位，与疾病之性质、部位相通。张志聪说：“盖病聚于内，则见聚色于外，形方则色方，形圆则色圆，此病形而不病脏，虽有聚色，非死色也。此五脏六腑，各有部分……能明乎部分，知其外内，万举万当矣。”腑属于阳而主外，同时主受纳水谷、传导糟粕，因此腑或外受风寒，或为饮食所伤而成病，腑在面部所对应的地方就会呈现病色。色见于左，则病在左；色见于右，则病在右。

“别乡”即别的部位，例如小肠在面部的对应位置是在鼻头两侧靠上，对于心来说，如果心的病色出现在小肠对应的位置，这个地方就叫心的别乡；再如，胆对应的地方是肝的别乡。榆荚的大小与上文说的拇指大小是一致的，因此在“别乡”出现病色时，病情进展将非常迅速，甚至会猝死。这说的就是：五脏之病色见于本部，而五脏之死色见于别乡。张志聪说：“心受外淫之邪而卒死者，其色见于面王；心受内因之病而卒死者，其色出于颧，皆非心脏之本部。但在脏者，其色端满而不斜；在腑者，其色斜而不端。此脏腑死生之有别也。”以心为例，总结了心受内、外之邪而表现于面部的不同之处。对此，高士宗解释说，五脏的真气藏于内部，真气离绝则会从其腑脱出，因此病色见于腑所对应的地方。

五色命脏、五体与五脏之对应，意思是总结五脏各具五色而各有外内之形体层次。肩、臂、膺、背、膝、胫、手、足都各有五脏所对应之皮、脉、肉、筋、骨。视其五色，则知病在内之五脏、在外合之形体层次。《灵枢·病传》记载，“大气”入侵五脏，“病先发于心，一日而之肺，三日而之肝，五日而之脾，三日不已，死，冬夜半，夏日中”。如果是一般的外感六淫之邪，则首先入侵的是皮毛，然后是腠理、络脉、经脉再到脏腑。因此人不病而死，不是病在外形，而是大气直中于五脏的缘故。

本篇讲述五色诊法，总的来说，五脏的气色呈现于面部中央，六腑则在面部的两侧。如果面部隐约呈现出所对应脏腑的气色，那就是正常的，否则就不是好兆头。

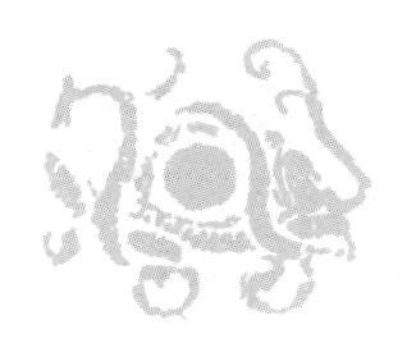

论勇篇第五十

本文先论述了肤色与皮肤致密程度的关系，又阐释了能否忍受疼痛与性情勇怯的辩证关系，认为肤色黑的人皮肤最致密，而人对于疼痛的耐受力与性情的勇怯与否没有必然联系。

黄帝问于少俞曰：有人于此，并行并立，其年之长少等也，衣之厚薄均也，卒然遇烈风暴雨，或病或不病，或皆病，或皆不病，其故何也？少俞曰：帝问何急？黄帝曰：愿尽闻之。

【语译】

黄帝问少俞说：有几个人在这里一同起居，他们的年龄大小相同，穿的衣服厚薄程度也差不多，突然遇到疾风骤雨，有的人生病，有的人不生病，或者都生病，或者都不生病，这是什么原因导致的？少俞说：你想先了解哪个问题？黄帝说：我都想听。

【解读】

开篇提出了不同的人抗病能力不同的命题。“帝问何急”，“急”是“先”的意思，见《吕氏春秋·情欲》“邪利之急”。高诱注：“急，犹先。”“帝问何急”这句话的意思就是：少俞问黄帝想先了解哪个问题。

少俞曰：春青风，夏阳风，秋凉风，冬寒风。凡此四时之风者，其所病各不同形。

黄帝曰：四时之风，病人如何？少俞曰：黄色薄皮弱肉者，不胜春之虚风；白色薄皮弱肉者，不胜夏之虚风；青色薄皮弱肉，不胜秋之虚风；赤色薄皮弱肉，不胜冬之虚风也。

【语译】

少俞说：春天的风是青风，夏天的风是阳热风，秋天的风是凉风，冬天的风是寒风。凡是这四季的风，所引发的疾病情况各不相同。

黄帝说：四季的风，分别会导致什么样的人发病呢？少俞说：面色黄、皮肤薄、肌肉柔弱的人，不能抵抗春天的虚邪贼风；面色白、皮肤薄、肌肉柔弱的人，不能抵抗夏天的虚邪贼风；面色青、皮肤薄、肌肉柔弱的人，不能抵抗秋天的虚邪贼风；面色红、皮肤薄、肌肉柔弱的人，不能抵抗冬天的虚邪贼风。

【解读】

本段说明，不同类型的人，四季抗风邪的能力也不同。“黄色薄皮弱肉者”是脾气不足，脾属土，春天属木，木克土，所以这种人不能抵抗春天的虚邪贼风。“白色薄皮弱肉者”是肺气不足，肺属金，夏天属火，火克金，所以这种人不能抵抗夏天的虚邪贼风。“青色薄皮弱肉者”是肝气不足，肝属木，秋天属金，金克木，所以这种人不能抵抗秋天的虚邪贼风。“赤色薄皮弱肉者”是心气不足，心属火，冬天属水，水克火，所以这种人不能抵抗冬天的虚邪贼风，并且临床上冬季也是心脑血管疾病的高发期。

黄帝曰：黑色不病乎？少俞曰：黑色而皮厚肉坚，固不伤于四时之风，其皮薄而肉不坚，色不一者，长夏至而有虚风者，病矣；其皮厚而肌肉坚者，长夏至而有虚风，不病矣；其皮厚而肌肉坚者，必重感于寒，外内皆然，乃病。黄帝曰：善。

【语译】

黄帝说：面色黑的人就不生病吗？少俞说：面色黑的人皮肤厚、肌肉坚固，不会被四季的虚邪贼风所伤，那些皮肤薄而且肌肉不坚固，肤色不是一直黑的人，长夏时又有虚邪贼风的话，就会生病；那些皮肤厚、肌肉坚固的人，长夏时有虚邪贼风来袭也不会生病；那些皮肤厚而且肌肉坚固的人，必定是反复感于风寒、外内都有损伤时才会发病。黄帝说：说得好。

【解读】

本段讲了面色黑的人的发病情况。肤色黑而皮肉坚固的人，先天肾中精气充足，所以身体比其他肤色的人好很多，不会被四季虚邪贼风所伤。他们要生病的话，一定是既伤风又伤寒，外有外感病邪，又逢内伤，才会发病。但是肤色黑而皮肉不坚固的人，会被长夏的虚邪贼风所伤，因为这种人属水，长夏属土，土克水。

黄帝曰：夫人之忍痛与不忍痛者，非勇怯之分也。夫勇士之不忍痛者，见难则前，见痛则止；夫怯士之忍痛者，闻难则恐，遇痛不动；夫勇士之忍痛者，见难不恐，遇痛不动；夫怯士之不忍痛者，见难与痛，目转面盻，恐不能言，失气惊，颜色变化，乍死乍生。余见其然也，不知其何由，愿闻其故。

【语译】

黄帝说：人能否忍受疼痛，不在于勇猛还是胆怯。不能忍受疼痛的勇士，遇到困难的事会上前，但是遇到疼痛就会止步；能忍受疼痛的怯懦的人，听到困难的事就会害怕，遇到疼痛却不会退缩；能够忍受疼痛的勇士，见到困难的事不会害怕，遇到疼痛也不会退缩；而不能忍受疼痛的怯懦的人，见到困难与疼痛，吓得头晕眼花，不敢正视，害怕到不能说话，惊恐气短，面色异常，要死要活。我看到这种情况，不知道原因是什么，想听听其中的道理。

【解读】

目转面盻：“盻”音 xì，惊恐的样子，这句话就是形容怯懦的人在困难与疼痛面前惊恐畏缩。

少俞曰：夫忍痛与不忍痛者，皮肤之薄厚，肌肉之坚脆缓急之分也，非勇怯之谓也。

【语译】

少俞说：人能否忍受疼痛，是由于皮肤的薄厚、肌肉的坚固薄弱与松紧的不同，不是性情勇猛还是胆怯所决定的。

【解读】

这里提出，人能否忍受疼痛与性情勇怯无关，是由他的皮肤和肌肉是否致密坚固决定的。

黄帝曰：愿闻勇怯之所由然。少俞曰：勇士者，目深以固，长衡直扬。三焦理横，其心端直，其肝大以坚，其胆满以傍，怒则气盛而胸张，肝举而胆横，眦裂而目扬，毛起而面苍，此勇士之由然者也。

【语译】

黄帝说：我想听听性情的勇猛与胆怯是怎么来的。少俞说：勇士，双目深邃而眼神坚定，眉毛长直而上扬，三焦的纹理是横的，他的心脏生得端正，肝厚实坚固，胆大而胆汁充盈，发怒时气盛充胸，胸廓怒张，肝胆横举，眼眶快要瞪裂而双目上扬，全身毛发倒竖而面色铁青，这就是勇士之所以勇猛的原因。

【解读】

本段讲述了勇士所以勇猛的原因。其胆满以傍：“傍”通“旁”，大，意思是勇士的胆很大，胆汁充盈，这也是导致其个性勇猛的一个因素。

黄帝曰：愿闻怯士之所由然。少俞曰：怯士者，目大而不减，阴阳相失，其焦理纵，𩩲骬短而小，肝系缓，其胆不满而纵，肠胃挺，胁下空，虽方大怒，气不能满其胸，肝肺虽举，气衰复下，故不能久怒，此怯士之所由然者也。

【语译】

黄帝说：我想知道怯懦的人之所以怯懦的原因。少俞说：怯懦的人，眼睛大而眼神不坚定，阴阳失调，三焦的纹理是纵向的，胸骨剑突短小，肝脏薄弱而软，他的胆汁不充盈、胆囊松弛，肠胃僵硬而少弯，胁下空虚，即是刚刚发过怒，气也不能充满胸腔，肝肺之叶虽有上举，气一衰减马上就落下，因此不能长久发怒，这就是怯懦的人之所以怯懦的原因。

【解读】

本段解释了怯懦的人怯懦的原因。髑骬短而小："髑骬"音 hé yú，指胸骨剑突。

黄帝曰：怯士之得酒，怒不避勇士者，何脏使然？少俞曰：酒者，水谷之精，熟谷之液也，其气慓悍，其入于胃中，则胃胀，气上逆，满于胸中，肝浮胆横。当是之时，固比于勇士，气衰则悔，与勇士同类，不知避之，名曰酒悖也。

【语译】

黄帝说：怯懦的人喝了酒，发怒的样子与勇士相差无几，这是什么脏器在起作用让他成了这样呢？少俞说：酒是水谷的精华，是水谷酿造的津液，它的气很剽悍，酒进入胃里就会导致胃胀，气机上逆，充满胸中，肝气上浮而胆气横逆。在这时候，怯懦的人虽然表现得和勇士相似，但酒气一消去就会后悔，他们的酒后状态与勇士相似，不知道避忌，名叫酒悖。

【解读】

本段介绍了怯懦的人喝酒之后胆量变大的原因。酒悖指饮酒后胆大妄为的反常状态。

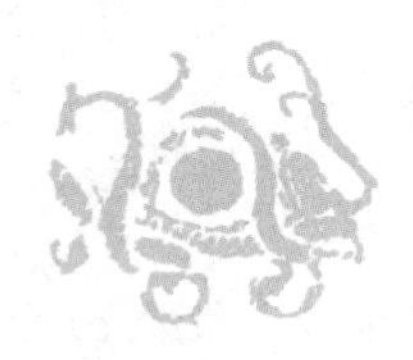

背腧篇第五十一

本篇描述了背部五脏腧穴的位置及艾灸的补泻方法。这些腧穴内应五脏，故不可妄用刺法，但可以根据病症的虚实，采用适当的补泻方法进行艾灸治疗。同时，本篇首次描述了艾灸泻法的具体操作，值得借鉴。

黄帝问于岐伯曰：愿闻五脏之腧，出于背者。岐伯曰：胸中大腧在杼骨之端，肺腧在三焦之间，心腧在五焦之间，膈腧在七焦之间，肝腧在九焦之间，脾腧在十一焦之间，肾腧在十四焦之间，背挟脊相去三寸所，则欲得而验之，按其处，应在中而痛解，乃其腧也。灸之则可，刺之则不可。气盛则泻之，虚则补之。以火补者，毋吹其火，须自灭也；以火泻之，疾吹其火，传其艾，须其火灭也。

【语译】

黄帝问岐伯说：我想了解五脏的腧穴分别在背部哪个位置。岐伯说：胸中的大腧（大杼穴）是在项后第一节椎骨两旁，肺腧在第三椎下，心腧在第五椎下，膈腧在第七椎下，肝腧在第九椎下，脾腧在十一椎下，肾腧在十四椎下。这些穴位，都在脊骨的两旁，左右穴位相距三寸，要找到这些穴位，可以简单检验一下。用手按其腧穴部位，病人体内有感觉，或者原有的疼痛不适得到缓解，这就是穴位的所在处。这些腧穴，在治疗上以灸法最好，不可妄用针刺。邪气盛的用泻法，正气虚的用补法。用艾灸为补法时，艾火燃着后，不要吹火，让它慢慢燃烧直到自行熄灭。用艾灸为泻法时，艾火燃着后，迅速吹旺火，用手围着艾火，使之急速燃烧，直到迅速熄灭。

【解读】

篇中指出背部腧穴“灸之则可，刺之则不可”，主要指出背部的穴位不可深刺。但并非绝对禁止针刺，在本书其他篇如《五邪》《癫狂》中，均有刺背腧的记载。

通常来说，针宜泻，灸宜补。但本篇提出了艾灸的泻法，也很值得借鉴。明代李梴《医学入门》言：“虚者灸之，使火气以助元阳也；实者灸之，使实邪随火气而发散也；寒者灸之，使其气之复温也；热者灸之，引郁热之气外发，火就燥之义也。”可见灸法不仅适用于虚证、寒证，也可取其发散、性燥的特点而用于实证、热证，使经络通畅、邪气得出，正应《素问·六元正纪大论》所言，“火郁发之”。而灸法补泻的关键，即如本篇所言，通过疾吹、用手围拢来加快艾火的燃烧速度、加大火力。

实际上，古代医籍中有很多艾灸泻法治实证、热证的经验。如孙思邈《备急千金要方》说“五脏热及身体热，脉弦急者方：灸第十四椎，与脐相当，五十壮”,《太平圣惠方》说“小儿热毒风盛，眼睛痛，灸手中指本节头三壮”,《灵枢·痈疽》亦言“痈发四五日，逞焫之”，等等。当然，艾灸泻法还需要考虑到热病中热灸伤津的问题，需要结合实际病机、病势来综合判断。

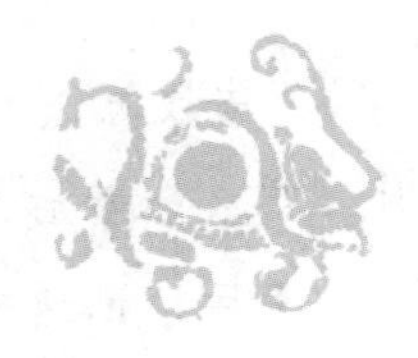

卫气篇第五十二

本篇讲了十二经及其标本、六腑气街皆与卫气有关，所以命名为“卫气”。

黄帝曰：五脏者，所以藏精神魂魄者也。六腑者，所以受水谷而化行物者也。其气内于五脏，而外络肢节。其浮气之不循经者，为卫气；其精气之行于经者，为营气。阴阳相随，外内相贯，如环之无端，亭亭淳淳乎，孰能穷之？然其分别阴阳，皆有标本虚实所离之处。能别阴阳十二经者，知病之所生。候虚实之所在者，能得病之高下。知六府之气街者，能知解结契绍于门户。能知虚石之坚软者，知补泻之所在。能知六经之标本者，可以无惑于天下。

【语译】

黄帝说：五脏是贮藏精、神、魂、魄的，六腑是接受水谷和传化精微物质的，脏腑之气在内进入五脏，在外分布于肢体关节。其中浮在脉外、不沿经脉运行的，是卫气；在经脉中运行的，是营气。属阳的卫气和属阴的营气相互依随，内外贯通，像圆环没有尽头一样永无休止地流动，谁能彻底明白营气和卫气运行的规律呢？然而它对于阴阳的分别，都有标本虚实的分离标准。能够分清经脉的阴阳，就能知道病变发生的原因；诊察气血虚实所在的位置，就能了解生病的地方是在上还是在下；知道了六腑往来通行的要道，便能知道怎么解开结节、通畅腧穴；明白疾病虚实的程度，就可以掌握补或泻哪些地方；要是明白了六经的标和本，对各种疾病就可以广泛地认识而不会疑惑了。

【解读】

本段从五脏六腑的功能引申出营卫之气的概念、来源及其运动特点。

契，是打开的意思。石是通假字，通“实”，意思是实证。杨上善曰：“阴阳之气，在于身也，即有标有本，有虚有实，有所历之处也。”郭霭春翻译为：“对于阴阳的分别，都有标本虚实的分离标准。”二者的解释似乎都不够明白，本书参考郭霭春先生的翻译进行了直译。

岐伯曰：博哉圣帝之论！臣请尽意悉言之。足太阳之本，在跟以上五寸中，标在两络命门。命门者，目也。足少阳之本，在窍阴之间，标在窗笼之前。窗笼者，耳也。足少阴之本，在内踝下上三寸中，标在背腧与舌下两脉也。足厥阴之本，在行间上五寸所，标在背腧也。足阳明之本，在厉兑，标在人迎颊挟颃颡也。足太阴之本，在中封前上四寸之中，标在背腧与舌本也。

【语译】

岐伯说：你所谈论的内容实在博大啊！请让我详细地说说这个问题。足太阳经之本，在足跟以上五寸的跗阳穴，其标在左右两络的命门，所谓命门，就是双眼内眼角的睛明穴。足少阳经之本，在窍阴穴，标在窗笼之前，窗笼就是耳前方的听宫穴。足少阴经之本，在足内踝下缘向上三寸的交信穴，标在背部十四椎下两旁的肾俞穴和舌下两条静脉上的廉泉穴。足厥阴经之本，在行间穴向上五寸的中封穴，标在背部第九椎下两旁的肝俞穴。足阳明经之本，在第二足趾上的历兑穴，标在颈部喉结旁的人迎穴和上颚鼻后孔至面颊之间的部位。足太阴经之本，在中封穴前方向上的三阴交穴，标在背部第十一椎下两旁的脾俞穴和舌根。

手太阳之本，在外踝之后，标在命门之上一寸也。手少阳之本，在小指次指间上二寸，标在耳后上角下外眦也。手阳明之本，在肘骨中，上至别阳，标在颜下合钳上也。手太阴之本，在寸口之中，标在腋内动也。手少阴之本，在锐骨之端，标在背腧也。手心主之本，在掌后两筋之间二寸中，标在腋下下三寸也。

【语译】

手太阳经之本，在手外踝后侧的养老穴，标在睛明穴向上一寸的地方。手少阳经之本，在无名指与小指之间上两寸的液门穴，标在耳上角的角孙穴和外眼角下的丝竹空穴。手阳明经之本，在肘骨之中的曲池穴，上至臂臑处，标在两侧额角与耳前交会点的头维穴。手太阴经之本，在寸口的太渊穴，标在腋下动脉的天府穴。手少阴经之本，在掌后锐骨边上的神门穴，标在背部第五椎下两旁的心俞穴。手厥阴经之本，在掌后二寸两筋间的内关穴，标在腋下三寸的天池穴。

凡候此者，下虚则厥，下盛则热；上虚则眩，上盛则热痛。故石者，绝而止之，虚者，引而起之。

【语译】

总的来说，测候十二经标本上下的发病，诸本阳虚就发生厥逆，诸本阳亢就发生热证，诸标阴虚会出现眩晕，诸标阴盛则会出现发热、疼痛。因此对于实证，应当杜绝邪气、制止其发展；对虚证，应引导正气来恢复健康。

【解读】

以上罗列了十二经的标本所在，并介绍了相应的诊断和治疗原则。

请言气街，胸气有街，腹气有街，头气有街，胫气有街。故气在头者，止之于脑。气在胸者，止之膺与背腧。气在腹者，止之背腧，与冲脉于脐左右之动脉者。气在胫者，止之于气街，与承山踝上以下。取此者用毫针，必先按而在，久应于手，乃刺而予之。所治者，头痛眩仆，腹痛中满暴胀，及有新积。痛可移者，易已也；积不痛，难已也。

【语译】

请让我再说说气街。人体的胸部、腹部、头部和腿部的气，都有各自通行的道路。因此，头部之气，要制止其病变，应当取治脑之百会穴。胸部之气，要制止其病变，应取治胸膺和背腧穴。腹部之气，要制止其病变，应取治背腧穴、冲脉循行处，即脐部左右两侧动脉搏动处附近的肓腧、天枢等穴。腿部之气，要制止其病变，应取治气冲穴、承山穴和足踝上下的部位。针刺这些腧穴时应使用毫针，并且须先用手长时间地按压在穴位上，等到气到达手所按压的部位，再用毫针刺入，并施以手法补泻。气街所主的病症，包括头痛、头晕、突然昏倒、腹痛、腹部突然胀满及新得的积聚病。如果疼痛的部位按之能够移动，就容易治愈，积处不疼痛而部位固定的，就难治了。

【解读】

气街：气运行的通道。本段介绍了胸、腹、头、胫的经气流行的部位及此处之气运行失常时可能出现的病症和处理方法。

本篇讲了十二经及其标本、六腑气街，皆与卫气有关，所以命名为“卫气”。文中从营卫之气讲起，论述了十二经的标本和胸、腹、头、胫之气街所在，并介绍了相应的诊断和治疗原则。

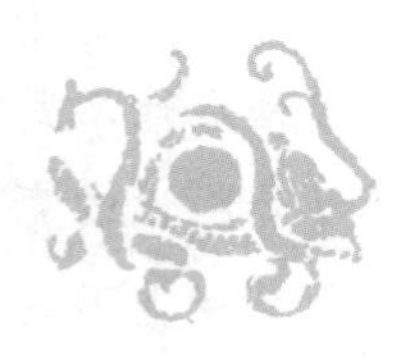

论痛篇第五十三

这一篇主要讲述了不同体质的人对针刺、药物的耐受力不同。骨骼强健、肌肉坚实、皮肤致密的人，脾胃状态好，对针刺和艾灸的耐受力好，对药物毒性的反应也微弱；身体瘦弱、肌肉皮肤单薄的人，脾胃状态欠佳，对针刺、艾灸及药物毒性的耐受力较差。

黄帝问于少俞曰：筋骨之强弱，肌肉之坚脆，皮肤之厚薄，腠理之疏密，各不同，其于针石火焫之痛何如？肠胃之厚薄坚脆亦不等，其于毒药何如？愿尽闻之。少俞曰：人之骨强、筋弱、肉缓、皮肤厚者耐痛，其于针石之痛、火焫亦然。黄帝曰：其耐火焫者，何以知之？少俞答曰：加以黑色而美骨者，耐火焫。黄帝曰：其不耐针石之痛者，何以知之？少俞曰：坚肉薄皮者，不耐针石之痛，于火焫亦然。黄帝曰：人之病，或同时而伤，或易已，或难已，其故何如？少俞曰：同时而伤，其身多热者易已，多寒者难已。黄帝曰：人之胜毒，何以知之？少俞曰：胃厚、色黑、大骨及肥者，皆胜毒；故其瘦而薄胃者，皆不胜毒也。

【语译】

黄帝向少俞问道：人的筋骨的强弱，肌肉的坚脆，皮肤的厚薄，腠理的疏密，都各不相同，他们对于针石、艾灸的疼痛耐受能力怎么样呢？人的肠胃的厚薄、坚脆也不一样，他们对药物毒性的耐受力又是怎么样的呢？想听你详细说说。少俞说：如果一个人的骨骼强健、筋软柔弱、肌肉舒缓、皮肤厚，他就能忍耐疼痛，对针刺或艾灸烧灼的疼痛也能忍耐。黄帝说：那些能耐受艾灸的人，怎么看出来呢？少俞说：皮肤颜色黑并且骨骼强壮的人能够忍耐艾灸的烧灼。黄帝说：有些人不能够忍耐针刺的疼痛，怎么知道呢？少俞说：肌肉坚固而皮肤薄的人，不能耐受针刺的疼痛，对于艾灸也不能忍受。黄帝说：有些人生病，是同时患的病，但有的人容易好，有的人不容易好，这是为什么呢？少俞说：同时患病的人，多为热证的容易好，而多为寒证的不容易好。黄帝说：人能否耐受药物的毒性，要怎么看出来呢？少俞说：胃厚、面色黑、骨节大、肉肥厚的人，能够耐受药物的毒性；所以身体瘦且胃弱的人，就不能耐受药物的毒性。

【解读】

本篇讨论了患者对于针石、艾灸之痛及药物毒性的耐受能力，实际上讨论的是判断患者体质强弱的方法。体质强盛的人，筋骨强健，肌肉肥厚而有弹性，皮肤厚，脏腑壁厚，气血充足，因此在外对于针灸耐受力强，在内对于药物毒性的耐受力强。体质虚弱的人，肌肉薄而僵硬，皮肤薄，气血不足，因此在外对于针灸的耐受力弱，在内也难以耐受药物的毒性。

关于疾病的预后，少俞提供了判断的方法：“同时而伤，其身多热者易已，多寒者难已。”人同时感受邪气而致病，如果身体发热，那么就容易好，如果出现的多是寒证，就不容易好。张介宾认为，这是因为多热的病在人体阳分，多寒的病在人体阴分。病在阳分，侵袭尚浅，因此容易好转；病在阴分，邪气已深，疾病就不容易治疗了。

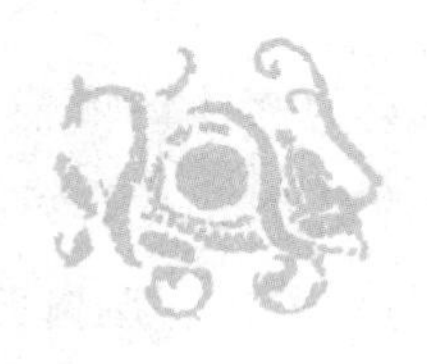

天年篇第五十四

“天年”就是天然的寿命。本篇主要讲述决定寿命长短的因素，还有生长、发育、衰老、死亡各个阶段的主要生理特征，以及血气的盛衰、脏器的强弱、神的存亡与度百岁、尽天年的关系，故名“天年”。

黄帝问于岐伯曰：愿闻人之始生，何气筑为基，何立而为楯？何失而死，何得而生？岐伯曰：以母为基，以父为楯，失神者死，得神者生也。黄帝曰：何者为神？岐伯曰：血气已和，荣卫已通，五脏已成，神气舍心，魂魄毕具，乃成为人。

【语译】

黄帝问岐伯说：我想知道人在生命形成之初，是用什么筑起基础，是靠什么建立起外在的保障，失去了什么就会死，得到了什么就会生呢？岐伯说：以母亲为基础，以父亲为外卫，失去神的人就死，得到神的人就生。黄帝问：什么是神？岐伯说：血气谐和，营卫畅通，五脏皆已形成，神气居于心中，魂魄全部具备，才成为人。

【解读】

本篇讲的是天年，也就是人的正常寿命、天寿。从人的出生讲起，后面还会讲到人的各个生命周期的生理变化。

“人始生”，“始”字在《说文解字》中的解释是“女之初也”，后来引申为广义的“开始”。本篇中的“始生”，就是指刚刚受精，精子和卵子结合的那一刻，预示着新生命的诞生。在这一刻是“何气筑为基，何立而为楯”的呢？“基”这个字是个形声字，上面的“其”表音，下面的“土”表意，就是打基础、地基的意思。尽管现在我们将“基础”连用，事实上“基”和“础”是不同的，“基”是指建筑物的地基，是地表以下的部分，看不见的，这是最根本的部分，所以它是从“土”的；“础”则是指柱础，是中国传统木结构建筑中柱子下面的石墩，俗称柱脚石，所以是从“石”的，是地上部分。楯：音 shǔn，原意为栏杆的横木，引申为防御、护卫，又有“拔擢”之意，《淮南子·俶真训》：“引楯万物，群美萌生。”张介宾《类经》说：“夫地者，基也；种者，楯也。”章虚谷《灵素节注类编》说：“母则乳哺，故为基；父则抚卫，故为楯。”基和楯，一阴一阳，父精母血，精子和卵子结合，母亲的气为阴是筑为基的，父亲的气为阳是立为楯的。所以古人认为，父亲决定孩子阳性的东西，比如风度仪态、气质、性格、活力等；母亲决定孩子阴性的东西，比如寿命的长短。现在还有科学研究表明，孩子的智力也是由母亲决定的。

“何失而死，何得而生？”神！所谓“失神者死，得神者生”。那么，神是什么？《灵枢·本神》说：“故生之来谓之精，两精相搏谓之神，随神往来者谓之魂，并精而出入者谓之魄。”两精就是阴精和阳精，也就是父精母血，父母交合的一瞬间就有了神，这个“搏”不是搏斗，而是周易坤卦的最后一爻（上六），“龙战于野，其血玄黄”。“龙战于野”的“战”和“两精相搏”的“搏”是一个意思，不是打仗，而是交合。古代看病人，最重要的就是看神，看面相也是看神。据说曾国藩就很擅长看神，他观人的著作叫《冰鉴》，这个“鉴”读“见”，是镜子的意思，他看人就像冰做的镜子一样透彻。神是看不见摸不着的，在人身上最集中的体现就是眼睛。所以说神是眼神，要看这个人的神在不在、足不足，就要观察他的眼睛，看看亮不亮。

然后黄帝又问了：“何者谓神？”什么是神呢？岐伯说：“血气已和，营卫已通，五脏已成，神气舍心，魂魄毕具，乃成为人。”“血气”，古人认为血一般更多来自母亲，气更多来自父亲，当然不是说血就只来自母亲，气就只来自父亲，这只是个偏向，母亲的血和父亲的气交会融合为一体。

“营卫已通”的“营卫”就是营气和卫气，《灵枢·营卫生会》说“营在脉中，卫在脉外”，营气是在血管里面走的，在血脉中间，卫气在血脉外面走的。卫气是具有防卫、温煦作用的气，皮肤在《黄帝内经》中叫腠理，腠理上的毛孔叫气门，就是气出入的门，气门里面的气就是卫气，如果卫气充足，邪气侵袭人体的时候气门会立刻关闭，抵御邪气的侵入；如果来的是一股真气（正气），气门就会打开来接收它，这就是卫气的作用：保卫机体、调节气门的开闭，是外面的屏障，就像一扇大门。营气，也叫荣气，就是有荣养、营养作用的气，营气足了人的血就充足，健康状况就好。所以营气和卫气也是一对阴阳关系，卫气为阳，营气为阴，营卫如果不和谐，人就会生病。被誉为仲景群方之首的桂枝汤，就是治疗太阳中风、营卫不和的。

“神气舍心”的“舍”是居住的意思，读四声，神气居住在心脏，所以中医讲“心藏神”。周振武《人身通考》说：“神者，阴阳合德之灵也。”古人认为人身上有二十四神，不同的神有不同的名字。心神是最重要的，是心脏的神。后来的道教将神分为元神和识神，元神也叫阳神，是第一位的、最重要的。元神在佛家指佛性、自性，在儒家指本心、本性、心性，在道家则叫元神、元性。有一种说法叫出阳神，因为中医说，神是不能单独出来的，神要在心，可是后来道教认为元神可以出窍，从头顶百会穴出去，能在天地之间自由行走，这个时候元神已经进入极度虚空的境界，元神出窍的人没有知觉，出窍时不能受到惊扰，否则元神回不来，这个人就死了，这个就叫出阳神。识神是有意识的、有情绪的、有欲望的神，所以也叫欲神、阴神，识神藏在心里，所以心会动，会有欲望，有喜怒哀乐各种情绪。按照西方心理学的说法，元神是潜意识，识神是意识。关于心神，我认为主要是指道家后来所说的识神，有一部分也是指元神，所以心神应该一分为二，大部分是识神，小部分是元神，这个取决于把它跟谁放在一起说，把它跟魂魄放在一起说的时候就侧重于表达元神的概念。

“魂魄毕具”，“毕”是“都”的意思，魂魄都具备了，就成为人了。《人身通考》说“阳神曰魂，阴神曰魄”。魂是依附在气上的，“随神往来者谓之魂”；而魄是依附在形上的，“并精而出入谓之魄”。神为阳，精为阴，无形的东西为阳，有形的东西为阴，所以魂为阳，魄为阴。所以魂和魄是对应关系，也是一对阴阳关系。有一句话叫“失魂落魄”：先是阳的东西丧失了，失魂；然后是阴的东西也跟着消失了，落魄。

道教认为魂有三种，魄有七种，都是神的具体表现。三魂分别是胎光、爽灵、幽精，七魄分别是尸狗、伏矢、雀阴、吞贼、非毒、除秽、臭肺。为什么魂魄都是“鬼”字旁？因为鬼一般都是晚上出来，所以相比较而言，神更偏向于主宰白天，而魂魄偏向于主宰晚上，魂是附在气上的，它可以离开人体而存在；但是魄必须要依附于人体，它不能离开这个形体而存在。所以古人认为，魂掉了人会恍惚，相当于行尸走肉，但是魄一失掉人就死了，有神、有魂、有魄，魂魄都已经完全具备了，人就形成了。

肝藏魂，肺藏魄，肝和肺哪个是阳哪个是阴呢？阴阳有个特点，万事万物都可以分阴阳，阴阳还可以再分阴阳，又分出来的这个阴阳里面的阳又可以再分阴阳，然后无限分下去。所以五脏和六腑相比，五脏是阴，六腑是阳。五脏本身又分阴阳，从部位上来说，居上的心、肺属阳，居下的肝、脾、肾属阴。从五脏的生理特点来说，肝为阴中之阳脏，肺为阳中之阴脏，为什么这么说呢？

中医讲左肝右肺，因为在中国传统方位上左就是东边，右就是西边；东边太阳上升，西边太阳落下；东边在时应春，是生发之气，西边在时应秋，是肃降之气。人禀天地之气而生，东边主升，属木，色青，所以说肝在左，肝气是主升发调达的；西边主降，属金，色白，所以肺在右，肺气是肃降的。有的人用解剖位置上肝在右胁下、肺在胸腔内左右各一这点来攻击中医，这是不合理的。因为中医所谓左肝右肺的说法，是就肝和肺的生理特点而言的；还有一个说法叫左青龙右白虎，说的也是这个道理。张仲景《伤寒论》里有一个很有名的方子叫白虎汤，是治疗阳明气分热盛证的，可以清降阳明，就是从这来的。肝里面又可以分阴阳，肝阴肝阳，不过肝是体阴而用阳的，所以肝阴易虚而肝阳易亢；肾是阴中之阴脏，肾里面也可以再分阴阳，肾阴肾阳，到底是肾阴虚还是肾阳虚，可以一直分下去。

小结一下，要怎么样才能成为人呢？要有五步：血气调和是第一步，营卫通畅是第二步，五脏形成是第三步，这时才有了肝心脾肺肾，对应五行。可以说，血气调和是太极，营卫贯通是两仪，五脏形成是五行，太极生两仪，两仪生五行，然后“神气舍心，魂魄毕具”。“神气舍心”是第四步，《黄帝内经》说五脏都藏神，但心神是最重要的。然后是第五步“魂魄毕具”，魂为阳，魄为阴；肝藏魂，肺藏魄。

总之，这一段讲的就是人是怎么形成的：一个人的出生是以父母提供的精血为基础，血气、荣卫、五脏、神气、魂魄都具备以后，才能成为人。

黄帝曰：人之寿夭各不同，或夭寿，或卒死，或病久，愿闻其道。岐伯曰：五脏坚固，血脉和调，肌肉解利，皮肤致密，营卫之行，不失其常，呼吸微徐，气以度行，六腑化谷，津液布扬，各如其常，故能长久。

【语译】

黄帝说：人的寿命有长有短，各不相同，有的人命短，有的人长寿，有的人猝死，有的人得了病但是能活很久，我想听听其中的道理。岐伯说：五脏坚固藏精不泄，血脉和谐，肌肉畅通调达，皮肤细密，营卫之气运行正常而不乱，呼吸微细而和缓，体内之气运行规律，六腑正常运化水谷，津液正常布散周身，人体各部分都运行正常，所以这个人就能长寿。

【解读】

这一段是黄帝观察到人的寿命有长有短，询问岐伯其中的原因，于是岐伯就给黄帝讲解长寿的原理。

“肌肉解利”，解利：解，音 xiè，有松弛、松懈之义。《周易·序卦传》：“解者，缓也。”利，本义为锋利，后引申为快、敏捷。也就是说，“解”是指肌肉松弛的状态，而“利”是指肌肉紧张的状态，“肌肉解利”的意思就是肌肉收放自如、张弛有度，畅通调达。“营卫之行，不失其常”，那么营卫一天运行多少次呢？《黄帝内经》的记载是每天五十营，在二十八脉当中运行五十周，这种运行是跟天地之气的运行同步的，天上有一股真气，每天绕行二十八个星宿五十周，所以人身上的这个营卫之气也要绕行五十周。然后是“呼吸微徐”，呼吸要很细很慢，老子《道德经》说“绵绵若存，用之不勤”，绵绵而细微的，若有似无，好像存在又好像不存在，这样才可以用之不勤，这个“勤”是“尽、完”的意思，不勤就是用不完，怎么使用它都用不完。“气以度行”，真气是依具法度而运行的，比如营卫一日一夜运行五十周就是一个度。

“六腑化谷”，六腑是胆、胃、大肠、小肠、三焦、膀胱，六腑是“传化物而不藏”的，就是消化食物然后排泄的，以通降为顺，相当于于消化道，是中空的管道。那五脏做什么呢？前文说过，五脏是“藏精气而不泄”的，五脏的“脏”以前写作“藏”，就是收藏的意思。六腑把水谷消化以后，就运到五脏，五脏负责把精微物质收藏起来，供机体使用。

“津液布扬”，津液是机体一切正常水液的总称，但“津”和“液”两者是有区别的：“津”是指质地较清稀、起滋润作用的液体；“液”是指质地较浓稠、起濡养作用的液体。《类经·藏象类》注曰：“津液本为同类，然亦有阴阳之分。盖津者，液之清者也；液者，津之浊者也。津为汗而走腠理，故属阳；液注骨而补脑髓，故属阴。”我们平时可以感觉到的津液主要分布在口中，道家将口中这个津液称为琼浆玉液，道家练功的其中一个效果就是满口生津。有一派练功就是这样，一位道长在一个山上带领大家练功七天，也不打坐，什么功都不做，就是要让大家有一个体会——满口生津，口中全是津液，然后这个津液要缓缓咽下，而且要分九次咽下，这叫神水九吞咽。普通收功一般都是咽三次，因为我们的津液通常没有那么充沛。津液由肾所主，因为肾藏精，主水，肾精充盈之后，津液自然就多了。“布扬”的意思就是运行，广泛地运行，这个津液能运行到哪里就可以运行到哪里。“各如其常”，“常”就是“常规”的意思，是说五脏、六腑、血脉、肌肉、皮肤、营卫、呼吸、津液都各自按照常规来运作。“故能长久”，所以这个人就能长寿。

杨上善《太素》将上述内容总结为人长寿的九个要点：“五脏坚固，谓五脏形，坚而不虚，固而不变，得寿一也。血脉和调，谓血常和，脉常调，得寿二也。肌肉解利，谓外肌内肉，各有分利，得寿三。皮肤致密，谓皮腠闭密，肌肤致实，得寿四。营卫之行，不失其常，谓营卫气，一日一夜，各循其道，行五十周，营卫其身，而无错失，得寿五。呼吸微徐，谓吐纳气，微微不粗，徐徐不疾，得寿六。气以度行，呼吸定息，气行六寸，以循度数，日夜百刻，得寿七。六腑化谷，胃受五谷，小肠盛受，大肠传导，胆为中精决，三焦司决渎，膀胱主津液，共化五谷，以奉生身，得寿八。津液布扬，所谓泣、汗、涎、涕、唾等，布扬诸窍，得寿九也。”张介宾《类经》注曰：“坚固者不易损，和调者不易乱，解利者可无留滞，致密者可免中伤。营卫之行不失其常者，经脉和也。呼吸微徐气以度行者，三焦治也。六腑化谷，津液布扬，则脏腑和平，精神充畅，故能长久而多寿也。”

黄帝曰：人之寿百岁而死，何以致之？岐伯曰：使道隧以长，基墙高以方，通调营卫，三部三里起，骨高肉满，百岁乃得终。

【语译】

黄帝说：有的人活到一百岁才去世，是怎么做到的呢？岐伯说：人中沟深长，面部轮廓高大方正，营卫调和通畅，上中下三庭隆起没有塌陷，骨肉丰满，就可以活到百岁。

【解读】

黄帝又问，一个人怎么做到长命百岁的。岐伯说，长寿的人要“使道隧以长”，使道就是人中沟，马莳《灵枢经注证发微》：“使道者，水沟也，俗云人中。”人中沟要深长，这个人就能长寿。人中沟是任督二脉的交汇之处，也就是人体的阴阳之气的交汇之处，这个地方深而长，说明这个人的阴阳之气很足、很和谐，这个人肯定会长寿。

“使道隧以长”，那么长和短的标准又是什么呢？要用尺子量吗？比如说我的人中沟是2.05厘米，你的是2.01厘米，我的比你的长，所以我寿命就比你长，这叫迷信。那什么是科学呢，科学就是要分析它背后的原因。人中沟深长肯定就能长寿吗？这个长不是用尺子量出来的。量是形式上的东西，实际上应该看的是人中这个地方的神气、气色，比如说人中看上去是有光泽的，从视觉上你就觉得它长了、深了，其实是说这个地方有光泽。有光泽就代表这个人有神，神足了肯定就长寿，这叫科学，而不是靠尺子量。所以科学和迷信只有一线之隔，如果真用尺子量就是走火入魔了。中国人的审美观和西方人大不一样，西方人喜欢量，比如量三围，典型的就是金·卡戴珊，但那在中式审美来看就不能叫美，中国人讲究的是比例要和谐，和是很重要的。然后望这个人的神，神在不在、足不足，这是最重要的。

另外还有“基墙高以方”，基墙在哪里？基为墙之始，基墙是用建筑物来类比人面部的骨骼。马莳《灵枢经注证发微》说，“面之地部为基，耳为蔽为墙”，就是下颌骨方正。基墙的“基”就是在耳朵听门前方这个骨头，“墙”是指颧骨这一块，也泛指耳朵四周以及面颊、下颌部位的骨骼和肌肉。骨头是由肾主管的，肌肉是由脾主管的，面部骨头高、肌肉饱满，说明这个人的肾气和脾气都很足，肾为先天之本，脾为后天之本，这个人的先天和后天的根本都很足、很旺，当然就能长寿了。

“三部三里起”的“三部”争议非常大，比如杨上善认为三部就是三焦，张志聪认为三部是形身之上中下，我认为三部可能就是面相的“三庭”，三庭包括上中下三庭：上庭是从额头发际线一直到眉毛，为天；中庭是从眉毛到鼻子，为人；下庭是从鼻子到下巴，为地。三庭都要隆起，这个隆起不是说形体上要高，而是说要饱满，骨高肉满，表示脾胃好，脾居中央，运化四方，是后天之本，脾胃好的人身体才能好，气色才能好。“三里”又是什么呢？对于三里的解读现在还存在争议。一般的理解就是手足三里，杨上善认为是足阳明胃经之三里穴，张志聪认为是手足阳明之脉。“骨高肉满”，少阴主骨生髓，骨高者是少阴之气足；阳明主肌肉，肉满者是阳明之气盛。

这两段讲的是如何长寿以及什么样的人会长寿：五脏坚固，血脉和调，肌肉调达，皮肤致密，营卫周行有常，呼吸微徐并且节律规整，水谷运化正常，津液散布诸窍，人中沟深而长，面相饱满圆润，骨肉丰满。这样的人才会长寿。

黄帝曰：其气之盛衰，以至其死，可得闻乎？岐伯曰：人生十岁，五脏始定，血气已通，其气在下，故好走。二十岁，血气始盛，肌肉方长，故好趋。三十岁，五脏大定，肌肉坚固，血脉盛满，故好步。四十岁，五脏六腑十二经脉，皆大盛以平定，腠理始疏，荣华颓落，发颇斑白，平盛不摇，故好坐。五十岁肝气始衰，肝叶始薄，胆汁始灭，目始不明。六十岁，心气始衰，苦忧悲，血气懈惰，故好卧。七十岁，脾气虚，皮肤枯，八十岁，肺气衰，魄离，故言善误。九十岁，肾气焦，四脏经脉空虚。百岁，五脏皆虚，神气皆去，形骸独居而终矣。

【语译】

黄帝说：人体之气从生到死的盛衰过程，可以讲给我听吗？岐伯说：人十岁的时候，五脏开始健全，血气也畅通了，人的气在下部，所以喜欢跑。二十岁，血气开始旺盛，肌肉刚刚开始发达，所以喜欢快走。三十岁，五脏基本都已经发育健全了，肌肉强健，血脉盛满，所以喜欢走。四十岁，五脏六腑、十二经脉都已经非常旺盛而健全，就不再增长了，腠理开始疏松，脸色开始失去光泽，头发开始变白，血气发展到顶峰不会再增加，所以喜欢坐着。五十岁，肝气开始衰败，肝脏开始变薄，胆汁分泌也变少了，眼睛开始看不清。六十岁，心气开始衰败，常常苦恼忧愁，血气开始分散，运行迟缓，所以喜欢躺着。七十岁，脾气虚，皮肤枯槁。八十岁，肺气衰败，魄就离散了，所以容易说错话，词不达意。九十岁，肾精枯竭，肝心脾肺四脏的经脉气血也都空虚了。一百岁，五脏都空虚至极，神气也都离散了，只剩一副躯壳而走向死亡。

【解读】

这里是把一个人的终寿设定为100岁，就是天年百岁，然后以十年为一个周期来描述人体之气的盛衰。但是在《上古天真论》里，女子以七年为一个周期，男子以八年为一个周期，这是为什么呢？因为《上古天真论》里的七和八是按照天癸来划分的。所谓天癸就是肾中精气充盈到一定程度后产生的能促进人体生殖器官成熟、维持生殖功能的物质，简单来说，就是跟人的生殖、生育相关的物质，所以这个七和八是生孩子的周期。例如女子二七十四岁来天癸，就具备生育能力了；七七四十九岁天癸竭，就不能再生育了。这就是以肾精中的天癸为标准来划分的周期。本篇则以十年为一个周期，这是人正常的生理周期，不是纯粹从生育角度来看，而是从人整体的气血盛衰来看的。从人一生的周期来看，从十岁到四十岁，是人的气血逐渐旺盛的阶段，到四十岁血气最旺，然而盛极必衰，所以从四十岁开始，气血就慢慢衰退了。

岐伯说，“人生十岁，其气在下”，气为什么在下呢？因为万事万物的规律都是从下往上的，易经里八卦的来源就是从下往上走的，人体也是这样。十岁的时候气在下面，小孩子就“好走”，文言文中走是跑的意思，小朋友都是跑来跑去的。

到二十岁，“肌肉方长”，就是指脾气比较足了，脾主肌肉，“方长”不是才刚开始长，而是指肌肉刚刚开始发达，肌肉的气和功能开始旺盛，所以这个时候“好趋”，趋是快走的意思，就要比跑慢一点了。

到三十岁，五脏六腑的功能大定，彻底稳定了，肌肉坚固了，因为比较稳定了，所以也不好跑也不好趋了，而是好步，步就是步行、走的意思，比前两者都慢了。人生最旺盛的阶段是三十岁，从天癸周期来看，女子四七二十八岁的时候血气最旺盛，男子四八三十二岁血气最旺盛，所以生育的最佳年龄，男女都是三十岁左右。但是盛极必衰，人体马上就要开始转向衰退了。

四十岁，腠理开始疏松，腠理就是皮肤，皮肤开始松弛，就表示人的脾胃之气开始衰弱，脾又在五脏中居于中央，中央一衰，四周就会相继转衰。故宫西边有个社稷堂，现在叫中山公园，社稷堂里面有一个五色图，五色图中央是黄色，代表脾胃。脾胃非常重要，脾胃一衰，“荣华颓落”。荣华是什么？就是脸色，脸色失去光泽了，脾色外露，脸色就会发黄，所以人过了三十岁就需要美容了。“发鬓斑白”，这是五脏里的肾脏开始衰弱了，肾气虚了，头发就开始白了。“平盛不摇”，这个时候刚刚开始衰弱，各种气息还在，所以还是比较平稳的，“不摇”就是不动，老喜欢坐着，不喜欢动了。

五十岁，肝气开始衰弱，肝脏分为左右两叶，“肝叶始薄”就是说肝脏功能减退了，然后胆汁也开始减少了。肝胆相照，肝是属于五脏的，胆是属于六腑的，互为表里，解剖学上是肝在外，胆在内；但是按照中医的说法，肝是五脏，属阴，在里，胆是六腑，属阳，在外面，和解剖学完全相反，因为这是从功能上来说的，中医的五脏就是五大功能系统。“目始不明”，花一花四十八，眼睛开始花了、看不清了，因为肝主目，肝气衰则目不明。

六十岁，“苦忧悲”，心藏神，主神明，这个神分为几个层次，其中最低的层次叫作情绪，中医将各种各样的情绪归纳为五志——怒、喜、思、悲、恐。心在志为喜，心气一衰，就会不喜，就苦忧悲了，所以一般到了六十岁就容易愁眉苦脸，容易悲伤。然后“血气懈惰”，心主血脉，所以心气一衰，血气就也开始衰了，“故好卧”，就不想动，喜欢躺着，因为血气不足了。

七十岁，脾气虚，脾主肌肉，所以这个“皮肤枯”不仅是皮肤枯萎，肌肉也开始萎缩。前文提到四十岁时的各种表现昭示着脾和肾开始虚弱，但没有明说，这里是直接说脾气虚了。

八十岁，肺气衰，魄藏在肺里，肺气一衰，魄就丧失掉了，神不守舍，就容易说错话。另一方面，语言、呼吸、发声都与宗气有关，宗气由肺从自然界吸入的清气和脾胃从饮食中运化生成的水谷精气结合而成，积聚于胸中，“走息道以司呼吸，贯心脉以行血气”，所以肺气衰则宗气衰，语言功能也衰退了。

九十岁，肾气焦，四脏经脉都空虚了，最后是肾。肾藏精，主水，道家很崇尚水，老子曰：“上善若水，水善利万物而不争。”在五脏中最重要的就是肾，肾中的真水一旦消失，肝心脾肺四脏的经脉就都空虚了。肾为先天之本，是基础，所以肾气一衰，这个人就没救了。

一百岁，神气皆去。神分广义的神与狭义的神，我们说“心在志为神”，是狭义的神；广义的神就是五脏所藏的魂、神、意、魄、志，这些都是神。魂、魄前文已经讲过，不再赘述，意和志分别是什么呢？意志，今天是作为一个词使用，在古代则是有区别的。“意”偏于思考、思虑，一个人如果胡思乱想，思虑过重，就会伤脾，脾气不足，表现出来就是不思饮食，然后肌肉开始懈惰，这是意。“志”偏于志向、志气，小孩子肾气足，所以老是有各种志向：我长大要当作家、当科学家、当将军……

所以人的一生，从五十岁开始肝气衰，六十岁心气衰，七十岁脾气衰，八十岁肺气衰，九十岁肾气衰，这是什么顺序？木生火、火生土、土生金、金生水，肝生心、心生脾、脾生肺、肺生肾，这是五行相生的顺序，五脏相继而衰，最后五脏全衰。当然，人也是可以活到一百二十岁的，通过修炼，使气血不衰。

孔子给自已的一生做了一个总结：“吾十有五而志于学，三十而立，四十而不惑，五十而知天命，六十而耳顺，七十而从心所欲不逾矩。”最终他活到七十三岁。孔子说十五岁的时候“志于学”，不是立志于学习的意思，那就太晚了，他十五岁之前就已经在学了。“吾少也贱，故多能鄙事”，这是孔子自己说的，他出身卑微，是没落贵族的后代，父亲早在他三岁左右时就去世了。他小时候非常辛苦，仍然刻苦学习，所以“志于学”是说他人生立志于为学传道，十五岁的时候就找到了人生的终极目标，而且终生不移。“三十而立”，他开始招收弟子了，这个“立”不能片面看成是事业成功，而是说明他在精神和思想上已经独立了，与生理周期相符——三十岁人的气血最旺盛。

四十岁，从生理上说，人要开始走下坡路了，孔子“不惑”，就是他已经不再被物质所迷惑了。其实孔子是很穷的，用古代的话说其实是贫，贫和穷是不一样的：穷（窮）字上面是个穴，就是山洞，下面是个身子弓着，就是指走投无路了，是精神上的窘迫；贫是指物质上的不足，贫字上面一个分，下面一个贝，宝贝都被分了，就没钱了。孔子一生清贫，但精神高贵，所以有个成语叫“孔颜乐处”，孔子和颜子安贫乐道，快乐地生活。“四十而不惑”就是说孔子成为精神上的富翁。

“五十而知天命”，知天命就是知天道，“五十以学易，可以无大过矣”，孔子五十岁学习易经，韦编三绝，易经就是天道，所以他“五十而知天命”，仕途就开始发展了，真正开始做官——中都宰，而后升任司空、大司寇，然后五十五岁，孔子开始周游列国，六十八岁回到了鲁国。

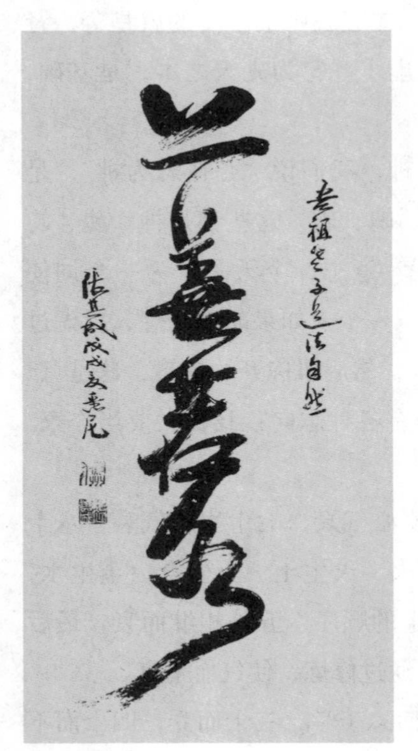

六十岁心气衰，孔子这个时候正在周游列国，碰到有人挖苦讽刺他，说他“四体不勤，五谷不分”，像“丧家犬”。但孔子却很高兴，说所有词里面就这个词最适合我，找不到家的狗啊。他怎么一点都不恼怒？因为“六十而耳顺”了，“耳顺”就是什么话都听得进去。

七十岁，一般人七十岁的时候是脾气衰，孔子是“从心所欲不逾矩”，就是随心所欲地去做事，也不会违背规矩，因为他已经把礼仪规范融入了潜意识，再怎么做，潜意识里都不会违背规矩。孔子的一生，与人正常的生理周期，可以说是同步的，虽然身体会衰弱，但是只要修炼得好，照样可以从心所欲而不逾矩，所以他活了七十三岁，在现代不算特别长寿，但在他那个时代，已经是当时平均寿命的三倍了。

孔子还有一句名言，把人的一生分成了三个阶段："君子有三戒，少之时，血气未定，戒之在色"，第一个阶段，少年的时候，血气还没有平衡，血气什么时候才定？前文中讲了，二十岁血气始盛，三十岁才五脏大定。所以，少年之时定力不够，容易冲动，要戒色。这个色除了色欲之外，我认为还有脸色，因为这个时候正是叛逆期，孔子讲孝顺里面最难的是色难——和颜悦色是最难的，十几二十岁的人，讲话冲动，对父母常常没有好脸色。所以，"戒之在色"这个"色"可能还有脸色的意思，不要露出那种不欢喜的、对抗的、轻慢的、抵抗的脸色。然后第二个阶段是"及其壮也，血气方刚，戒之在斗"，到壮年的时候，血气方刚。这个壮年，我估计是在三十岁左右，五脏大定，好斗，争强好胜，所以要戒。第三个阶段是"及其老也，血气既衰，戒之在得"，大概就是五十岁以后，血气已经衰弱了，要舍、要做减法，不要再去索取、再做加法了，不要再患得患失，要知足常乐。这是孔子说的，跟我们的生理周期是完全重合的。

本节讲的是人从生到死的过程，以十年为一个生理周期，按照每个阶段的行动特征，一共分成十个阶段来分别介绍，即十岁好跑，二十岁快走，三十岁慢走，四十岁好坐，五十岁眼花，六十岁好卧，七十岁皮肤枯，八十岁容易说错话，九十岁精气空虚，一百岁神气去而终。

黄帝曰：其不能终寿而死者，何如？岐伯曰：其五脏皆不坚，使道不长，空外以张，喘息暴疾，又卑基墙，薄脉少血，其肉不石，数中风寒，血气虚，脉不通，真邪相攻，乱而相引，故中寿而尽也。

【语译】

黄帝说：那些不能享尽天年就去世的人是怎么回事？岐伯说：那些人的五脏都不坚固，人中沟不长，鼻孔向外翻张着，呼吸时喘气粗而急促，面部不饱满，脉小血少，肌肉不坚实，常常受风寒侵袭，气血亏虚，脉道不畅，真气和邪气两相交攻，气机混乱，因此不能尽享天年就提前去世了。

【解读】

这里就是说，人本来应该活到一百岁，可是天有不测风云，人有旦夕祸福，生命非常脆弱，好多时候一下子人就没了，很多人因为各种各样的原因不能得享天年，岐伯形容这类人“五脏不坚”，就是五脏的气血虚弱。“使道不长”，人中这个地方不长，气血不旺，神就不足。“空外以张”，“空”是孔的意思，就是指鼻孔往外张开，肺开窍于鼻，鼻孔外翻则肺气外泄。《灵枢·师传》有云：“鼻孔在外，膀胱漏泄。”这是其一，但是孔子就是鼻孔外翻，却活了七十三岁，所以重点在后面一句，“喘息暴疾”，是说这种人气息不定，所以容易早夭。“卑基墙薄”实际上是基卑墙薄，基墙的“基”就是耳朵听门前方这个骨头，墙是指颧骨这一块，“卑高以陈”里的卑与高是相对的，卑是低的意思。这种人脉又少血，脉是藏血的，“薄脉少血”就是脉搏细弱。再加上“其肉不石”，就是肌肉不坚固，软塌塌的，脾气不足，然后就“数中风寒”，数音 shuò，经常的意思，经常中风邪寒邪，体质肯定就弱了，正气不足。“真邪相攻”，真气邪气相攻，寒热往来，就容易“乱而相引”。乱，就是气机很乱，相互牵引，所以“中寿而尽”，到中寿的时候寿命就尽了。

所以，人的寿命最主要取决于什么？气血！一个人气血旺盛，肯定就能长寿，气血不足就会短命，让气血旺盛是最重要的。想要气血旺盛，首先要调神，也就是调心，心神是第一位的，心调好了，再通过练功来导气行血，使得身体的气血通畅，然后便可度尽天年，百岁乃去。

这一段讲的就是一些人不能终其天年而提前去世的原因，大抵与长寿者相反：五脏不坚固，使道不长，喘息急促，血脉短少，骨削肉少，屡受外邪。

本篇以人的形成开篇，从五脏、血脉、肌肉、皮肤、营卫、呼吸、运化、津液输布、面相等方面，分别论述了长寿和早夭的原因，以十年为期，介绍了人的生理特点。但是，我们不能过分执着于这里描述的寿夭的条件，而应该以之为鉴，注意后天的预防调摄，以达到长寿的目的。

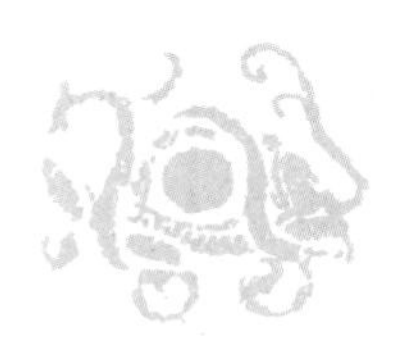

逆顺篇第五十五

这一篇讲的是针刺的治疗原则，哪些情况可以用针刺治疗，哪些情况暂时不可用针刺治疗，以及哪些情况已不可施行针刺。针刺讲究的是治未病，不可在病邪势头正盛的情况下针刺施治。

黄帝问于伯高曰：余闻气有逆顺，脉有盛衰，刺有大约，可得闻乎？伯高曰：气之逆顺者，所以应天地阴阳四时五行也；脉之盛衰者，所以候血气之虚实有余不足。刺之大约者，必明知病之可刺，与其未可刺，与其已不可刺也。

【语译】

黄帝向伯高询问道：我听说气机有逆与顺，脉象有盛与衰，刺法有总的原则，可以讲一讲吗？伯高说：气机的逆顺，与天地阴阳四时五行的变化规律相应；脉象的盛衰，可以诊知气血虚实和有余不足的情况。针刺之法的大原则是，一定要清楚哪些疾病可以针刺，哪些一时还不能针刺，以及哪些已经不能施行针刺。

【解读】

“顺逆”，指的就是经气运行的顺逆，针刺的方法要根据经气之顺逆来确定。针刺也有顺逆，在合适的时候进行针刺，就是“顺”，在不合适的情况下进行针刺，就是“逆”。本节提到了气的逆顺、脉的盛衰的原理，以及针刺的法则。中医四诊，望闻问切，其中最重要的就是切法诊脉。为什么诊脉可以用来判断人体是否患病呢？我们知道，不同的切脉部位对应不同的脏腑，但这只是定位，如果要定性，就要看气血是否充实，是否有胃气。《素问·玉机真脏论》中说：“胃者五脏之本也。藏气者，不能自致于手太阴，必因于胃气，乃至于手太阴也。”五脏的正常脉象，是以胃气作为载体，脏气和胃气调和共化而成的。胃气是脉气之根，如果胃气衰败，只余脏气，临床上这种脉象被称为“真脏脉”，是极其危险的症候。

黄帝曰：候之奈何？伯高曰：兵法曰：无迎逢逢之气，无击堂堂之阵。刺法曰：无刺熇熇之热，无刺漉漉之汗，无刺浑浑之脉，无刺病与脉相逆者。

【语译】

黄帝问：如何判断应不应该针刺呢？伯高回答说：《兵法》上讲：不要去迎击气势强盛的敌人，不要去进攻整齐盛大的方阵。《刺法》上说：不要针刺热气炽盛的，不要针刺汗水淋漓的，不要针刺脉象混乱的，不要针刺病势与脉气相逆的。

【解读】

本节列出了不适宜针刺的情况：一是病邪刚刚侵袭人体，这时邪气势头正猛，针刺效果有限。二是病势猖獗之时，此时人体正气已衰，针刺不仅无法阻遏邪气，还会伤到人体正气，因此不应该针刺。伯高借用《兵法》来说明病盛不宜针刺：“无迎逢逢之气，无击堂堂之阵”，当对方刚刚开始发起进攻时，士气高昂，阵法严谨而无纰漏，此时是不宜上前应敌的，在疾病的治疗上也是一样的道理。同时，伯高以身体高热和流汗不止作为例子来说明病盛时的形体表现，给出可以参考的判断方法。三是病情与脉象相违背时，如形体有病而脉象提示健康，或身体健康脉象却提示有病，皆属于这种情况。张介宾认为，病脉相逆还分为微逆和甚逆，“微逆者防有所伤，未可刺也；甚逆者阴阳相离，形气相失，已不可刺也”。微逆的情况下，无法准确判断病情，为了预防治疗错误，不可以针刺；而甚逆时，人体已是强弩之末，无力回天，采用针刺治疗也起不到作用，因此“已不可刺”。

黄帝曰：候其可刺奈何？伯高曰：上工，刺其未生者也；其次，刺其未盛者也；其次，刺其已衰者也。下工，刺其方袭者也，与其形之盛者也，与其病之与脉相逆者也。故曰：方其盛也，勿敢毁伤，刺其已衰，事必大昌。故曰：上工治未病，不治已病，此之谓也。

【语译】

黄帝问：怎样判断疾病能不能用针刺治疗呢？伯高回答说：高明的医生会在疾病还未发生时针刺，其次是在疾病还未严重时针刺，其次在病气衰弱、正气恢复时针刺。差劲的医生却会在疾病刚刚袭击人体、病情正盛之时以及病势与脉象相反之时针刺。所以说，在疾病强盛的时候，不可以针刺，当其病势衰弱的时候再去针刺，就会有很好的治疗效果。所以说，高明的医生在疾病还未发生时就去治了，而不是等到病发才去治，就是这个意思。

【解读】

本节伯高提出了“上工治未病”的道理：“上工，刺其未生者也；其次，刺其未盛者也；其次，刺其已衰者也。”当病邪沾染人体，但还未发病时，是可以进行针刺的，高明的医生会在病邪还未侵入人体之时就察觉到异常，并通过治疗手段解决隐患，防患于未然。《素问·四气调神大论》说：“是故圣人不治已病治未病，不治已乱治未乱，此之谓也。夫病已成而后药之，乱已成而后治之，譬犹渴而穿井，斗而铸锥，不亦晚乎！”中医非常重视“治未病”，上工治未病，下工治已病。能够预料到疾病的产生，见微知著，在疾病未发时就使其消弭于无形，才是真正高明的医生。

本篇以顺逆为题，主要讨论了针灸中的顺和逆，也就是适合针刺与禁止针刺的情况。而针刺的适宜与否，其实要看病气与病人自身气血的情况，通过脉之盛衰来进行诊察。

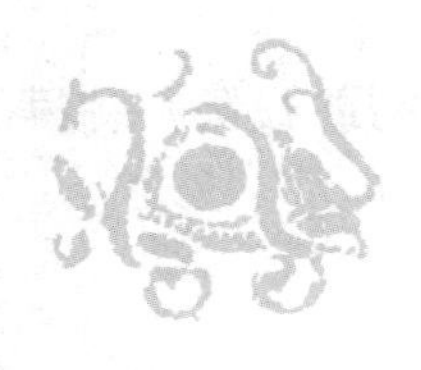

五味篇第五十六

本篇主要说明了人体脏腑营卫受养于胃的过程，五味不同的饮食进入人体后的吸收过程，以及营卫之气和大气的相关生理知识，而后介绍了常见食物的五味归属和宜忌，对饮食养生具有重要的指导意义，体现了中医理论中五行生克的哲学思想。

黄帝曰：愿闻谷气有五味，其入五脏，分别奈何？伯高曰：胃者，五脏六腑之海也，水谷皆入于胃，五脏六腑皆禀气于胃。五味各走其所喜，谷味酸，先走肝；谷味苦，先走心；谷味甘，先走脾；谷味辛，先走肺；谷味咸，先走肾。谷气津液已行，营卫大通，乃化糟粕，以次传下。

【语译】

黄帝说：我想知道谷气有五味，是如何分别进入五脏的？伯高回答说：胃像是五脏六腑营养汇聚的海洋，水谷都要进入胃中，五脏六腑都靠胃消化所得的精微之气滋养。五味的饮食各自先进入它所亲和的脏腑，酸味的食物先进入肝，苦味的食物先进入心，甘味的食物先进入脾，辛味的食物先进入肺，咸味的食物先进入肾。食物所化生的营养物质在全身运行，营气和卫气运行通畅，余下的废物变成糟粕向下依次传化，最后排出体外。

【解读】

五味，指的是我们的各种饮食。人要维持生命，就要摄入食物。那么食物是如何变成我们身体所需的精微、精华的呢？答案是通过胃。胃是水谷之海，饮食进入胃里，其中蕴含的水谷精微才能被提炼出来，化生为人体之气，所以说，脾胃乃是后天之本，它在人体的生命活动中占有很重要的位置。

酸、苦、甘、辛、咸之五味，各具有不同的秉性，分属于木、火、土、金、水五行，进入人体后会自然而然地趋向与其性质相近的五脏，酸味属木，肝也属木，因此酸味先入肝；苦味属火，心也属火，因此苦味先入心，以此类推。

黄帝曰：营卫之行奈何？伯高曰：谷始入于胃，其精微者，先出于胃之两焦，以溉五脏，别出两行，营卫之道。其大气之抟而不行者，积于胸中，命曰气海，出于肺，循喉咽，故呼则出，吸则入。天地之精气，其大数常出三入一，故谷不入，半日则气衰，一日则气少矣。

【语译】

黄帝问：营气卫气是如何运行的？伯高回答说：食物先进入胃中，运化而成的精微从胃出后，先达到中焦和上焦，然后灌溉五脏，另外又分出两条道路，就是营卫的两条运行途经。又有大气抟聚不散，积攒在胸中，称为气海，大气从肺沿着咽喉而出，呼则气出，吸则气入。天地的精气，吸则进入人体；水谷所化之精气，呼则出离人体，大致上是：天地之精气化生出三分，吸收进一分。所以如果人绝食，半天就会气衰，一天就会气短。

【解读】

本节论述了水谷进入胃之后的变化，同时介绍了营卫之气和大气的相关生理知识。

谷气入胃后先进入两焦，两焦指三焦中的上、下两焦，通过上下两焦后灌注到五脏当中，之后化生为营气与卫气，即文中所说的“别出两行”。营卫之气在人体内不停运转，营气在经脉中，为水谷精微中轻清精纯的部分，濡养血脉人体；卫气在经脉外，为水谷精微中剽悍滑利的部分，守护人体不被邪气入侵。除了营卫之气，谷气还参与一种气的形成，也就是“大气”，大气指的就是宗气，它由水谷精微与呼吸之气结合而成，宗气并不在人体内运转，而是积攒在胸中气海（气海，指膻中），随呼吸出入，“宗气积于胸中，出于喉咙，以贯心脉，而行呼吸”。宗气主管着人的呼吸功能，推动血脉的运转。同时，它还可以通过三焦向下进入下丹田，来充壮人体的先天之气。这就是人体之气生成的渠道与各自的功能。

天地的精气，在人体中大致是“出三入一”，“出三入一”是什么意思？有多种解释。杨上善认为，呼吸过程中，气海中的宗气是在不断被消耗的，一呼出三分，一吸只进一分，因此人需要适时补充食物，以保证宗气的充足。张介宾则认为“出三”指的是谷食之气随一呼出三分，天地精气随一吸只进一分。任谷庵的看法很独特，他说：“五谷入于胃也，其糟粕、津液、宗气分为三隧，故其大数，常出三入一。盖所入者谷，而所出者，乃化糟粕，以次传下，其津液灌溉五脏而生营卫，其宗气积于胸中，以司呼吸，其所出有三者之隧道，故谷不入，半日则气衰，一日则气少矣。”食物进入胃之后，化生的精微物质从糟粕、津液、宗气三个方面进行消耗输出，而补给的通道只有饮食五谷。我认为，“出三入一”指的应该是天地之精气化生出三份、吸收进一份。化生出哪三份？就是前面说的营气、卫气、宗气。吸收进哪一份？就是谷气。所以若不吃食物，半天就会气衰，一天就会气短。

黄帝曰：谷之五味，可得闻乎？伯高曰：请尽言之，五谷：杭米甘，麻酸，大豆咸，麦苦，黄黍辛。五果：枣甘，李酸，栗咸，杏苦，桃辛。五畜：牛甘，犬酸，猪咸，羊苦，鸡辛。五菜：葵甘，韭酸，藿咸，薤苦，葱辛。

【语译】

黄帝问：可以讲讲谷物的五味吗？伯高回答说：请让我详尽地说明，在五种谷物中：粳米味甘，芝麻味酸，大豆味咸，小麦味苦，黄黍味辛；在五种水果中：枣味甘，李子味酸，栗子味咸，杏味苦，桃味辛；在五种家畜肉类中：牛肉味甘，狗肉味酸，猪肉味咸，羊肉味苦，鸡肉味辛；在五种蔬菜中：葵菜味甘，韭菜味酸，豆叶味咸，薤白味苦，葱味辛。

【解读】

本节伯高对食物的五味做了说明。食物种类繁多，《黄帝内经》一般将其分为四种：五谷、五果、五畜、五菜。它们的五味是如何划分的呢？主要的方法有三种：一是食用过程中尝到的滋味，比如粳米味甘、葱味辛，都属于这一类。二是这种食物在颜色、外形或者其他方面与五行的对应，比如牛在十二地支对应的是丑，丑属土，所以牛肉是甘味；猪在十二地支对应亥，亥属水，所以猪肉味咸。三是这种食物成熟的季节，比如杏在夏季成熟，夏属火，所以杏的五味为苦。

五色：黄色宜甘，青色宜酸，黑色宜咸，赤色宜苦，白色宜辛。凡此五者，各有所宜。五宜：所言五色者，脾病者，宜食秔米饭、牛肉、枣、葵；心病者，宜食麦、羊肉、杏、薤；肾病者，宜食大豆黄卷、猪肉、栗、藿；肝病者，宜食麻、犬肉、李、韭；肺病者，宜食黄黍、鸡肉、桃、葱。五禁：肝病禁辛，心病禁咸，脾病禁酸，肾病禁甘，肺病禁苦。

【语译】

在五色中，黄色适合甘，青色适合酸，黑色适合咸，赤色适合苦，白色适合辛。这五种颜色，各有其所适合的味道。五脏病所适合的饮食就是上述五色对应的五味，患有脾病的人，适合食用粳米饭、牛肉、枣、葵菜；患有心病的人，适合食用小麦、羊肉、杏、薤白；患有肾病的人，适合食用大豆黄卷、猪肉、栗子、豆叶；患有肝病的人，适合食用芝麻、犬肉、李子、韭菜；患有肺病的人，适合食用黄黍、鸡肉、桃、葱。五种禁忌：肝病禁食辛味，心病禁食咸味，脾病禁食酸味，肾病禁食甘味，肺病禁食苦味。

【解读】

本节中，伯高提到了五脏对五味的不同宜忌。当五脏有疾患时，适合食用该脏器五行属性所对应的五味食物，如肝病适合吃狗肉、韭菜这类气味酸的，肾病适合吃猪肉、大豆黄卷这类气味苦的，以便更好地滋养患病的脏器。相应的，也有一些食物会妨害到患病脏器，譬如肝病就要禁食辛味的食物，因为辛味在五行中属金，肝属木，金克木，食用属性相克的食物就会加重脏器的问题。

肝色青，宜食甘，秔米饭、牛肉、枣、葵皆甘。心色赤，宜食酸，犬肉、麻、李、韭皆酸。脾色黄，宜食咸，大豆、豕肉、栗、藿皆咸。肺色白，宜食苦，麦、羊肉、杏、薤皆苦。肾色黑，宜食辛，黄黍、鸡肉、桃、葱皆辛。

【语译】

肝属木，颜色为青色，适合食用甘味食物，粳米饭、牛肉、枣、葵都是甘味的。心属火，颜色为赤，适合食用酸味食物，狗肉、李子、韭菜都是酸味的。脾属土，颜色为黄，适合食用咸味食物，大豆、猪肉、栗子、豆叶都是咸味的。肺属金，颜色为白，适合食用苦味食物，麦子、羊肉、杏、薤都是苦味的。肾属水，颜色为黑色，适合食用辛味食物，黄黍、鸡肉、桃、葱都是辛味。

【解读】

本节中，伯高再次指出五脏适合食用的食物，但和上文有所不同的是，在这里伯高认为肝宜食甘，心宜食酸，脾宜食咸，肺宜食苦，肾宜食辛。如果从五脏各自的五行归属来看，这段话并不符合典型的五行生克规律，为什么伯高会这样说？王冰认为，这段话应当从脏器与五味自身的性质来理解。五味具有辛开、苦降、甘缓、酸收、咸软坚的特点，肝性喜急，因此应当用甘味食物来和缓；心性喜缓，因此需要用酸味的食物来收敛；气逆会影响到肺的功能，因此需要苦味的食物，取其苦泻降气的特性；肾苦燥，以燥为病态，需要用辛味的食物来开散腠理，使气通畅，而津液能够润下。而脾病之所以适合吃咸味的食物，是由于中医认为，肾为胃之关，关，指关口，主出入，肾掌控着人体的大小便，而大小便是胃中水谷在精微吸收完毕后形成的糟粕，因此肾是否健康，决定糟粕排出的顺利与否。同时脾与胃相合，食用咸味的食物，可以滋养肾，也就能起到通顺脾胃之气的作用。因此脾病适宜吃咸味的食物。

总之，水谷饮食具有不同的五味。它们进入胃后，其气总会首先趋向与自身五味属性相合的脏腑。当五脏有疾患时，应食用与该脏器五行对应的食物，不可以食用在五行上克制患病脏器的食物。这些原则在今天也可作为食疗养生的参考。

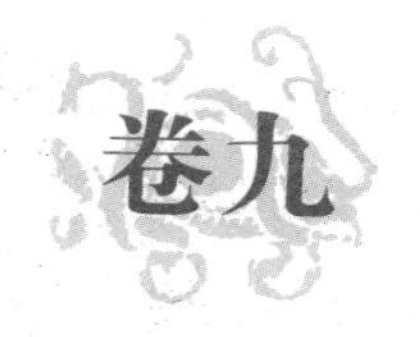

卷九

水胀篇第五十七

这一篇主要讲述了水胀病以及与水胀症状类似的四种疾病——腹胀、鼓胀、肠覃、石瘕的病因、临床症状和鉴别诊断方法。最后说明，对于腹胀、鼓胀这两种疾病，要先通过针刺泻其血络，祛除瘀血，再进行后续的调理。

黄帝问于岐伯曰：水与肤胀、鼓胀、肠覃、石瘕、石水，何以别之？岐伯答曰：水始起也，目窠上微肿，如新卧起之状，其颈脉动，时咳，阴股间寒，足胫瘇，腹乃大，其水已成矣。以手按其腹，随手而起，如裹水之状，此其候也。

【语译】

黄帝向岐伯请教说：水胀和肤胀、鼓胀、肠覃、石瘕、石水等病症要怎么区分呢？岐伯回答说：水胀初起的时候，上眼睑微肿，就像是刚睡醒起床的样子，能感觉到颈脉处人迎穴搏动很快，偶尔会有咳嗽，大腿内侧会发凉，足胫部浮肿，最后发展到腹部胀大，水胀病就形成了。用手按压病人的腹部，松手后随即胀起，就像是肚子里面裹着水似的，这就是水胀病的诊候方法。

【解读】

水胀，是一种水肿性的疾病，本篇主要内容在于水胀和腹胀、鼓胀、肠覃、石瘕的主要症状及彼此如何区分，因此以“水胀”名之。

本节介绍了水胀病的症状，如果我们对经脉比较熟悉，就会发现，水胀病出现症状的部位，如上眼睑、颈部、大腿内侧、足胫，和一条经脉的走行路线非常吻合，就是足太阳膀胱经，它“起于目内眦，上额交巅”，然后沿着项背而下，沿大腿后侧一直行到足外踝的后方。余伯荣认为，这是“太阳膀胱之水。溢于皮肤而为水胀……此水随气溢而为病也”，可以作为参考。

黄帝曰：肤胀何以候之？岐伯曰：肤胀者，寒气客于皮肤之间，鼟鼟然不坚，腹大，身尽肿，皮厚，按其腹，窅而不起，腹色不变，此其候也。

【语译】

黄帝问：肤胀病如何诊候呢？岐伯回答说：肤胀是寒气入侵、停留在皮肤之间所引起的，叩击患处时像鼓一样中空但不坚实，腹部胀大，全身浮肿，皮肤厚，用手按压病人腹部，按出的凹陷之处抬手后不能恢复，腹部皮肤的颜色没有变化，这就是肤胀病的诊候方法。

【解读】

肤胀是以肌肤肿胀、腹部胀大、按之深陷不回弹为主要症状的病症。其与水胀的鉴别要点在于肤胀病患处皮肤按之不起。如果是单纯的腹部积水，皮肤没有水肿，那么按压后会恢复原貌。皮肤按之不起，说明水积于肌肤之间。寒气侵犯肌肤，卫气的运行受阻，不能温煦身体，于是水液骤停，就会发生水肿。

鼓胀何如？岐伯曰：腹胀身皆大，大与肤胀等也，色苍黄，腹筋起，此其候也。

【语译】

鼓胀病是如何诊候的呢？岐伯说：腹部胀满，全身都肿大，情况与肤胀相同，腹部皮肤颜色青黄，青筋暴起，这就是鼓胀病的诊候方法。

【解读】

鼓胀是以腹部胀大、腹部皮肤青黄、青筋显露为特征的病症。肤胀是寒气停留在皮肤之间，鼓胀则是寒气停留在腹腔内，二者一个在外，一个在内，是相对应的。它与肤胀的区别在于腹部皮肤颜色的改变。《素问·至真要大论》曰：“诸湿肿满，皆属于脾。”寒气客于内，影响五脏，脾阳受损，水液就会蓄停泛溢。余伯荣说：“色苍黄，腹筋起者，土败而木气乘之也。”脾气衰弱，那么肝木就会进一步克伤脾土。肝主筋，其色苍，肝气横行，表现于外，就是腹部皮肤呈现青黄色、腹壁筋脉显露。

肠覃何如？岐伯曰：寒气客于肠外，与卫气相搏，气不得荣，因有所系，癖而内著，恶气乃起，瘜肉乃生。其始生也，大如鸡卵，稍以益大，至其成如怀子之状，久者离岁，按之则坚，推之则移，月事以时下，此其候也。

【语译】

肠覃的症候是怎样的？岐伯说：寒气侵留于肠外，与卫气相搏，正气不能正常运行营养周身，寒气与卫气抟结相系而不散，留驻在内，污秽之气随之而起，息肉就生长起来。刚开始时如鸡蛋一样大，然后就渐渐增大，等到最后成形时病人就像怀了孕一样，病程可以长达数年，患部用手按上去是坚硬的，用手去推能够推动，月经仍然按时来，这就是肠覃病的诊候方法。

【解读】

肠覃这种疾病的特征是腹中有肿块，触之坚硬，推之可移，逐渐生长，它是一种肠壁上赘生出息肉的疾病，类似于今天的肠息肉。寒气的性质是收涩凝滞的，它容易引起气机不畅、血行受阻。气血搏结腐坏，就会发为肿块。不仅仅是肠覃，所有症瘕的形成都与气血不通畅、在某处搏结有关。

石瘕何如？岐伯曰：石瘕生于胞中，寒气客于子门，子门闭塞，气不得通，恶血当泻不泻，衃以留止，日以益大，状如怀子，月事不以时下，皆生于女子，可导而下。

【语译】

石瘕的症候是怎样的？岐伯说：石瘕生长在子宫里，寒气侵犯并稽留于子宫口，子宫口闭塞，使得气不通畅，应当排泄的恶血不能排泄出去，坏血就留止在里面，然后一天天增大，看上去有如怀孕，月经不能够按时来，患这种病的都是妇女，可用导下之法治疗。

【解读】

上节所讨论的肠覃是寒气停留在肠外所引起的肿块，这节讨论的石瘕则是寒气停留在子宫所引起的腹部膨大。这两种疾病的发病都与寒邪有关。寒邪具有收敛、凝涩的特性，当它侵袭人体、稽留在肠外时，卫气与寒气相互抟结，赘余组织因此开始生长，肠覃就产生了。当它侵犯子宫口时，其收涩的特性会导致子宫口闭塞，让经血堵塞，不能正常流出，久而久之，腹部就胀大起来。这两种疾病都表现为腹部胀大，但肠覃发病时，患病的如果是女子，月经仍然正常，同时胀大处可以触摸到赘生的肿块组织，用手能够推动；而石瘕的病人都是女子，患这种病时没有经血下行，可以通过导下的方法治疗。

黄帝曰：肤胀鼓胀可刺邪？岐伯曰：先泻其胀之血络，后调其经，刺去其血络也。

【语译】

黄帝问：肤胀、鼓胀可以针刺治疗吗？岐伯回答说：先针刺胀大的血络泻除瘀血，再根据病情调理经脉，以针刺血络为主。

【解读】

本节岐伯讲了肤胀、鼓胀的针刺方法。任谷庵说："肤胀鼓胀，乃无形之气胀，可从血络而泻之。"无论肤胀还是鼓胀，都是寒气引发的肿胀。在治疗时，如果体表有外现的血络，要先泻血络，祛除瘀血，泄去客体之寒邪，之后再根据病人的状况进行后续的调补疏泄。

本篇所列举的肤胀、鼓胀、肠覃、石瘕四种疾病，都与寒气侵犯人体有关。肤胀为寒气停留在肌肤之间，鼓胀为寒气停留在腹内，二者都伴有水肿；肠覃为寒气停留在肠外，形成息肉，石瘕为寒气停留在子宫口，二者的鉴别要点在于患者月经是否正常。此外还需注意几种水肿病的鉴别。水胀病是先从眼周肿起，然后腿、足发肿，最后腹部肿起，肿的地方按下去会随手而起，没有凹陷；肤胀，腹部胀大，周身水肿，腹部按之不起，皮肤颜色如常；鼓胀病，腹部胀满，全身肿大，但腹部皮肤颜色青黄，还有青筋暴起，这是它与肤胀相区别的要点。凡以身肿为主要症状的疾病，都需要辨别是水肿还是气肿，一般来说，水肿按下去后，皮肤不会恢复，气肿按下抬手之后，皮肤会恢复原状。但张介宾又提出，如果手所按的胀起的地方是水囊所在，那么皮肤也会立即恢复，他认为可以通过观察皮肤的颜色、肿胀的范围以及身体部位的发病次序，来判断是水肿还是气肿。水肿时皮肤薄而颜色浅，多从下肢开始肿起，肿与不肿的边界清晰；气肿时皮肤色泽暗，多由上身肿起，通常全身尽肿。

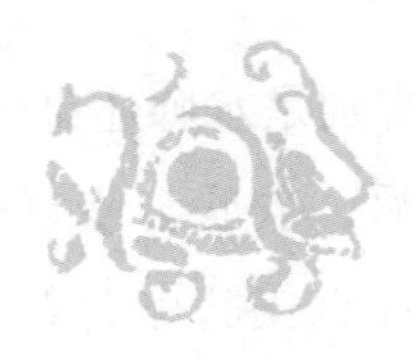

贼风篇第五十八

这一篇主要讲述了人没有受到四时邪气侵犯却突然生病的原因。一种情况是从前顾护不当，导致湿邪、瘀血等留在体内，遇到外感邪气或喜怒不节、饮食不当，新邪宿邪同时发作，就会形成疾病；还有一种情况是因情志不畅而内生的疾病。

黄帝曰：夫子言贼风邪气之伤人也，令人病焉，今有其不离屏蔽，不出空穴之中，卒然病者，非不离贼风邪气，其故何也？岐伯曰：此皆尝有所伤于湿气，藏于血脉之中，分肉之间，久留而不去，若有所堕坠，恶血在内而不去，卒然喜怒不节，饮食不适，寒温不时，腠理闭而不通。其开而遇风寒，则血气凝结，与故邪相袭，则为寒痹。其有热则汗出，汗出则受风，虽不遇贼风邪气，必有因加而发焉。

【语译】

黄帝问：先生你曾说过四时不正之气伤害人体就会让人生病，如今有人不离开有遮蔽的地方，不出房间，却突然生病，并非没有远离四时不正之气，这又是什么原因呢？岐伯回答：这些人都曾被湿气所伤，湿邪藏于血脉之中、肌肉之间，长期留止而不能排出，或者因坠堕外伤，导致瘀血停留在体内而未排出，又突然大喜大怒，吃了不合适的东西，没有注意按气温增减衣物，就会导致腠理闭塞不通。若腠理张开时遇到风寒，血气就会凝结，风寒与以前的湿邪相结合，就会变为寒痹。或者因遇热而出汗，出汗的时候受了风。以上这些情况，即使没有遇到四时不正之气，也会因为宿邪与新感邪气相交加而发病。

【解读】

贼风，指四时不正之气，风为百病之长，但没有受风的人也会得病，这是什么原因？接下来岐伯就讨论了这种情况的病因和病机。他依次提出了五种宿邪留滞的情况：伤于湿气、瘀血在内、情绪激动、饮食不适、寒温不时而腠理闭塞。腠理，指的是皮肤与肌肉的交接处。在这五种情况刚发生的时候，或是因邪气较为微弱，或是因人体正气还算充足，问题并没有爆发，而是潜伏在体内。一旦人体再次接触到邪气，新邪宿邪两相结合，就会发展成病症。比如文中所提到的腠理开而遇风寒，风寒邪气与体内湿邪相结合，就会发展为寒痹。寒痹，指痛痹，也就是寒气较重的痹证，表现为肢体沉重疼痛、酸楚、麻木。而像遇热汗出腠理开，因此受风导致宿邪与外感风邪结合的情况下也会发病。这些就是不接触贼风邪气，但是因为顾护不当导致人体外感而生病的例子。

黄帝曰：今夫子之所言者，皆病人之所自知也，其毋所遇邪气，又毋怵惕之所志，卒然而病者，其故何也？唯有因鬼神之事乎？岐伯曰：此亦有故邪留而未发，因而志有所恶，及有所慕，血气内乱，两气相搏。其所从来者微，视之不见，听而不闻，故似鬼神。

【语译】

黄帝问：先生你刚才所说的病况，都是病人自己可以感觉到的，那些既没有遇到四时不正之气，又没有受到惊吓刺激的人，突然就生病了，是什么原因呢？是真有鬼神作祟吗？岐伯回答：这同样是因为有宿邪留存在体内还未发作，由于情志上有厌烦的事，或者有思慕向往之情，却不能称心如意，以致体内血气不和，不和的血气与宿邪相搏，就会突发疾病。这种病因极为微妙，看不见，也听不到，所以像是鬼神作祟一样。

【解读】

此节论述了由情志导致的疾病。人体是一个复杂的整体，发病原因多种多样、相互影响。有时患者看起来没有外感风邪或受到刺激，但由于内生的宿邪稽留体内，一旦遇到合适的条件，就会突然发病。

中医认为人之七情也与疾病的发生有关。七情指喜、怒、忧、思、悲、恐、惊，这七种情绪都可以引起人体内气机的变化，《素问·举痛论》中说："余知百病生于气也，怒则气上，喜则气缓，悲则气消，恐则气下……惊则气乱，劳则气耗，思则气结。"愤怒会使气上冲，喜悦会使气机涣散，悲伤的情绪会消耗人体之气，恐惧会使中气下陷，惊慌会使气机逆乱，思虑过度会使气郁结，七情过度，人体之气就不能正常运转。七情当中，喜属心，怒属肝，忧、悲属肺，思属脾，恐、惊属肾。七情过度就会伤害到其所分属的脏器：大喜则伤心，过度的喜悦会使心气涣散；久思则伤脾，思虑过多，气就会郁结停滞，气机郁结会导致脾胃之气不畅，表现为食欲不佳、多嗳气等症状。

黄帝曰：其祝而已者，其故何也？岐伯曰：先巫者，因知百病之胜，先知其病之所从生者，可祝而已也。

【语译】

黄帝说：那些用祝由的方法治好病的，是什么原因呢？岐伯回答说：古代的巫医，因为知道疾病之间相互制约的关系，又预先了解了疾病发生的原因，所以就可以用祝由的方法将疾病治愈。

【解读】

本节岐伯介绍了病症可以用祝由治疗的原因。承接上文，岐伯认为，没有贼风或外感诱发宿邪、引起疾病但人却突然生病，其原因就在于人体内部，在于情志出现了问题。七情不和导致气血紊乱，从而使宿邪与新邪相合，借机致病。这种情况之所以能用祝由术来治疗，是因为祝由就相当于今天的心理疗法。它能够移精变气，缓和人的精神，消弭过盛或不良的情绪。所以王冰说，"移精变气，无假毒药，祝说病由，不劳针石而已"。

本篇命名为"贼风"，实际上讨论的是人突然发病的两种情况，一种是从前伤于湿气瘀血，宿邪留在体内；另一种是志有所恶。其共同点在于，病邪存在于体内时可能不发病，但都会在一定条件下发生变化而突然发病。内生的病因可以用祝由之法来治疗。

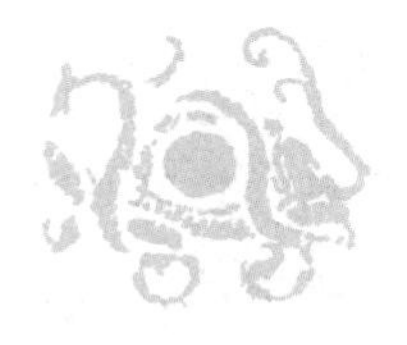

卫气失常篇第五十九

本篇围绕卫气运行失常，论述了一系列的诊断和治疗方法。

黄帝曰：卫气之留于腹中，搐积不行，苑蕴不得常所，使人支胁胃中满，喘呼逆息者，何以去之？伯高曰：其气积于胸中者，上取之；积于腹中者，下取之；上下皆满者，傍取之。

【语译】

黄帝问：卫气留滞在腹中，积聚运行失常，而郁结又没有固定部位，使人出现胸胁及胃中满闷、喘息气逆等症状，如何消除呢？伯高回答说：气积聚在胸中，可以取上部的穴位治疗；气积聚于腹中，可以取下部的穴位治疗；胸腹部都有卫气聚积胀满的，取其附近的穴位治疗。

黄帝曰：取之奈何？伯高对曰：积于上者，泻人迎、天突、喉中；积于下者，泻三里与气街；上下皆满者，上下取之，与季胁之下一寸。重者，鸡足取之。诊视其脉大而弦急，及绝不至者，及腹皮急甚者，不可刺也。黄帝曰：善。

【语译】

黄帝问：具体取什么穴位治疗呢？伯高回答说：气积聚在胸部的，以针刺泻人迎、天突、喉中各穴；气积聚在腹部的，以针刺泻足三里与气街穴；胸腹部都气聚胀满的，上下的穴位都要取治，并取季胁下一寸的章门穴。积聚严重的，用鸡足刺法去针刺。若诊察发现病人的脉象大而弦急，或脉绝而不至的，或腹部皮肤绷紧的，都不可针刺。黄帝说：好。

【解读】

本段讲述了卫气留滞腹中所导致的症状、对应的针刺治疗方法以及禁忌。鸡足取之：指针刺四肢肌肉之间后，退回浅部，又分别向两旁斜刺，如鸡爪状，又名鸡足刺。《灵枢·官针》："合谷刺者，左右鸡足，针于分肉之间，以取肌痹，此脾之应也。"

黄帝问于伯高曰：何以知皮肉、气血、筋骨之病也。伯高曰：色起两眉薄泽者，病在皮；唇色青黄赤白黑者，病在肌肉；营气濡然者，病在血气；目色青黄赤白色黑者，病在筋；耳焦枯受尘垢，病在骨。

【语译】

黄帝向伯高请教说：如何诊知皮肉、气血、筋骨有病呢？伯高回答说：两眉间的颜色淡薄缺少光泽的，病在皮肤；唇色出现青、黄、赤、白、黑等颜色的，病在肌肉；营气外泄、皮肤湿润的，病在气血；眼睛出现青、黄、赤、白、黑等颜色的，病在筋；耳郭干枯、多耳垢的，病在骨。

黄帝曰：病形何如？取之奈何？伯高曰：夫百病变化，不可胜数。然皮有部，肉有柱，血气有输，骨有属。

【语译】

黄帝问：病的表现是怎样的？如何取穴呢？伯高回答说：疾病的表现千变万化，不能一一列举出来，然而皮有分部，肌肉有起伏，气血有输注之处，骨有相连的关节，这些地方都可以用来观察疾病的情况。

黄帝曰：愿闻其故。伯高曰：皮之部，输于四末。肉之柱，在臂胫诸阳分肉之间，与足少阴分间。血气之输，输于诸络，气血留居，则盛而起。筋部无阴无阳，无左无右，候病所在。骨之属者，骨空之所以受益而益脑髓者也。

【语译】

黄帝问：我想知道这其中的道理。伯高说：皮之部，在于四肢。肉之柱，在于臂胫诸阳肌肉之间与足少阴肌肉之间。气血输注之处，在于诸经的络穴，若气血留滞，就会使经气壅盛突出。病在筋的，不必分其阴阳左右，只看发病部位。病在骨的，当取治骨关节处，骨关节接受精气的滋养，又输注精气补益脑髓。

黄帝曰：取之奈何？伯高曰：夫病变化，浮沉深浅，不可胜穷，各在其处。病间者浅之，甚者深之，间者小之，甚者众之，随变而调气，故曰上工。

【语译】

黄帝问：如何取穴呢？伯高回答说：病情轻重深浅的变化多种多样，不能全部列举出来，要看发病的部位，病轻的应浅刺、少刺，病重的要深刺、多刺，随着病情的变化进行调治，这就是高明的医生了。

【解读】

这一段讲的是皮肉、气血、筋骨之病的诊法和治疗原则。

黄帝问于伯高曰：人之肥瘦大小寒温，有老壮少小，别之奈何？伯高对曰：人年五十已上为老，二十已上为壮，十八已上为少，六岁已上为小。

【语译】

黄帝向伯高请教说：人的体型的肥瘦大小、体质的寒温、年龄的老壮少小，要如何区别呢？伯高回答说：人的年纪到了五十岁以上叫老，到了二十岁以上叫壮，到了十八岁以上叫少，到了六岁以上叫小。

黄帝曰：何以度知其肥瘦？伯高曰：人有脂、有膏、有肉。黄帝曰：别此奈何？伯高曰：䐃肉坚，皮满者，肥；䐃肉不坚，皮缓者，膏；皮肉不相离者，肉。

【语译】

黄帝问：用什么标准衡量人的肥瘦差异呢？伯高说：人有脂型、膏型、肉型三种类型。黄帝问：如何区别呢？伯高说：肌肉坚实，皮肤丰满的人为脂型；肌肉不坚实、皮肤松缓的人为膏型；皮肉紧连不相离的人为肉型。

黄帝曰：身之寒温何如？伯高曰：膏者其肉淖，而粗理者身寒，细理者身热。脂者其肉坚，细理者热，粗理者寒。

【语译】

黄帝问：体质的寒温要怎样判断呢？伯高说：膏型人的肌肉柔润，其中纹理粗的人体质寒，纹理细的体质热。脂型人的肉坚实，其中纹理细的人体质热，纹理粗的人体质寒。

黄帝曰：其肥瘦大小奈何？伯高曰：膏者，多气而皮纵缓，故能纵腹垂腴；肉者，身体容大；脂者，其身收小。

【语译】

黄帝问：人的肥瘦、大小要怎样判断呢？伯高说：膏型人气盛并且皮肤松缓，所以腹肌放松时肚囊下垂；肉型人身体宽大；脂型人身型较小。

黄帝曰：三者之气血多少何如？伯高曰：膏者多气，多气者热，热者耐寒；肉者多血，则充形，充形则平；脂者其血清，气滑少，故不能大，此别于众人者也。

【语译】

黄帝问：这三种类型的人气血多还是少，是怎样的情况呢？伯高说：膏型人多气，多气的体质热，热就能耐受寒冷；肉型人多血，多血就能使形体充实，形体充实身体状况就平和；脂型的人血质清稀，气行滑利而少，所以体形不大，这都是和一般人不同的地方。

黄帝曰：众人奈何？伯高曰：众人皮肉脂膏不能相加也，血与气不能相多，故其形不小不大，各自称其身，命曰众人。

【语译】

黄帝问：那么一般人的气血、形体又是怎样的呢？伯高说：一般人的皮肉脂膏，不会偏多或偏少，血与气平衡，也没有哪一方占优，所以形体不小不大，和全身的皮肉筋骨相称，这就是一般人的情况。

黄帝曰：善。治之奈何？伯高曰：必先别其三形，血之多少，气之清浊，而后调之。治无失常经。是故膏人纵腹垂腴；肉人者，上下容大；脂人者，虽脂不能大者。

【语译】

黄帝说：好，那要如何治疗呢？伯高说：一定要先分清膏、肉、脂三种类型，血的多少，气的清浊，然后再调治。总的来说不要脱离卫气正常循行的规律。所以膏型人腹肌放松，肚囊下垂；肉型人身体上下容积大；脂型人脂肪多，但不像膏型、肉型人那样肥大。

【解读】

以上一段接着论述了人的体型肥瘦及年龄大小的分类方法，并说明了如何基于这种分类，对体质的寒温、气血的多少进行判断，最后总结针刺治疗卫气失常的步骤：先判断体质类型，再根据情况、遵循规律进行调治。

本篇围绕卫气运行失常，论述了一系列的诊断和治疗方法，提出了脂型、膏型、肉型及一般人的体质概念，以及年龄阶段的划分，这些都是在判断气血状态、体质寒热时可以参考的依据。朱丹溪在《格致余论》中有“治病先观形色，然后察脉问证论”的论述，是对本篇观点的发扬。

玉版篇第六十

这一篇主要讲述了痈疽病的成因与针刺方法，指出属于危险症候的痈疽五逆以及诸病五逆，并讨论了针刺的禁忌。文中提到的以砭石、铍针、锋针对痈疽进行排脓的治疗方法，可作为中医外科学的参考。

黄帝曰：余以小针为细物也，夫子乃言上合之于天，下合之于地，中合之于人，余以为过针之意矣，愿闻其故。岐伯曰：何物大于天乎？夫大于针者，惟五兵者焉。五兵者，死之备也，非生之具。且夫人者，天地之镇也，其不可不参乎？夫治民者，亦唯针焉。夫针之与五兵，其孰小乎？

【语译】

黄帝说：我以为针道是一种小道，先生你却说它上合于天，下合于地，中合于人，我认为这超过了针道原有的意义，希望听你讲讲其中的道理。岐伯说：有什么东西比天更大呢？大过针具的，只有兵器，但兵器都是为杀人所准备的，而不是使人活命的工具。人是天地中最宝贵的，针道怎么就不能与天地相提并论？治民的道理，也可以从针道推衍出来。从这种意义上讲，针和兵器相比，哪一个作用更小呢？

【解读】

“玉版”是以玉石做成的简牍。文字需要刻在这上面，可见其宝贵而受重视。本篇究竟讲了什么内容，黄帝为什么要将它“著之玉版”呢?

本节中，岐伯将针道比拟天地，意思是针道通于天地之道，具有生生之德，其后又将针具与五兵做了对比，强调针所具有的意义非常重大。《周易·系辞上》说：“生生之谓易，成象之谓乾，效法之谓坤。”《周易·系辞下》中又提出：“天地之大德曰生。”天地万物因道而成，禀天地之德，通过阴阳之气的交感，千百年来生生不息，不断变化延续。不但草木虫鱼、金玉土石，就连流动不止的微风、奔流不息的河水，都是生生之德的体现。而针作为治疗疾病的工具，通过顺应天地人体之气来发挥功用，以治病救人、延续生命为要旨，正与天地之间的生德相合，这也是岐伯认为针道合于天地人三才之道的理由。针道还能推衍治民之道。五兵，指戈、弓、殳、戟、酋矛、夷矛五种兵器，泛指各种兵器，兵器所主的杀伐之道、与天地生生之德相违背，所以《道德经》中说，“兵者，不祥之器”，又说“大军之后，必有凶年”。而针具虽小，却具有延续生命的作用，它存在的意义显然要大于以杀伐为业的兵器。

黄帝曰：病之生时，有喜怒不测，饮食不节，阴气不足，阳气有余，营气不行，乃发为痈疽。阴阳不通，两热相搏，乃化为脓，小针能取之乎？岐伯曰：圣人不能使化者，为之邪不可留也。故两军相当，旗帜相望，白刃陈于中野者，此非一日之谋也。能使其民，令行禁止，士卒无白刃之难者，非一日之教也，须臾之得也。夫至使身被痈疽之病，脓血之聚者。不亦离道远乎。夫痈疽之生，脓血之成也，不从天下，不从地出，积微之所生也。故圣人自治于未有形也，愚者遭其已成也。

【语译】

黄帝说：疾病刚发生的时候，有的人因为喜怒等意外的情志刺激，饮食没有节制，人体阴气不足，阳气有余，以致营气运行阻滞，便会发展形成痈疽。由于阴阳之气阻滞不通，体内有余的阳热与气机郁滞产生的热邪互相搏结，于是化脓，能这用小针治疗吗？岐伯说：圣人也不能让这种情况立刻消失，这是因为邪气聚集在此处已经很久了。这就像两军作战，旌旗相望，旷野之中刀光剑影，绝不是一天的谋划所能解决的。又好像要使百姓服从政令、不做非法的事，将士奋勇战斗而不畏惧，也不是一天的教化、顷刻之间就能办到的。等到身体已经患了痈疽之病，脓血已经聚集，这不是已经离养生全形之道太远了吗？痈疽的产生，脓血的生成，既不是从天而降，也不是从地面长出来的，而是由细微的病因逐渐积累而成的。因此圣人能够在疾病还没有成形时就开始自我调整，愚笨的人就会遭受已经成形的疾病带来的痛苦。

【解读】

本节讨论了痈疽发病的原因，它是由情志不当、饮食异常等因素综合作用的结果。人体的阴阳之气受到这些因素的影响，致使体内阳气有余、阴气不足，属阴分的营气就不能正常运转，于是阻滞而发为痈疽。过多的阳气与郁热搏结，就会转化成脓。岐伯以战争来比喻，说明痈疽这类重疾大病的形成并非一日之功，而是积重难返，是“积微之所生也”。事物的发生，往往起源于微末，就像《道德经》说的，“合抱之木，生于毫末；九层之台，起于累土；千里之行，始于足下”。张介宾认为，大病生于微末，因此人平时就要注重自我调养，来保持身体健康，以避免邪气内侵：“譬之用兵者，必有夙教，必有定谋，而后可保其无危。人之治身，可素无调养之道乎？故惟圣人乃能自治于未形，愚者每遭其患矣。”疾病生于毫末，预防疾病也要从日常做起，一饮一食、一动一静都要注意保养，譬如战场用兵，平时不加以训练，到了打仗的时候又怎么能胜利呢？身体也是如此，平时不注意保养，等到患了疾病再想调理就太晚了。

黄帝曰：其已形，不予遭，脓已成，不予见，为之奈何？岐伯曰：脓已成，十死一生，故圣人弗使已成，而明为良方，著之竹帛，使能者踵而传之后世，无有终时者，为其不予遭也。

黄帝曰：其已有脓血而后遭乎？不导之以小针治乎？岐伯曰：以小治小者其功小，以大治大者多害，故其已成脓血者，其唯砭石铍锋之所取也。

【语译】

黄帝问：如果痈疽已经形成却不知道，脓已经生成却没有察觉，那该怎么办呢？岐伯说：脓已经形成的，病人往往十死一生。所以圣人不会等到疾病成形时才去治，还会将高明的方法记载在竹简帛书之上，使有才能的人继承下来，传于后世，不会断绝，这正是为了那些病患已成却不知情的人啊。

黄帝说：已经形成脓血了才知道的，该怎么办呢？不能用小针治疗吗？岐伯说：用小针治疗功效不大，用大针治疗又可能会产生不良后果。所以，已经形成脓血的，只能使用砭石，或用铍针、锋针及时排脓。

【解读】

本节讨论的是已形成脓血的痈疽，包括病情的严重程度以及可以采取的治疗方法。《黄帝内经》中的痈疽，泛指一切疮疡证，它的基本病机是气血壅滞、经络阻塞。气血不流通，郁滞在某处，就会郁而化热，熏蒸肌肉，腐而化脓。在临床当中，遇到痈疽，先要辨别是痈还是疽。痈是阳证，一般位于浅表，表现为红肿热痛，肿起的地方皮肤薄而有光泽；疽是阴证，一般在深部，患病处的表皮颜色没有改变或者就是平坦的，会出现漫肿。疽比痈更危险，容易内陷而发展成败证。

疾病发展到痈疽这种地步时，寻常小针的针灸治疗作用已然不大了。因此，这时应当对已形成脓血的部位进行排脓治疗。一般来说，可以采用砭石、铍针、锋针治疗。

黄帝曰：多害者其不可全乎？岐伯曰：其在逆顺焉。黄帝曰：愿闻逆顺。岐伯曰：以为伤者，其白眼青黑眼小，是一逆也；内药而呕者，是二逆也；腹痛渴甚，是三逆也；肩项中不便，是四逆也；音嘶色脱，是五逆也。除此五者为顺矣。

【语译】

黄帝说：痈疽发病已经很严重的，病人的性命就无法保全了吗？岐伯说：这要看病症的逆顺。黄帝说：希望听你讲讲病症的逆顺。岐伯说：痈疽的不良反应，有五种逆证：白眼球发青而瞳孔缩小，这是逆证之一；服药后呕吐，是逆证之二；腹痛并且口渴得很厉害，是逆证之三；肩背颈项转动不灵活，是逆证之四；声音嘶哑，面无血色，是逆证之五。这五种情况之外的便都是顺证了。

【解读】

本节说明了痈疽的五种逆证。“逆者多伤致死，顺者多脓得生。”杨上善认为，病逆时，身体的损伤大，此时正气就无法再顾护性命，而病顺时正气尚能托毒外出，形成脓液，疾病的发展有可能转好。岐伯在此处所讲的痈疽病五逆，就是五种人体耗损至极、无法救治的情况。

黄帝曰：诸病皆有逆顺，可得闻乎？岐伯曰：腹胀，身热，脉大，是一逆也；腹鸣而满，四肢清，泄，其脉大，是二逆也；衄而不止，脉大，是三逆也；咳且溲血，脱形，其脉小劲，是四逆也；咳，脱形身热，脉小以疾，是谓五逆也。如是者，不过十五日而死矣。其腹大胀，四末清，脱形，泄甚，是一逆也；腹胀便血，其脉大，时绝，是二逆也；咳溲血，形肉脱，脉搏，是三逆也；呕血，胸满引背，脉小而疾，是四逆也；咳呕腹胀，且飧泄，其脉绝，是五逆也。如是者，不及一时而死矣。工不察此者而刺之，是谓逆治。

【语译】

黄帝说：各种病都有逆证顺证，能听你具体说说吗？岐伯说：腹部胀满、身体发热、脉大，是逆证之一；腹部胀满而肠鸣、四肢厥冷、泄泻、脉大，是逆证之二；鼻子出血不止、脉大，是逆证之三；咳嗽、尿血、肌肉消瘦、脉小而有力，是逆证之四；咳嗽、肌肉消瘦而脱陷、身体发热、脉小而搏动疾速，是逆证之五。出现这类逆证的病人，不超过十五天就会死亡。至于腹大发胀、四肢厥冷、形体十分消瘦、泄泻严重的，是逆证之一；腹胀满、大便下血、脉大而时有断绝，是逆证之二；咳嗽、尿血、形体极度消瘦、脉搏指有力，是逆证之三；呕血、胸部满闷连及背部、脉小而搏动快，是逆证之四；咳嗽、呕吐、腹胀、泄泻而脉象摸不到了，是逆证之五。出现这类逆证的病人，一天之内就会死亡。对于这些危险的征兆，医生若不详加审察就妄行针刺，就叫逆治。

【解读】

本节讨论了判断一般疾病顺逆的方法。黄帝是个很好的学生，他在听完痈疽病的顺逆之后，马上意识到，顺逆的理论或许可以应用于所有疾病的预后，因此他向岐伯发问：对所有疾病来说，有没有判断顺逆的普适性原则呢？岐伯就讲了“十五天内会死亡”的五逆和“一天之内会死亡”的五逆。前五种情况，虽然邪气盛正气衰，但还不至于即刻就死。之所以说十五日内会死亡，根据张介宾的看法，是因为一个节气十五天，十五天内往往要经历节气变更即天之气的变化，这时人体虚弱的正气已经不能抵御变化之气及疾病邪气的影响，人就会死亡。而岐伯列举的后一种五逆，已经不只是“邪盛正衰”，而是“有邪无正”了，从五逆的症状来看，患病之人的脉象多数摸不到，或有腹胀、腹满，或有咳喘、呕血，或有腹泻、便血，总之，上中下三焦的功能都不正常了，而正气绝无，因此一日之内就会死去。岐伯认为，在这种情况下，病人已经没有被救治回来的可能了，此时如果施以针刺，反而会加速散气的过程，导致人体状态进一步恶化，这种不辨情况的盲目针刺就叫“逆治”。

黄帝曰：夫子之言针甚骏，以配天地，上数天文，下度地纪，内别五脏，外次六腑，经脉二十八会，尽有周纪，能杀生人，不能起死者，子能反之乎？岐伯曰：能杀生人，不能起死者也。黄帝曰：余闻之则为不仁，然愿闻其道，弗行于人。岐伯曰：是明道也，其必然也，其如刀剑之可以杀人，如饮酒使人醉也，虽勿诊，犹可知矣。

【语译】

黄帝说：先生你曾说过针道广大，能与天地之道相配，在上接近天文，在下效法地理，在内分别五脏，在外贯通六腑，能让全身二十八条经脉的会合循行通畅、符合规律，但若误用针刺就会害死人，不能起死回生。你能改变这种状况吗？岐伯说：针刺不当，确实会害人性命，不能起死回生。黄帝说：追问这些事未免有失仁者之道，但我还是希望听你讲讲其中的道理，好让错误的治疗方法不再被施加在病人的身上。岐伯说：这道理非常明显，也是必然的结果，就好比刀剑可以杀人，饮酒可以让人醉倒一样，即使不诊察也可以知道。

【解读】

本节指出，针灸如果运用不当，就会对人的生命造成损害。经脉二十八会，指十二经脉左右各一，再加上任督二脉，以及阳跷脉、阴跷脉，总共二十八条经脉。针灸如果施行得当，就能够调畅人体的气机，治疗人体的疾病；但如果施行错误，违逆了人体气机的运行原则，就会对人造成伤害，甚至会危害到人的性命。

黄帝曰：愿卒闻之。岐伯曰：人之所受气者，谷也。谷之所注者，胃也。胃者，水谷气血之海也。海之所行云气者，天下也。胃之所出气血者，经隧也。经隧者，五脏六腑之大络也，迎而夺之而已矣。黄帝曰：上下有数乎？岐伯曰：迎之五里，中道而止，五至而已，五往而脏之气尽矣，故五五二十五而竭其输矣，此所谓夺其天气者也，非能绝其命而倾其寿者也。黄帝曰：愿卒闻之。岐伯曰：窥门而刺之者，死于家中；入门而刺之者，死于堂上。黄帝曰：善乎方，明哉道，请著之玉版，以为重宝，传之后世，以为刺禁，令民勿敢犯也。

【语译】

黄帝说：我希望能详尽地了解这当中的道理。岐伯说：人所拥有的精气来源于谷物，谷物聚集在胃中，所以胃是水谷气血之海。正如在自然界，海水蒸发上升而形成云雾，布散于空中；在人体内，胃所化生的气血在经隧中流动，经隧就是联络五脏六腑的大网，如果在这网络的关键位置，逆着经气运行的方向针刺，就会开泻真气，使人死亡。黄帝问：上下手足各条经脉，针刺有禁忌吗？岐伯说：误用迎而夺之的泻法，如针刺手阳明大肠经的五里穴，就会导致脏气运行到中途停下来。某一脏器内的真气，连续误刺五次便会耗尽，所以如果连续误治二十五次，五脏输注的脏气都会竭绝，这就叫劫夺了人的真气，能够断绝人的性命、劫夺人的天寿。黄帝说：希望听你详尽地说明一下。岐伯说：在气血出入的要害处进行错误的针刺，误刺较轻的，病人回到家中便会死亡；如果误刺较重，病人会立刻死在医生的堂上。黄帝说：你讲得很好，道理也十分明确，请让我把它刻录在玉版上，作为最珍贵的宝物留传于后世，以此作为针刺治疗的禁忌，使人们不敢再违犯它。

【解读】

本节讨论了施行针刺之术时的禁忌。黄帝对这个问题十分关切，追根究底地进行询问，岐伯就告诉他说，不要误用“迎而夺之”的泻法。迎而夺之，是指在针刺时，逆着经脉之气循行的方向进针。张介宾说：“一脏之气，大约五至而已，针凡五往以迎之，则一脏之气已尽。若夺至二十五至，则五脏之输气皆竭，乃杀生人。此所谓夺其天真之气也。”人体之气在十二经脉中循环运转，各有其时，如果在某经脉之气方到之时，以刺法开泻，就会伤害到脏腑的真气，这样连续五次，一脏的真气也就耗尽了。譬如手五里穴，它是经脉的要害，如果连续误刺，就会妨害到患者的真气运行，导致脏器衰败。

本篇名为“玉版”以强调内容的重要性，主要讨论针道、治于未乱、判断病症顺逆以及针刺禁忌等几个方面的内容。强调针道通于天地，本身具有生生之德，但误用针法却能杀人，因此不可不慎重。

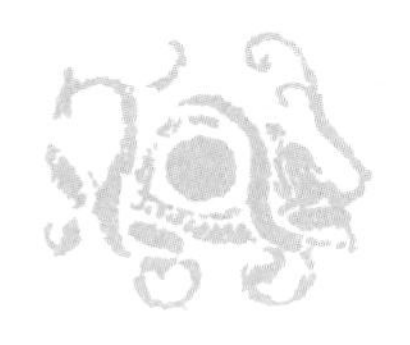

五禁篇第六十一

本篇文章主要讲了针刺的禁忌和一些注意事项：逢禁日不针，虚证不可用泻法，脉证不符时要慎重处理。

黄帝问于岐伯曰：余闻刺有五禁，何谓五禁？岐伯曰：禁其不可刺也。黄帝曰：余闻刺有五夺。岐伯曰：无泻其不可夺者也。黄帝曰：余闻刺有五过。岐伯曰：补泻无过其度。黄帝曰：余闻刺有五逆。岐伯曰：病与脉相逆，命曰五逆。黄帝曰：余闻刺有九宜。岐伯曰：明知九针之论，是谓九宜。

【语译】

黄帝问岐伯说：我听说针刺有五禁，什么叫五禁呢？岐伯说：禁就是不可以针刺。黄帝说：我听说针刺有五夺。岐伯说：是指不可以用泻法的就不能用泻法。黄帝说：我听说针刺有五过。岐伯说：是指针刺补泻不要超过一定的限度。黄帝说：我听说针刺有五逆。岐伯说：病症与脉象不符，就叫作五逆。黄帝说：我听说针刺有九宜。岐伯说：明确知道九针的理论，就叫九宜。

【解读】

本段提出了五禁、五夺、五过、五逆、九宜的概念。五禁，是针刺的五种禁忌。五夺，指气血津液极度损耗的五种症候：肌肉大削、大失血、大汗出、大泄、新产及大出血。五过，指针刺补泻超过一定限度的五种过错。五逆，指病症与脉象不一致的五种症候。九宜，指能恰当运用九针的理论。

黄帝曰：何谓五禁？愿闻其不可刺之时。岐伯曰：甲乙日自乘，无刺头，无发蒙于耳内。丙丁日自乘，无振埃于肩喉廉泉。戊己日自乘四季，无刺腹去爪泻水。庚辛日自乘，无刺关节于股膝。壬癸日自乘，无刺足胫。是谓五禁。黄帝曰：何谓五夺？岐伯曰：形肉已夺，是一夺也；大夺血之后，是二夺也；大汗出之后，是三夺也；大泄之后，是四夺也；新产及大血之后，是五夺也。此皆不可泻。

【语译】

黄帝说：什么叫五禁？我想知道什么时候不可以针刺。岐伯说：甲乙日应头，逢甲乙日不要针刺头部，不要用发蒙的针法针刺耳内。丙丁日对应肩喉，逢丙丁日不要用振埃的针法针刺肩部、喉部及廉泉穴。戊己日对应中土，主四时，逢戊己日不要针刺腹部和用去爪法泻水。庚辛日对应股膝，逢庚辛日不要针刺大腿和膝部的穴位。壬癸日对应足胫，逢壬癸日不要针刺足部和小腿前侧的穴位。这就叫五禁。黄帝说：什么叫五夺？岐伯说：形体瘦削、肌肉脱失是一夺；大量失血之后，是二夺；大量出汗之后，是三夺；大泄泻后，是四夺；刚刚分娩及大出血之后，是五夺。这几种情况都不可以用泻法。

【解读】

甲乙日自乘，“自乘”，指当天值日的天干逢到其对应部位。十天干分别对应人体的不同部位：甲乙为首，丙丁为肩喉，戊己为手足，庚辛为股膝，壬癸为足胫，也就是说，在日干为甲或乙的日子不要针刺头部，以此类推。

发蒙、振埃、去爪都是针法的名称，详细介绍见于《灵枢·刺节真邪》。“发蒙”是指针刺腑腧以治疗腑病；“振埃”是取循行四肢体表的经脉（外经）进行针刺，治疗胸满、喘息等阳气逆上的病症；“去爪”是针刺关节及络脉以祛除邪气。

黄帝曰：何谓五逆？岐伯曰：热病脉静，汗已出，脉盛躁，是一逆也；病泄，脉洪大，是二逆也；著痹不移，䐃肉破，身热，脉偏绝，是三逆也；淫而夺形，身热，色夭然白，及后下血衃，血衃笃重，是四逆也；寒热夺形，脉坚搏，是五逆也。

【语译】

黄帝说：什么叫五逆？岐伯说：患热病，脉象却平静，已经发汗，脉象却洪大而急躁，这是一逆；患泄泻病，脉象却洪大，这是二逆；患有着痹固定不移，丰满的肌肉破溃，身体发热，脉象偏于某部难以摸到，这是三逆；久病阴津受损而形瘦身热，面色枯槁苍白，便瘀血，瘀血的情况严重，这是四逆；久病寒热之疾，身体瘦削脱形，脉搏动坚实有力，这是五逆。

【解读】

“著痹不移，䐃肉破”。“著痹”即着痹，是痹病的一种，由风寒湿三气合而为病，以湿邪为主，表现为肢体生疼酸困、病处不移，所以叫“著痹不移”。见于《素问·痹论》：“其风气胜者为行痹，寒气胜者为痛痹，湿气胜者为著痹也。”“䐃”音 jiǒng，指隆起的大块肌肉，王冰：“䐃，谓肘膝后肉如块者。”

“淫而夺形，身热，色夭然白，及后下血衃”。“淫”是阴津耗损的病变，周学海谓“肠澼沃沫、精遗、盗汗之类皆是”。因为阴津不足，所以生内热，津亏日久自然也会身形瘦削。“衃”音 pēi，瘀血。

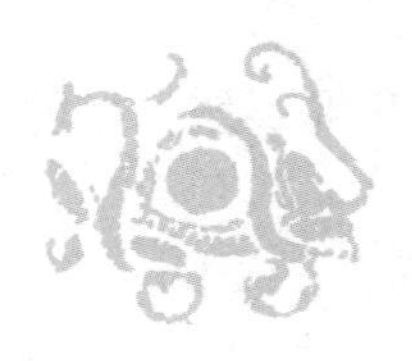

动输篇第六十二

这一篇主要围绕脉气的周流对于气血循环的作用展开讨论。首先说明了手太阴、足少阴、足阳明经脉各自的气血输注部位以及搏动不休的原因，又论述了气血的根本来源和脉气流行中的动力变化，最后指出气血在正常和失常情况下周流的路径。

黄帝曰：经脉十二，而手太阴，足少阴、阳明独动不休，何也？岐伯曰：是明胃脉也。胃为五脏六腑之海，其清气上注于肺，肺气从太阴而行之，其行也，以息往来，故人一呼脉再动，一吸脉亦再动，呼吸不已，故动而不止。

【语译】

黄帝问：十二经脉中，唯有手太阴肺经、足少阴肾经、足阳明胃经这三条经脉搏动不休，这是为什么呢？岐伯回答说：这是足阳明胃脉导致的，胃是五脏六腑所需精气汇聚的海洋，饮食精微所化的清气向上输注于肺，随肺气从手太阴经开始在周身运行，肺气的运行体现为呼吸，所以人一呼，脉搏动两次；一吸，脉又搏动两次，呼吸不停，所以寸口脉跳动不止。

【解读】

动输，指的就是跳动的腧穴。十二经脉当中，肺经的太渊穴、肾经的太溪穴、胃经的人迎与冲阳穴都有脉搏跳动。我们知道，胃为水谷之海，人体内所有气的生成，都有赖于脾胃化生水谷精微。因此这种脉搏跳动的现象也依赖于胃气的推动。

手太阴肺经之气，是由胃所化生的水谷精微之清气，上升注入肺而生成的。肺司呼吸，因此肺经的寸口脉随着呼吸而搏动，人一呼一吸，脉搏跳动四次，一呼时跳动两次，一吸时又跳动两次，其频率与呼吸相同。这个时候的脉就是常脉。如果脉搏跳动的频率变快或者变慢，那就说明身体出了问题。一般来说，频率变快，超过一息四至的叫数脉，一息就是一呼一吸。数脉意味着人体的热比较盛，阳比较亢旺，这种热盛既可能是实性的，也可能是虚性的，由于阴虚不能制阳导致的。实性的要通过清热来治疗，虚性的就要滋阴降火。但数脉不会超过一息七至。一息七八至的脉叫疾脉，它提示阳极而阴竭，是非常危急的症状，阴阳已经要离决了。如果脉搏的频率减慢，不足一息四至，就叫迟脉。出现迟脉，说明身体里有寒，寒性滞涩，所以脉搏也会变慢。遇到迟脉，要选择温阳的方法去温煦、散寒。

黄帝曰：气之过于寸口也，上十焉息，下八焉伏，何道从还？不知其极。岐伯曰：气之离脏也，卒然如弓弩之发，如水之下岸，上于鱼以反衰，其余气衰散以逆上，故其行微。

【语译】

黄帝说：手太阴经的脉气通过寸口，向上入肺而息，向下至手指末端而藏。它是从哪里返回到本脉的呢？我不知道其所以然。岐伯说：脉气在内离开脏腑，而向外到达经脉时，就像突然发射的弓弩，又像是湍急的水流冲破堤岸一样气势汹涌，等到脉气上到鱼际时，就由盛转衰，它的余气衰散而向上逆行，所以脉气也变得比较弱了。

【解读】

本节说明了经气运行的动势变化。岐伯以弓弩发射、洪水决堤来比喻脉气刚刚发出时的气势，而到了经脉末端，脉气已经不复先前的冲劲，“且强弩之极，矢不能穿鲁缟；冲风之末，力不能漂鸿毛”，余劲返回已经是气息将歇了，所以脉搏来时劲足，而落下时就显得衰微。

这一节当中，关于“上十息焉，下八伏焉”的含义，历代注家解释不一。张介宾认为这里的“十”“八”是比喻盛衰的虚词，采纳者较多。在《太素》当中，这句话里并没有“十”“八”二字，因此也有考据学派认为此二字为讹误。上十焉息：“十”可能是“寸”的误字，原意应为脉气从寸口上入肺而息。下八焉伏：“八”可能是“尺”的误字，原意应为脉气从肺下到寸口（尺部）而藏。

黄帝曰：足之阳明何因而动？岐伯曰：胃气上注于肺，其悍气上冲头者，循咽，上走空窍，循眼系，入络脑，出顑，下客主人，循牙车，合阳明，并下人迎，此胃气别走于阳明者也。故阴阳上下，其动也若一。故阳病而阳脉小者为逆，阴病而阴脉大者为逆。故阴阳俱静俱动若引绳，相倾者病。

【语译】

黄帝问：足阳明胃脉因为什么搏动呢？岐伯回答说：胃气向上注于肺脏，其彪悍之卫气是上冲到头部的，先沿着咽喉，向上走行于七窍，沿着眼球深处的脉络，向内入络于脑，出于腮部，向下会于客主人穴，沿着颊车，合于足阳明经，并向下行至人迎部位，这就是胃气别行而又合于足阳明经而引起的搏动。所以，手太阴的动脉寸口，与足阳明的动脉人迎，它们的搏动频率是一致的。所以阳病而阳脉反小的为逆，阴病而阴脉反大的为逆。所以在正常情况下，人迎与寸口的搏动是一致的，如同从两头牵着同一根绳子。如果这二者不均衡，倾向于某一方，就是生病了。

【解读】

本节讨论了足阳明胃经动脉搏动的原因，它的搏动处位于人迎穴和冲阳穴。悍气，指浮盛之气，胃经首先沿着本经走行，本经气盛，所以称为悍气。胃经的分支，从大迎穴分出，下行到人迎穴。胃气向上注于肺，肺胃之气出自同源，因此人迎的搏动频率与寸口是一致的。人迎位于足阳明胃经，胃经属阳，寸口太渊位于手太阴肺经，肺经属阴，因此当有疾病的时候，如果疾病属阳，人迎脉应该搏动有力、脉象洪大，寸口脉应小；如果疾病属阴，寸口脉象应大，人迎脉应小。如果情况颠倒了，那就说明疾病的预后不佳。

这一段提到的一个穴位很有意思，就是客主人穴，也叫上关穴。为什么叫客主人呢？这是因为该穴内的气血是具有肾水之性的寒湿水气，而该穴又位于足少阳胆经，胆经属木。木气为主，水气（肾气）为客，所以叫客主人。这个穴位就在我们耳前张口时凹陷的地方。

黄帝曰：足少阴何因而动？岐伯曰：冲脉者，十二经之海也，与少阴之大络，起于肾下，出于气街，循阴股内廉，邪入腘中，循胫骨内廉，并少阴之经，下入内踝之后，入足下。其别者，邪入踝，出属跗上，入大指之间，注诸络，以温足胫，此脉之常动者也。

【语译】

黄帝问：足少阴肾经的动脉因为什么搏动呢？岐伯回答说：冲脉是十二经之海，它与足少阴的络脉，都起自会阴，出于足阳明胃经的气街，沿着大腿内侧，向下斜行进入腘窝中，再沿着胫骨内侧，与足少阴肾经并行，向下入于足内踝之后，进入足下。它的另一支脉，斜行进入内踝，出于胫骨与跗骨连接之处，进入足大趾之间，渗注入足胫处的络脉，以温养足胫部，这就是足少阴经动脉总在搏动的原因。

【解读】

足少阴肾经的搏动处在太溪穴。足少阴的大络与冲脉同出于会阴，冲脉一路下行至小腿，与足少阴肾经并行。它的支脉在跗骨上缘分出，斜行到足背，进入足大趾之间，温养足少阴肾经以及该处的经络，因此少阴经之经气充沛，就会在太溪处有搏动。我们平时可以摸一摸太溪穴，感受一下该处的搏动，如果太溪处的搏动过于细微，甚至完全摸不到，那往往就是肾气有些虚了。

以上四段讨论了手太阴肺经、足少阴肾经、足阳明胃经三条经脉不停搏动的原因，以及上述三条经脉的功能、病理和循行的路线等。

黄帝曰：营卫之行也，上下相贯，如环之无端，今有其卒然遇邪气，及逢大寒，手足懈惰，其脉阴阳之道，相输之会，行相失也，气何由还？岐伯曰：夫四末阴阳之会者，此气之大络也。四街者，气之径路也。故络绝则径通，四末解则气从合，相输如环。黄帝曰：善。此所谓如环无端，莫知其纪，终而复始，此之谓也。

【语译】

黄帝问：营气卫气的运行，上下相互贯通，就像是圆环一样没有端头。现在有人突然遇到邪气，或遭遇严寒，使手脚懈惰无力，营卫运行的通道和气血灌注的枢纽无法正常运行，那么气又要如何循环不绝呢？岐伯回答：人的四肢末端是阴阳会合的地方，也是营卫之气循行的大络。头、胸、腹、腿之气街，是脉气运行的道路，因此络脉如果被外邪侵入而阻绝，气街就会开通；等到四肢的邪气结滞解除，脉气就恢复沟通，继续相互传输而循环往复了。黄帝说：好，这就是所谓像圆环一样不知道它的端头，无法知道它发生的头绪，周而复始地循环着，就是这个道理了。

【解读】

本节讨论了营卫之气在正常情况与异常情况下的运行路线。四末指的是四肢末端，它是阴经与阳经相合、联络的地方。在正常情况下，经脉之气在四肢末端交接，阴阳相贯，十二经脉形成一个大的循环网络。但若是遇到了异常，比如邪气内侵或者遭遇到大寒之气，四肢末端的经气流行不畅，不能进行经脉的交接时，经气就会通过气街相联系。四街，指的就是四气街，在中医经络理论中，它是指经气汇聚和流通的共同道路，四气街分别位于头、胸、腹、胫处。阴阳相接而经气往来，本是常理，符合阴阳消长的自然规律，阴阳之气流转不休，也正如天地间的气化流行。气街虽然不是阴阳交接之所，但在四肢末端出现经气循环的障碍时，它就能起到维持人体阴阳循环的功用。

总之，十二经脉气以胃气为本，胃是气血生化的来源，是脉气的根本，手太阴肺经、足阳明胃经动脉搏动的源头都是它。足少阴肾经的搏动则与冲脉有关。这些经脉的搏动状态能反映相关脏腑功能的强弱，了解其中的道理，有助于我们对疾病进行诊断和预防，也便于健康自查。

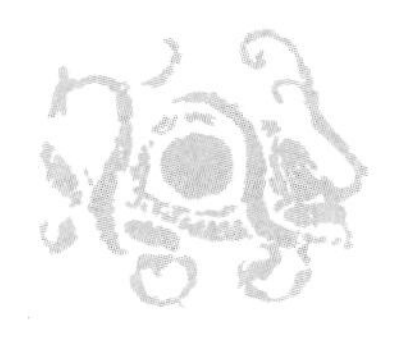

五味论篇第六十三

《灵枢》第五十六篇《五味》侧重于五味与五脏的对应关系，而本篇《五味论》则侧重于过食五味分别会导致什么疾病：过食酸，小便不通；过食咸，令人渴；过食辛，令人洞心；过食苦，令人呕；过食甘，令人心中闷。此外，本篇还讲述了这些疾病的发病机理。

黄帝问于少俞曰：五味入于口也，各有所走，各有所病。酸走筋，多食之，令人癃；咸走血，多食之，令人渴；辛走气，多食之，令人洞心；苦走骨，多食之，令人变呕；甘走肉，多食之，令人悗心。余知其然也，不知其何由，愿闻其故。

【语译】

黄帝问少俞说：食物吃到嘴里，五味各有其归走的方向，也会导致不同的疾病。酸味走筋，吃太多酸味食物会让人小便不通；咸味走血，吃太多咸味食物会让人口渴；辛味走气分，吃太多辛味食物会让人心有空虚感；苦味走骨，吃太多苦味食物会让人呕吐；甘味走肉，吃太多甘味会食物让人心中烦闷。我知道有这样的现象，但不知道为什么会这样，希望了解其中的道理。

【解读】

关于饮食五味，前面已经讲过很多了，比如《灵枢》第五十六篇《五味》就是专门讲五味的，那么第六十三篇《五味论》和之前讲过的又有什么区别呢？可以说，《五味》侧重于讲五味与五脏的对应，而本篇《五味论》则侧重于讲过食五味会导致什么疾病。本篇的前一篇也就是第六十二篇《动输》，是讲手太阴肺经、足阳明胃经和足少阴肾经这三条经脉气血输注的部位和搏动不止的原因，其中特别提到胃是五脏六腑之海，是经脉搏动的根本来源。这一篇就像是在为本篇做铺垫。

本篇主要是讲，饮食五味进入人体内后分别进入相应的脏腑经络，过食五味会导致不同疾病。黄帝先和少俞讨论了五味和经络、脏腑的关系：五味是指酸、苦、甘、辛、咸，对应五脏为肝、心、脾、肺、肾，五体为筋、脉、肉、皮、骨。酸味食物吃多了让人“癃”，“癃”就是小便不通、点滴而出，《素问·宣明五气论》：“膀胱不利为癃。”但是排出小便时没有痛感，这一点与中医的淋证可以相区别，淋证的主要症状就是小便不利、涩痛。辛味食物吃多了会让人“洞心”，“洞心”的意思就是心中悬吊着，好像有空洞一样。甘味食物吃多了让人“悗心”，“悗”音 mán，是心中烦闷的意思。

《素问·至真要大论篇》说：“夫五味入胃，各归所喜，故酸先入肝，苦先入心，甘先入脾，辛先入肺，咸先入肾。久而增气，物化之常也。气增而久，夭之由也。”也就是说肝喜欢酸味，心喜欢苦味，脾喜欢甘味，肺喜欢辛味，肾喜欢咸味，五味归入相应的脏腑，可以增益脏腑之气。但如果长期偏嗜某味，就会反过来损伤相应的脏腑，可与本段所言“多食之”相参照，讲得就是过犹不及的道理，任何事情都是这样，“少火生气，壮火食气”。乾卦九五爻“飞龙在天”，这是最好的状态，但是过了这个界限，到达上九爻就是“亢龙有悔”，就不好了，所以做什么事情都一定不要过度，知足常乐。

少俞答曰：酸入于胃，其气涩以收，上之两焦，弗能出入也，不出即留于胃中，胃中和温，则下注膀胱，膀胱之胞薄以懦，得酸则缩绻，约而不通，水道不行，故癃。阴者，积筋之所终也，故酸入而走筋矣。

【语译】

少俞回答说：酸味进入到胃里，酸味涩滞而且有收敛的功效，只能上行至上中二焦，不能迅速吸收转化，就会留在胃中，胃中温和，就会向下注入膀胱，膀胱的外壁薄而且软，遇到酸就会收缩蜷曲，膀胱口被收缩约束，影响水液通行，所以就会小便不通。前阴部是宗筋集聚的地方，肝主筋，所以说酸走筋。

【解读】

这一段讲的是酸味进入人体后的走向以及癃证产生的原因。杨上善说，酸味入胃以后，上行中上二焦，但因其性偏于涩收，故不能继续外行，与营气一同运行周身，所以又返回，停留在胃中，因胃气热，所以向下渗入膀胱之中。酸味下注之所以会导致癃证、小便不通，第一个原因是“膀胱之胞薄以懦”，“胞”原义为胎衣，《说文解字》：“儿生裹也。”这里指的是膀胱外壁而不是胎衣；懦是软弱、软的意思，因为膀胱外壁又薄又软，遇到刺激就会容易蜷缩，水道被约束不通，水液运行就会发生障碍，所以小便就不通畅了。第二个原因是，肝主筋，足厥阴肝经的经络循行会环绕阴器，所以《素问·厥论篇》说“前阴者，宗筋之所聚”，酸味入肝走筋，其性收涩，会约束经筋，自然也会对阴器有所约束，所以酸味造成小便不通的原因是它会对膀胱和阴器两方面造成约束。

关于酸味使人癃，清代医家汪昂的《本草备要》中记载过这样一则案例：有一位大官的船经过金陵，因为喜爱木瓜的香气，就买了几百颗放在船上，结果整条船上的人都小便不通，医生用通利小便的药治疗也没有效果。后来请汪昂前去诊治。汪昂上船后，闻到四面都是木瓜的香气，哈哈大笑，对众人说：把木瓜扔掉，小便就能通了，不用吃药。于是人们把木瓜全都扔到了江中，不一会儿工夫，大家的小便就都畅通如常了。需要注意，这个故事中的木瓜不是我们平时食用的水果木瓜。作为水果的木瓜是原产于南美洲的一种植物，学名番木瓜，是没有收涩之性的。故事中的木瓜及中药用的木瓜，指的不是番木瓜，而是我国的传统植物木瓜，以安徽宣城所产为佳，故又称宣木瓜，其味酸、性温，有收敛之功。这个案例足以证明“酸走筋，多食之，令人癃”。

黄帝曰：咸走血，多食之，令人渴，何也？少俞曰：咸入于胃，其气上走中焦，注于脉，则血气走之，血与咸相得则凝，凝则胃中汁注之，注之则胃中竭，竭则咽路焦。故舌本干而善渴。血脉者，中焦之道也，故咸入而走血矣。

【语译】

黄帝说：咸味走血分，多吃咸味食物会让人口渴，是为什么？少俞说：咸味进入到胃里，它的气向上行于中焦，灌注在血脉里，血气就会同它一起运行，血与咸味相遇就会凝滞，需要胃中的津液不断补充来调和。灌注到血脉中，胃中的津液就会不足，胃液不足就会影响咽部津液输布，所以舌根就会干燥，容易感到口渴。血脉是中焦化生的精微物质运行输散的道路，血液化生于中焦，咸味上行到中焦，所以说咸味入于胃中而走血分。

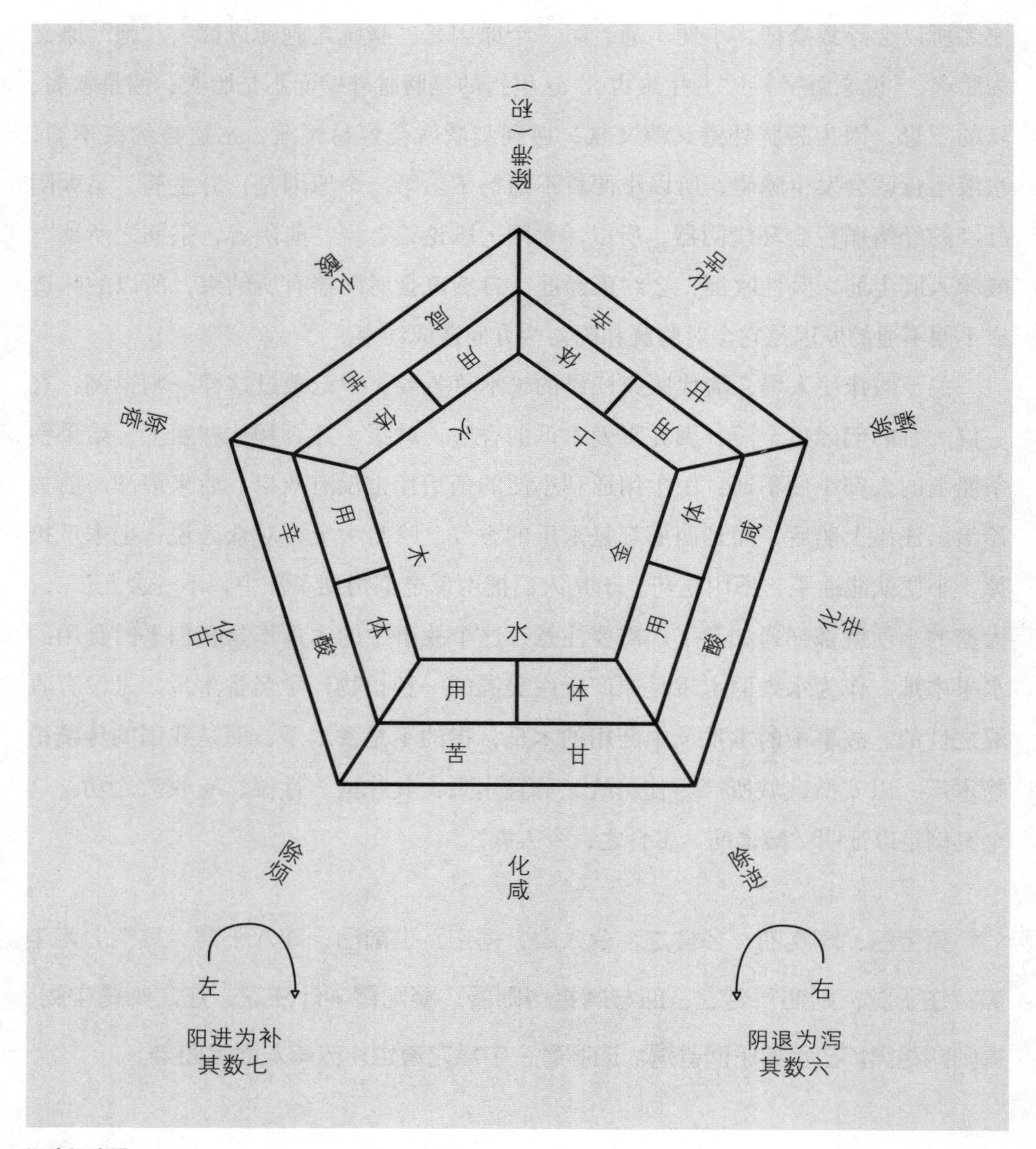

汤液经法图

【解读】

这一段少俞解释了咸味吃多让人口渴的原理。首先，他说咸味进入胃里，会“上走中焦，注于脉”，为什么呢？黄元御在《灵枢悬解》中说：咸味入肾，五行属水，心在体合脉，五行属火，水性克火。所以说咸味之气“注于脉”是由水传火，是传其所胜也。那血是怎么来的呢？《灵枢·决气》有言：“中焦受气取汁，变化而赤，是谓血。”就是说血来源于中焦运化的水谷精微，咸味进入胃里，与血相凝，血凝则燥，就需要胃中的津液来灌注它，于是胃中津液就不足以上注于口，所以会口渴。

《辅行诀》中的五脏体用补泻理论，将五行及所对应的五脏分为体、用、化三个方面，广为流传的张大昌先生所绘《汤液经法图》中有明确体现：心（火）之体味为苦，化味为酸而用味为咸，咸为火之用味，故多食咸能耗伤津液而渴。现代医学理论认为，盐中的钙离子是凝血因子，参与凝血过程，与“血与咸相得则凝”可以相互印证。

黄帝曰：辛走气，多食之，令人洞心，何也？少俞曰：辛入于胃，其气走于上焦，上焦者，受气而营诸阳者也，姜韭之气熏之，营卫之气不时受之，久留心下，故洞心。辛与气俱行，故辛入而与汗俱出。

【语译】

黄帝说：辛味走气分，多吃辛味，会令人感觉心中悬吊空洞，这是为什么？少俞说：辛味进入胃里，它的气走上焦，上焦的主要功能是受纳水谷精微之气后营运全身之阳分，姜韭的气味常常熏蒸上焦，营卫之气不断接受辛味之气，长时间留于胃中并不断散发，所以会有心中悬吊空洞的感觉。辛味常与卫气一起运行，因此辛味入胃，与卫阳之气共同行于肌表，同汗一起散发出来。

【解读】

这一段是少俞解答为什么多吃辛味食物会让人洞心。少俞说，辛味进入胃里，它的气会走上焦，而上焦是“受气而营诸阳”的，“营”是供养的意思，所以上焦是“受气”来供养诸阳气的，那上焦受的是什么“气”呢？《灵枢·决气》中说：“上焦开发，宣五谷味，熏肤、充身、泽毛，若雾露之溉。”也就是说，上焦受的是中焦运化饮食五味所化生的水谷精微之气，然后营运周身。营出中焦，卫出下焦，而营卫之气都要上行于上焦，姜韭之气也会熏蒸上焦，然后上焦之气集聚，长时间停留于“心下”。“心下”就是胃脘部，所以心内似空，发为洞心。马莳还说过，这个辛气与心中之气相伴共行，就会和汗一同散发出来，因为卫气是在体表运行的。食入辛味就会发汗，汗为心之液，汗出必有心气泄出而导致心中空虚，也就是洞心。

笔者小时候，有一日清晨在菜园中拔葱玩，那时还没有吃早餐，因为顽皮，就空着肚子把葱吃掉了，马上就感觉到心中空洞洞的很难受，后来吃了东西才好转。

黄帝曰：苦走骨，多食之，令人变呕，何也？少俞曰：苦入于胃，五谷之气，皆不能胜苦，苦入下脘，三焦之道皆闭而不通，故变呕。齿者，骨之所终也，故苦入而走骨，故入而复出，知其走骨也。

【语译】

黄帝说：苦味走骨分，吃太多苦味食物会让人呕吐，这是为什么？少俞说：苦味进入胃中，五谷的气味都不能胜过苦味，苦味之气进入下脘，那么三焦的通道都会受其影响闭塞不通，气机失常，胃气上逆导致呕吐。齿为骨之余，苦味通过牙齿进入胃中，又从齿门吐出，由此可知苦味是走骨分的。

【解读】

为什么苦味吃多了会让人呕吐？少俞说“五谷之气皆不能胜苦”，任何气味都不能掩盖苦味，为什么这样说？因为苦在脏应心，为君主之味，所以能胜五谷之气。经云：少阴之上，君火主之，本热而标阴。火曰炎上，心又居于上焦，为什么少俞说“苦入下脘”呢？这是因为中医理论的一大特点是重用轻体，典型代表就是“左肝右肺”说。要解决这个问题，我们首先来看苦味的作用，汪昂在《本草备要·药性总论》中说：“苦者能泻能燥能坚……酸苦涌泄为阴……重浊沉降为阴。”所以虽炎上作苦，但苦味之用偏于沉降，故苦能沉入下脘。接下来少俞又说，苦味吃多了能使三焦之道闭塞，《素问·脏气法时论》有云：“肾欲坚，急食苦以坚之。”坚者，实也，固也，苦味可以坚固肾精，多食苦就会坚之太过，所以三焦之道闭塞不通，白下不通，只能走上焦呕出，这是过食苦味导致呕吐的第一个原因。另一个原因，《素问·脏气法时论》还有云：“脾苦湿，急食苦以燥之。”过食苦则脾燥太过，太过则涵养之力不足，又因脾主升清，故上逆为呕。张仲景用瓜蒂散催吐，即为此理，利用瓜蒂的苦寒之性可促使病人呕吐。

最后一句解释为什么苦走骨，肾主骨属水，心主火属水，苦乃火之味，咸乃水之味，为什么苦不走血而走骨，咸不走骨而走血呢？任谷庵用阴阳水火交济来解释，我认为有一定道理。齿为骨之余，杨上善说，用杨枝等有苦味的东西擦牙可以滋养牙齿，可以护齿，所以也能看出苦走骨。本段说苦味先入胃走骨，后呕出而走齿，也就是从骨出，所以苦走骨分。

黄帝曰：甘走肉，多食之，令人悗心，何也？少俞曰：甘入于胃，其气弱小，不能上至于上焦，而与谷留于胃中者，令人柔润者也。胃柔则缓，缓则虫动，虫动则令人悗心。其气外通于肉，故甘走肉。

【语译】

黄帝说：甘味走肉分，多吃甘味食物会让人烦闷，这是为什么？少俞说：甘味进入胃中，由于甘气比较弱，不能向上运行到上焦，而会与其他食物一同留在胃里，甘味使得胃气柔润，胃气柔润了，气机的运行就会变缓慢，容易化湿生虫，寄生虫因食甘味而产生蠕动，令人烦闷。甘味入脾，脾主肌肉，所以说甘味走肉分。

【解读】

为什么甘味食物吃多了令人心中烦闷？甘味在脏应脾，在五方属中央，承载化育万物的功能，它的气很柔和，不能上下，其性能守。过食甘，则甘味与水谷一同停留于胃中。张介宾认为，甘味久留于胃中则从湿化，生诸虫。古人云：虫得甘则动。甘为坤土之味，性质柔润，任谷庵说，“柔者土之性，润乃湿之气”。胃原秉阳明燥热之性则虫不生，若甘味久留，胃中气机柔缓，虫就会出动了，胃在心下，所以会悗心。此处的“虫”，应从广义上理解其内涵，除了理解成寄生虫的蠕动，还可理解成胃肠功能紊乱造成的胃肠蠕动。甘入脾，脾在体合肉，所以说甘味“其气外通于肉”。

总结一下，本篇主要讲的是过食五味会导致不同疾病：过食酸，会导致小便不通；过食咸，会导致口渴；过食辛，会导致洞心；过食苦，会导致呕吐；过食甘，会导致心中烦闷。五味导致发病的机理，与五味的功能、五味进入三焦五脏的路线都有关系。值得注意的是，“五味入于口也，各有所走，各有所病”，所以千万不能偏食、多食某一味食物，否则就会导致疾病。

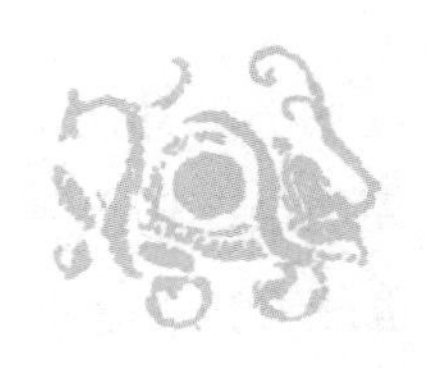

阴阳二十五人篇第六十四

"阴阳五行"是《黄帝内经》最重要的思维模型、说理模型。《黄帝内经》有两篇集中讲体质，其中一篇就是这篇《阴阳二十五人》，另一篇是后面的《通天》，这两篇都按照阴阳五行来讲人的体质、的人格。本篇运用中医阴阳五行理论，将人归纳为木、火、土、金、水五种不同的类型。再根据五音、阴阳属性，进一步把每一个类型划分为五类，总共得出二十五种人格类型。

黄帝曰：余闻阴阳之人何如？伯高曰：天地之间，六合之内，不离于五，人亦应之。故五五二十五人之政，而阴阳之人不与焉。其态又不合于众者五，余已知之矣。愿闻二十五人之形，血气之所生，别而以候，从外知内何如？岐伯曰：悉乎哉问也，此先师之秘也，虽伯高犹不能明之也。黄帝避席遵循而却曰：余闻之，得其人弗教，是谓重失，得而泄之，天将厌之，余愿得而明之，金柜藏之，不敢扬之。岐伯曰：先立五形金木水火土，别其五色，异其五形之人，而二十五人具矣。黄帝曰：愿卒闻之。岐伯曰：慎之慎之，臣请言之。

【语译】

黄帝问：我听说人分为不同的阴阳类型，都是怎么样的呢？伯高说：天地之间，整个东西南北上下的空间里，所有事物的变化都离不开五行规律，人体当然也是这样。总的说来可以分为金木水火土五类，而每一类又可分为五型，共五五二十五型。但属阴属阳类型的人不在这二十五种类型之内，属阴属阳的人和一般人不同，具体可以分为太阴之人、少阴之人、太阳之人、少阳之人以及阴阳平和之人，关于属阴属阳之人的五种形态我已经知道了，现在我想了解一下二十五种五行分类的人的形态特点、气血盛衰特征，以及如何从外在形态了解他们的内脏变化。岐伯说：你问得很详细啊！这些理论是先师藏而不外传的秘密，就是伯高也还不能彻底理解其中的道理。黄帝起身离席，恭敬地后退几步说：我听人说过，遇到一个可以继承和弘扬宝贵学术理论的人而不去教授他，这是非常大的过失；如果得到了真传而毫不重视、随意泄露，那么上天也会厌弃他。我希望能得到你的真传，弄明白这些宝贵的学术问题，并把记载它们的文献收藏在金柜里，不敢随便泄露遗失。岐伯说：首先要根据金木水火土五种特性来确定五种类型的人，再根据五色来区分五种人在形态上的差异，这样就可以明确这二十五种人的体质特征了。黄帝说：我想详细了解这其中的道理。岐伯说：那你一定要慎而又慎啊，请让我详尽地说一下吧。

木形之人，比于上角，似于苍帝，其为人苍色，小头，长面，大肩背，直身，小手足，好有才，劳心，少力，多忧劳于事。能春夏不能秋冬，感而病生，足厥阴佗佗然。大角之人，比于左足少阳，少阳之上遗遗然。左角之人，比于右足少阳，少阳之下随随然。钛角之人，比于右足少阳，少阳之上推推然。判角之人，比于左足少阳，少阳之下栝栝然。

【语译】

木形之人好比五音的上角，好像东方的苍帝。特点是：肤色偏青，头小，脸长，肩背宽大，身体挺直，手足小，有才干，好动脑筋、费心思，体力不强，多忧虑，常常被事务困扰。能适应春夏的温热气候而不太适应秋冬的寒冷气候，因此在秋冬季节容易感受病邪而生病。木形人又分为五种，其中一种是木气最健全的人，叫上角人，性格特征是“佗佗然”，也就是从容自得、不急不躁。其他四种是木气不健全的人，分左右上下四类，按照五音的说法分别叫大角、左角、钛角、判角。其中大角人的特征是“遗遗然”，拖拖拉拉、畏缩不前；左角人的特征是“随随然”，过于随和，唯唯诺诺；钛角人的特征是“推推然”，喜欢冒进，急功近利；判角人的特征是“栝栝然”，过于刚直，缺乏灵活变通。如果将五种木形人和三阴三阳经络对应，那么木气最健全的上角人对应足厥阴肝经（肝属木），木气不健全的四种人对应足少阳胆经（胆与肝相表里），具体来说，大角、左角、钛角、判角分别对应左足少阳胆经的上部、右足少阳胆经的下部、右足少阳胆经的上部、左足少阳胆经的下部。

【解读】

这一篇主要是从相貌特征、肢体特征、性格特征的角度来辨别人的五行体质。首先是木形人。如果从人格气质上看，木形人是正直向上的，好比一棵大树：木曰曲直——弯曲的能变正直，积极向上，有主意，有条理，有担当；富有才气，喜欢创造创新，有个人风格，不喜平庸，具有丰富的想象力，追求非凡，喜欢与众不同，偏于外向型人格。木在五德中属于仁，所以木形之人有仁德，有恻隐之心，有慈悲心，慈祥和蔼，像春天一样温暖。但如果木性太过，就好比是枯木，则好抗上，不服人，容易顶撞人，宁折不弯；如果木性不足，就好比是小草，则性情易忧愁，优柔寡断，善变不稳定。

火形之人，比于上徵，似于赤帝。其为人赤色，广䏖，脱面，小头，好肩背髀腹，小手足，行安地，疾心，行摇，肩背肉满。有气，轻财，少信，多虑，见事明，好颜，急心，不寿暴死。能春夏不能秋冬，秋冬感而病生，手少阴核核然。质徵之人，比于左手太阳，太阳之上，肌肌然。少徵之人，比于右手太阳，太阳之下慆慆然，右徵之人比于右手太阳，太阳之上鲛鲛然。质判之人，比于左手太阳，太阳之下支支颐颐然。

【语译】

火形人好比五音的上徵，好像南方的赤帝。特点是：肤色偏红，肩背宽，脸瘦，头小，肩背、大腿及腹部肌肉丰满，手足较小，步伐快，性子急，走路时身体摇晃，肩背部肌肉厚实。做事有气魄，对钱财看得轻，但是缺少信用，多有顾虑，对事物善于观察分析，容貌好看，性情急躁，这类人不容易长寿，容易猝死。能适应春夏季节而不能适应秋冬，在秋冬季节容易感受外邪而生病。火形人又分为五种，其中一种是火气最健全的人，叫上徵人，性格特征是“核核然”，即对事物认识深刻，讲求实效，雷厉风行。其他四种是火气不健全的人，按照五音的说法，分别为质徵、少徵、右徵、质判，其中质徵人的特征是“肌肌然”，就是开朗光明；少徵人的特征是“慆慆然”，就是多疑多虑；右徵人的特征是“鲛鲛然”，就是踊跃鲁莽；质判人的特征是“支支颐颐然”，就是无忧无虑、怡然自得。如果将五种火形人和三阴三阳经络对应，那么火气最健全的上徵人对应手少阴心经（心属火），火气不健全的四种人对应手太阳小肠经（小肠与心相表里），具体来说，质徵、少徵、右徵、质判分别对应手太阳小肠经的上部、右手太阳小肠经的下部、右手太阳小肠经的上部、左手太阳小肠经的下部。

【解读】

从人格气质特征上看，火行之人，“火曰炎上”，热情好动，乐观进取，上进奋发，勇敢无畏，思维敏捷，擅长发明，有创见；有较强的鼓动性和煽动性，说话很有感染力，属于高度外向型人格。总体特征是具有较高的表达能力，社交能力强，像夏天一样火热。火在五德属于礼，所以火行之人正义守礼，明理，温恭谦让，举止合度。但如果火性太过，则脾气急躁，没有耐心，好争议，争强好胜，喜夸张，好虚荣，爱面子，好高骛远。

土形之人，比于上宫，似于上古黄帝，其为人黄色，圆面，大头，美肩背，大腹，美股胫，小手足，多肉，上下相称，行安地，举足浮，安心，好利人，不喜权势，善附人也。能秋冬不能春夏，春夏感而病生，足太阴敦敦然。大宫之人，比于左足阳明，阳明之上婉婉然。加宫之人，比于左足阳明，阳明之下坎坎然。少宫之人，比于右足阳明，阳明之上枢枢然。左宫之人，比于右足阳明，阳明之下兀兀然。

【语译】

土形人好比五音的上宫，好像是中央的黄帝。特点是：肤色偏黄，脸圆，头大，肩背肌肉壮实，腹部较大，下肢健美，手足细，全身肌肉丰满，身体上下匀称，行走时步履稳健。做事稳重，沉着冷静，可以取信于人，能使人安心，喜欢做有利于他人的事情，不喜欢依附于权势，善于团结人。能忍耐秋冬的寒凉气候，不能忍耐春夏的温热气候，在春夏季节容易感受外邪而生病。土形人又分为五种，其中一种是土气最健全的人，叫上宫人，这种人的性格特点是“敦敦然”，即厚道诚恳。其他四种是土气不健全的人，分左右上下四类，按照五音的说法分别叫太宫、加宫、少宫、左宫。其中太宫人的特征是“婉婉然”，就是过于柔顺；加宫人的特征是“坎坎然”，就是欣喜欢快；少宫人的特征是“枢枢然”，就是滑头滑脑；左宫人的特征是“兀兀然”，就是呆板不灵活。如果将五种土形人和三阴三阳经络对应，那么土气最健全的上角人对应足太阴脾经（脾属土），土气不健全的四种人对应足阳明胃经（胃与脾相表里），具体来说，太宫、加宫、少宫、左宫分别对应左足阳明胃经的上部、右足阳明胃经的下部、右足阳明胃经的上部、左足阳明胃经的下部。

【解读】

从气质特征上看，“土曰稼穑”，土为大地，可以在大地上种植与收割，土形之人是高耐力型的人，稳重踏实，很厚道，待人诚恳，勤恳实干，稳定持久，偏于内向型人格。宽宏大量，乐于帮助别人，具有责任感。土居中央，讲究中道，不偏不倚，善于调停，具有高度的整合能力。在五德中，土为信，讲信用，言必行，行必果。但土性太过或者不及的人，沉闷呆板，反应迟钝，固执，不思进取，保守，没有创新性，头脑僵化，不善于应变。

金形之人，比于上商，似于白帝，其为人方面，白色，小头，小肩背，小腹，小手足，如骨发踵外，骨轻。身清廉，急心静悍，善为吏。能秋冬不能春夏，春夏感而病生，手太阴敦敦然。钛商之人比于左手阳明，阳明之上廉廉然。右商之人，比于左手阳明，阳明之下脱脱然。左商之人，比于右手阳明，阳明之上监监然。少商之人，比于右手阳明，阳明之下严严然。

【语译】

金形之人好比五音中的上商，好像西方的白帝。特点是：脸呈方形，肤色偏白，头小，肩背窄，腹部小，手足细，足跟厚实，身体轻巧敏捷，秉性廉洁，做事容易急躁，能静能动，既冷静又干练，有领导才能，适合做官。能适应秋冬的寒凉天气，不能适应春夏的温热天气，在春夏季节如果感受外邪就会生病。金形人又分为五种，其中一种是金气最健全的人，叫上商人，这种人的性格特点是

“敦敦然”，坚强不屈，有决断力。其他四种是金气不健全的人，按照五音的说法分别叫釱商、右商、左商、少商。其中钛商人的特征是“廉廉然”，廉洁奉公但不太随和；右商人的特征是“脱脱然”，洒脱不受拘束；左商人的特征是“监监然”，能明辨是非；少商人的特征是“严严然”，严肃庄重。如果将五种金形人和三阴三阳经络对应，那么金气最健全的上角人对应手太阴肺经（肺属金），金气不健全的四种人对应手阳明大肠经（大肠与肺相表里），具体来说，钛商、右商、左商、少商分别对应左手阳明大肠经的上部、右手阳明大肠经的下部、右手阳明大肠经的上部、左手阳明大肠经的下部。

【解读】

从气质特征上看，“金曰从革”，金形之人是高支配型的人格，刚毅果断、雷厉风行，斩钉截铁，说话干脆利落，说一不二。他们对于目标极为执着，为达目的会不折不挠，有韧性，有耐力。金在五德为义，这种人仗义疏财，比如关公关羽就属金，关公是义的化身，民间认为他能保护财产平安，所以被奉为武财神。但如果金性太过或不及，那么就会刻薄尖酸，逞强好胜，小气，爱计较，好比较，易妒忌。

水形之人，比于上羽，似于黑帝，其为人黑色，面不平，大头，廉颐，小肩，大腹，动手足，发行摇身，下尻长，背延延然。不敬畏，善欺绐人，戮死。能秋冬不能春夏，春夏感而病生，足少阴汗汗然。大羽之人，比于右足太阳，太阳之上颊颊然。少羽之人，比于左足太阳，太阳之下纡纡然。众之为人，比于右足太阳，太阳之下洁洁然。桎之为人，比于左足太阳，太阳之上安安然。是故五形之人二十五变者，众之所以相欺者是也。

【语译】

水形之人好比五音的上羽，好像北方的黑帝。特点是：肤色偏黑，面部不平整，头颅大而腮颊消瘦，肩膀窄，腹部宽，手足好动，行走时身体常常摇摆，臀部及背部较长。他们不敬重他人，也不惧怕他人，经常欺骗人，容易因犯罪而被杀死。他们能忍耐秋冬的寒凉气候而不能忍耐春夏的温热气候，在春夏容易感受邪气而生病。水形人又分为五种，其中一种是水气最健全的人，叫上羽人，这种人的性格特点是“汗汗然”，卑下谦虚。其他四种是水气不健全的人，按照五音的说法分别叫大羽、少羽、众羽、桎羽。其中大羽人的特征是“颊颊然”，放任得意；少羽人的特征是“纡纡然”，郁闷不舒畅；众羽人的特征是“洁洁然”，高洁，清高；桎羽人的特征是“安安然”，安静拘束。如果将五种水形人和三阴三阳经络对应，那么水气最健全的上羽人对应足少阴肾经（肾为水），水气不健全的四种人对应足太阳膀胱经（膀胱与肾相表里），具体来说，大羽、少羽、众羽、桎羽分别对应左足太阳膀胱经的上部、右足太阳膀胱经的下部、右足太阳膀胱经的上部、左足太阳膀胱经的下部。

以上就是木火土金水五种类型的人，因禀赋差异，又分为五五二十五种。因为他们的禀赋是相同之中有不同，不同之中又存在相同之处，所以一般人辨识不清，容易混淆。

【解读】

从气质特征上看，“水曰润下”，水形之人是适应性高，顺势而为。性格柔和，温柔婉约。不喜欢与别人争高低，低调做人，肯放下身段。包容性强，善于调解矛盾，又喜欢给予和施舍。内敛，城府较深，高度内向。水形的人很聪慧，具有非凡的创造能力，善于调解矛盾，非常适合做管理者。在五德中，水为智，所以水形之人足智多谋，考虑问题周到，而且心灵手巧，擅精艺术。水就是坎卦，水善利万物而不争，外柔内刚，坎卦外面是阴，中间是阳，坎卦就是“含刚强于柔弱之中，寓申韩于黄老之内”。但如果水性太过或不及，就会没有原则，没有主见，随波逐流；自卑，爱哭，懒散，混乱，缺乏自信，爱生闷气，消沉抑郁，多忧多虑。

黄帝曰：得其形，不得其色，何如？岐伯曰：形胜色，色胜形者，至其胜时年加，感则病行，失则忧矣。形色相得者，富贵大乐。黄帝曰：其形色相胜之时，年加可知乎？岐伯曰：凡年忌下上之人，大忌常加七岁，十六岁，二十五岁，三十四岁，四十三岁，五十二岁，六十一岁，皆人之大忌，不可不自安也，感则病行，失则忧矣，当此之时，无为奸事，是谓年忌。

黄帝曰：夫子之言，脉之上下，血气之候，以知形气，奈何？岐伯曰：足阳明之上，血气盛则髯美长，血少气多则髯短，故气少血多则髯少，血气皆少则无髯。两吻多画，足阳明之下，血气盛则下毛美长至胸，血多气少则下毛美短至脐，行则善高举足，足指少肉，足善寒，血少气多则肉而善瘃，血气皆少则无毛，有则稀枯悴，善痿厥足痹。

足少阳之上，气血盛则通髯美长，血多气少则通髯美短，血少气多则少髯，血气皆少则无须，感于寒湿则善痹。骨痛爪枯也。足少阳之下，血气盛则胫毛美长，外踝肥；血多气少则胫毛美短，外踝皮坚而厚，血少气多则胻毛少，外踝皮薄而软，血气皆少则无毛，外踝瘦无肉。

足太阳之上，血气盛则美眉，眉有毫毛，血多气少则恶眉，面多少理，血少气多则面多肉，血气和则美色，足太阴之下，血气盛则跟肉满，踵坚，气少血多则瘦，跟空，血气皆少喜转筋，踵下痛。

手阳明之上，血气盛则髭美。血少气多则髭恶，血气皆少则无髭。手阳明之下，血气盛则腋下毛美，手鱼肉以温，气血皆少则手瘦以寒。

手少阳之上，血气盛则眉美以长，耳色美，血气皆少则耳焦恶色。手少阳之下，血气盛则手卷多肉以温，血气皆少则寒以瘦，气少血多则瘦以多脉。

手太阳之上，血气盛则多须，面多肉以平，血气皆少则面瘦恶色。手太阳之下，血气盛则掌肉充满，血气皆少则掌瘦以寒。

黄帝曰：二十五人者，刺之有约乎？岐伯曰：美眉者，足太阳之脉气血多；恶眉者，血气少；其肥而泽者，血气有余；肥而不泽者，气有余，血不足；瘦而无泽者，气血俱不足。审察其形气有余不足而调之，可以知逆顺矣。

黄帝曰：刺其诸阴阳奈何？岐伯曰：按其寸口人迎，以调阴阳，切循其经络之凝涩，结而不通者，此于身皆为痛痹，甚则不行，故凝涩，凝涩者，致气以温之，血和乃止。其结络者，脉结血不和，决之乃行，故曰：气有余于上者，导而下之；气不足于上者，推而休之；其稽留不至者，因而迎之；必明于经隧，乃能持之；寒与热争者，导而行之；其宛陈血不结者，则而予之。必先明知二十五人，则血气之所在，左右上下，刺约毕也。

【语译】

黄帝问：有些人具备了这五种人中某一种的体型特点，但肤色不相符，这要怎么解释呢？岐伯说：形体的五行属性克制肤色的五行属性，或者肤色的五行属性克制形体的五行属性，如果恰巧再赶上年忌，稍微外感邪气便会生病，如果治疗上再稍有疏忽，可能就会发展成非常严重的后果。如果体型和肤色同属于一个五行属性，那就是平安健康的表现。黄帝问：形体和肤色相互克制的时候，年忌能够推算出来吗？岐伯说：凡是重大的年忌都适用于以上二十五种类型的人。计算重大年忌往往从七岁开始，每次加九年，依次为十六岁、二十五岁、三十四岁、四十三岁、五十二岁、六十一岁，这都是人的大忌之年。自身不可疏忽，否则很容易生病。得病以后，如果大意失治，会有生命之忧。所以，遇上这些年份要谨慎小心，防治疾病，不要做不正当的事，这就是年忌了。

黄帝问：先生你曾讲过，经脉循行在人体的上部和下部，那么测候气血的盛衰，就能知道形气的强弱，具体是怎样的？岐伯说：足阳明经的形体特征体现在上部，气血充盛胡须就多而长，血少气多则胡须短，血多气少则胡须稀疏，气血皆少则不长胡须，口角两旁皱纹较多。足阳明经的形体特征体现在人体的下部，气血充盛则腹毛密而长，甚至延续到胸部；血多气少则腹毛、阴毛密而短，长到脐部，走路时经常抬高两脚大踏步；足趾部位的肌肉过少，足部常会常感到寒冷。血少气多，则下肢容易生冻疮；气血皆少，则腹部、阴部不长毫毛，即使长也是稀疏干燥的，并且双足经常萎软无力，手足冰冷或者痹痛。

足少阳经循行在人体的上部，气血充足则胡须浓密而长，血多气少则胡须浓密而短，血少气多则胡须稀少，气血皆少则没有胡须，而且感受寒湿的邪气容易引发痹证、骨节疼痛。足少阳经循行在人体下部，气血充盛则小腿毫毛浓密且长，外踝处的肌肉结实有力；血多气少则小腿毫毛浓密而短，外踝皮肤坚韧厚实；血少气多则小腿外侧毫毛稀少，外踝皮肤薄软；气血皆少则小腿无毫毛，外踝的肌肉消瘦。

足太阳经循行在人体上部，气血充盛则眉毛浓密且长，其中还会有特别长的眉毛；血多气少则眉毛不润泽而枯萎，面部多有小细纹；血少气多则颜面丰满多肉；气血调和则颜面光泽柔润。足太阳经循行在人体下部，气血充盛则足部肌肉结实，跟骨强健；气血皆少则容易发生痉挛、足跟疼痛。

手阳明经循行在人体上部，气血充盛则胡须浓密而长，血少气多则胡须枯萎无光泽，气血皆少则无胡须。手阳明经循行在在人体下部，气血充盛则腋毛浓密有光泽，手掌、大鱼际、小鱼际肌肉温暖；气血皆少则两手肌肉冰凉瘦薄。

手少阳经循行在人体上部，气血旺盛则眉毛浓密而长，耳朵滋润有光泽；气血皆少则会导致耳部干枯、颜色晦暗。手少阳经循行在人体下部，气血充盛则手部肌肉丰满温煦，气血皆少则手部肌肉消瘦；气少血多则手掌瘦薄，脉络明显。

手太阳经循行在人体上部，气血充盛则胡须浓密，面部肌肉圆润而均匀；气血皆少则面部瘦削。手太阳经循行在人体下部，气血充盛则手掌肌肉结实，气血皆少则手掌肌肉瘦薄冰冷。

黄帝问：对于这二十五种不同类型的人，针刺时有不同的原则吗？岐伯说：眉毛浓密，代表足太阳经脉的气血充盛；眉毛稀疏，代表足太阳经脉气血不足；身体肌肉丰满、肤色润泽的，是气血有余；身体有些肥胖，肤色无光泽的，是气有余，血不足；身体肌肉瘦薄而皮肤无光泽的，则属于气血两虚。如果能通过这些外在的特征判断出形气是有余还是不足，用补虚泻实的方法加以治疗，就可以知道病情是顺是逆了。

黄帝问：怎样针刺手足三阴三阳经呢？岐伯说：按其寸口脉、人迎脉，以审查体内阴阳的盛衰情况，并循着经络按压肌肤，观察有无气血凝滞不通的状况。若出现经脉凝滞，常易发生痹证疼痛，严重时还会阻滞经脉气血的运行。治疗这种经脉凝滞的患者，应当用补法留针，让血脉得到温通，气血调和后才能停止治疗。若较小的络脉出现气血不畅、结聚的病症，治疗当用泻法，针刺出瘀血，使气血运行恢复畅通。所以说，如果邪气郁结在人体上部，取穴要选人体下部的腧穴，引气下行；若是患者上部正气不足，应选取上部的腧穴轻轻按揉，以激发其经气；若留针久但是迟迟未得气，应该采用多种办法来催导经气。这些操作，都必须先掌握经络的循行规律。如果病况出现寒热互争，治疗就要做到补其不足且泻其有余；有瘀血结于内的，治疗要用三棱针刺络放血，以通血脉。关于针刺疗法，首先要掌握二十五种类型的人的不同形体特征和内部气血盛衰的一般状态，也就能掌握针刺治疗他们的原则了。

【解读】

本篇讲的是，各类型的人除了在形体方面有不同的特征，经脉气血方面的盛衰也多有不同，这种气血盛衰的不同，导致人体的外部形态有不同的表现，如毛发、胡须等方面，各代表着不同经脉气血盛衰的情况。要根据不同的体质、不同的经脉气血盛衰情况来选择针刺补泻治疗和药物补泻治疗，这些都是非常重要的理论。现代研究也认为，不同类型的性格与高血压病的发病率有着密切的关系，其中A型性格的人（类似火形人）比B型性格的人（类似土形人）更易患上高血压，并且从患高血压病的预后来看，A型人较B型人要差，因此火形人，即使平时未生病，也要注意缓和亢奋急迫的情绪，应该宁心静气，尽量避免不良情绪对身体造成影响，从而预防疾病、养生延年。

本篇运用中医五行学说，总结了金木水火土五种不同类型的人的特质，再根据五音、阴阳属性、体态和生理特征等，将每一类型又划分为五类，共有二十五种体质类型。并提出，应该通过人体外在形体的不同表现、人体内在的不同性格特征，来推断人体经脉气血的盛衰状况，了解不同的体质类型，总结相似的规律，这对有针对性地预防疾病、治疗疾病、养生延年都有非常重要的作用，也为今后中医体质学与中医心理学的发展奠定了扎实的理论基础。

本篇重点讨论了人体不同的类型，分型的主要依据是五行学说，是通过长期的生活观察和医疗实践总结而成的。文中根据不同的体质特征和气质特征将人分为了五种类型，不同类型的人不论在先天禀赋、后天形体特征、性格还是对时令气候变化的适应能力方面，都有显著的不同。另外本文还根据手足三阳经的左右上下、气血多少等，细致地将每一形人又分为五种，构建出五五二十五种类型。但要注意，在实际应用中不必分得那么细，分为五种就可以了。

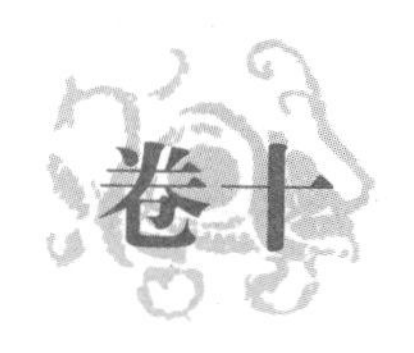

卷十

五音五味篇第六十五

《五音五味》上承前篇《阴阳二十五人》，论述这二十五种不同类型的人在治疗中应该选取的不同经络和部位，以及宫商角徵羽五类人对应的五谷、五畜、五果、五脏、五色、五味、五时等。后文还分别解答了男女为什么不生胡须，最后论述各经脉气血的分布状况。

右徵与少徵，调右手太阳上。左商与左徵，调左手阳明上。少徵与大宫。调左手阳明上。右角与大角，调右足少阳下。大徵与少徵，调左手太阳上。众羽与少羽，调右足太阳下。少商与右商，调右手太阳下，桎羽与众羽，调右足太阳下。少宫与大宫，调右足阳明下。判角与少角，调右足少阳下。钛商与上商，调右足阳明下。钛商与上角，调左足太阳下。

【语译】

火音中属于右徵与少徵类型的人，要调治右手太阳经的上部。金音中属于左商、火音中属于左徵类型的人，要调治左手阳明经的上部。火音中属于少徵、土音中属于大宫类型的人，要调治左手阳明经上部。木音中属于右角、大角类型的人，要调治右足少阳经的下部。火音中属于大徵、少徵类型的人，要调治左手太阳经的上部。水音中属于众羽、少羽类型的人，要调治右足太阳经的下部。金音中属于少商、右商类型的人，要调治右手太阳经的下部。水音中属于桎羽、众羽类型的人，要调治右足太阳经的下部。土音中属于少宫、大宫类型的人，要调治右足阳明经的下部。木音中属于判角、少角类型的人，要调治右足少阳经的下部。金音中属于钛商、上商类型的人，要调治右足阳明经的下部。金音中属于钛商、木音中属于上角类型的人，要调治左足太阳经的下部。

【解读】

这一篇的开头讲了二十五种人应该分别选取什么部位调治。比如火行人，按照五音的说法就是徵音人，又细分为质判、右徵、少徵、质徵、上徵五种。徵音zhǐ，宫商角徵羽五音是中国传统乐理学的五声音阶，按照五度相生顺序排列，在简谱中依次记为“1、2、3、5、6”，用唱名则为“Do、Re、Mi、So、La”。按照五行来说，宫为土音，商为金音，角为木音，徵为火音，羽为水音。当然，在本篇以及上一篇中，宫商角徵羽指的是不同类型的人，按照角、徵、宫、商、羽的次序，分别对应木、火、土、金、水五种人。

从乐理学的角度来说，右、左、大、少、众、判、钛等都是不同的变音，以左右为例：古琴以左手按弦，向右也就是向琴头方向滑动，则音高，琴尾在左，向左滑则音低，所以右用现代乐理的说法就是升半音，左是降半音，右徵就是升徵，左商就是降商；少，用现代乐理的说法就是升八度，大，太也，用现代乐理的说法就是降八度，少徵就是徵音高八度，大宫也就是太宫，就是宫音低八度。

本篇所说的二十五类人的调治方法，实际上与前篇《阴阳二十五人》有出入。本篇第一句“右徵与少徵，调右手太阳上”，前篇《阴阳二十五人》中将右徵之人比于右手太阳之上，“太阳之上鲛鲛然”，又云“手太阳之上，血气盛则多须，面多肉以平，血气皆少则面瘦恶色”，这是右手太阳经脉所循行的上半部分，所以说右徵类型的人，要调治右手太阳小肠经的上部。而将少徵之人，比于右手太阳之下，“太阳之下慆慆然”，又云“手太阳之下，血气盛则掌肉充满，血气皆少则掌瘦以寒”，这是右手太阳经脉所循行的下半部分，所以说少徵类型的人，要调治右手太阳小肠经的下部。本篇则说右徵与少徵类型的人，俱调右手太阳经上部，有人认为是上下二字有误，有人认为是血气上下相通的意思，但不管怎么说，徵为火音，手太阳是小肠经，小肠与心相表里，亦属火，这是火形人调治火部的意思。

第二句“左商与左徵，调左手阳明上”，前篇《阴阳二十五人》以左商者调手阳明，而少徵与左徵者调手太阳，本篇则以左商与左徵者同调左手阳明上。商为金音，手阳明是大肠经，大肠与肺相表里，亦属金，左商调左手阳明经，这是金形人调治金部，没有问题，那么左徵者为什么不调手太阳，反调手阳明呢？马莳认为这是笔误，张志聪则说，经络相连可以通调而治，手太阳小肠经与手阳明大肠经“并出于巨虚”，巨虚是足阳明胃经上的穴位，《灵枢·邪气脏腑病形》中有言，“大肠合入于巨虚上廉，小肠合入于巨虚下廉”，巨虚上廉现称上巨虚，就是说，上巨虚是手阳明大肠经的下合穴，在小腿前外侧，当犊鼻下六寸；巨虚下廉现称下巨虚，也就是说，下巨虚是手太阳小肠经的下合穴，所谓下合穴就是六腑之气下合于足三阳经的腧穴，所以不论是手太阳还是手阳明，在下经络之气通于巨虚，在上交通联络于头目，皮肤气血交相往来，因此张志聪认为，左商与左徵者是可以同调的。

第三句“少徵与大宫，调左手阳明上”，少徵者不调手太阳而调手阳明，在上一段已经解释过原因了。而在前篇中，明明将大宫之人比于左足阳明，为什么在这篇又说大宫调左手阳明上呢？马莳认为，以金部调土形人，应为讹误。张志聪则认为，手阳明大肠经下合于足阳明经上的上巨虚穴，因此以手阳明经调大宫之人也未为不可。

第四句“右角与大角，调右足少阳下”，右角类型的人，调治右足少阳经的下部，角为木音，足少阳为胆经，胆与肝相表里，亦属木，这是木形人调治木部。而大角之人，前篇说当调左足少阳上，本篇则说与右角之人同调右足少阳下，是上下左右颠倒，马莳以之为讹误，而张志聪认为，是因为上下左右相交通。

总之，二十五人从属于五形人，五形人调治的阳经经脉的大体原则是：火形人也就是徵音人，要调治手太阳小肠经（因为太阳为火，小肠与心相表里，心属火）；木形人也就是角音人，要调治足少阳胆经（因为少阳为木，胆与肝相表里，肝属木）；土形人也就是宫音人，要调治足阳明胃经（胃与脾相表里，脾、胃属土）；金形人也就是商音人，要调治手阳明大肠经（大肠与肺相表里，肺属金）；水形人也就是羽音人要调治足太阳膀胱经（膀胱和肾相表里，肾属水）。

一般来说，体质类型属于五行中的哪一行，就调治哪一行的对应经脉部位，比如火形人调治火部，水形人调水部，金形人调金部，木形人调木部，土形人调治土部。但是，这一篇还有其他说法，后文亦多有同前篇《阴阳二十五人》不同并且不从本经调治的情况，甚至有一段，说的是五行五音人都不调治属于这一行的经脉，而是调治其他经脉。为什么呢？或许确有讹误之处，抑或是两条经脉循行交会、气血交通而经气上下所致，难以定论，关键是在临床上要合理选用，过分拘泥于文字未免失其真谛。

上徵与右徵同，谷麦，畜羊，果杏，手，少阴，脏心，色赤，味苦，时夏。上羽与大羽同，谷大豆，畜彘，果栗，足少阴，脏肾，色黑，味咸，时冬。上宫与大宫同，谷稷，畜牛，果枣，足太阴，脏脾，色黄，味甘，时季夏。上商与右商同，谷黍，畜鸡，果桃，手太阴，脏肺，色白，味辛，时秋。上角与大角同，谷麻，畜犬，果李，足厥阴，脏肝，色青，味酸，时春。

【语译】

上徵与右徵都属于火音类型的人，在五谷中对应麦，在五畜中对应羊，在五果中对应杏，在经脉中对应手少阴心经，在五脏中对应心，在五色中对应赤色，在五味中对应苦味，在五季中对应夏季。上羽与大羽都属于水音类型的人，在五谷中对应大豆，在五畜中对应猪，在五果中对应栗，在经脉中对应足少阴肾经，在五脏中对应肾，在五色中对应黑色，在五味中对应咸味，在五季中对应冬季。上宫与大宫都属于土音类型的人，在五谷中对应稷，在五畜中对应牛，在五果中对应枣，在经脉中对应足太阴脾经，在五脏中对应脾，在五色中对应黄色，在五味中对应甘味，在五时中对应季夏。上商与右商都属于金音类型的人，在五谷中对应黍，在五畜中对应鸡，在五果中对应桃，在经脉中对应手太阴肺经，在五脏中对应肺，在五色中对应白色，在五味中对应辛味，时中对应秋季。上角与大角都属于木音类型的人，在五谷中对应麻，在五畜中对应犬，在五果中对应李，在经脉中对应足厥阴肝经，在五脏中对应肝，在五色中对应青色，在五味中对应酸味，在五时中对应春季。

【解读】

这一段主要是建立对应关系，论述不同类型的人对应的五谷、五畜、五果、五脏、五色、五味、五时等。中医重“五”，在东西南北四方中加入了中土的概念，运化四方，将万事万物都配属五行，按照木火土金水的顺序配伍。这一段对五种类型的人适合食用的食物做了归纳总结，原文记起来比较麻烦，我按照木火土金水的顺序重新整理一下，就清楚了：人的体质的木、火、土、金、水五行，对应角、徵、宫、商、羽五音，适合食用的五谷分别为是麻麦稷黍豆，适合食用的五畜分别是犬羊牛鸡彘（彘就是猪），适合食用的五果分别是李杏枣桃栗，适合的五色分别是青赤黄白黑，适合的五味分别是酸苦甘辛咸，对应的五脏分别是肝心脾肺肾，对应的五时分别是春、夏、季夏、秋、冬。

季夏，季是小、末的意思，《说文解字》："少称也。"所以从字面上来说，季夏是夏季最后一个月，也就是农历六月。将五时与五行相配的论述，最早可追溯到战国时代，"春取榆柳之火，夏取枣杏之火，季夏取桑柘之火，秋取柞楢之火，冬取槐檀之火。"《黄帝内经》中的长夏，可能是从上面这个季夏理论演变而来，王冰《补注黄帝内经素问》："所谓长夏者，六月也。土生于火，长在夏中，既长而旺，故云长夏也。"另一种说法，长夏，是春夏秋冬四季每季的后十八天，《素问·太阴阳明论》："脾者土也，治中央，常以四时长四脏，各十八日寄治，不得独主于时也。"长夏在脏应脾，据此则长夏为每一季度的后十八日。

大宫与上角同，右足阳明上。左角与大角同，左足阳明上。少羽与大羽同，右足太阳下。左商与右商同，左手阳明上。加宫与大宫同，左足少阳上。质判与大宫同，左手太阳下。判角与大角同，左足少阳下。大羽与大角同，右足太阳上。大角与大宫同，右足少阳上。

【语译】

大宫与上角类型的人一样，应调治右侧足阳明经的上部。左角与大角类型的人一样，应调治左侧足阳明经的上部。少羽与大羽类型的人一样，应调治右侧足太阳经的下部。左商与右商类型的人一样，应调治左侧手阳明经的上部。加宫与大宫类型的人一样，应调治左侧足少阳经的上部。质判与大宫类型的人一样，应调治左侧手太阳经的下部。判角与大角类型的人一样，应调治左侧足少阳经的下部。大羽与大角类型的人一样，应调治右侧足太阳经的上部。大角与大宫类型的人一样，应调治右侧足少阳经的上部。

【解读】

本段可与第一段的内容互相参照，讲的也是不同类型的人调治的不同经络及部位。第一句说大宫与上角同调右足阳明上，大宫为土人，理应调治足阳明经，上角者为足厥阴肝经，为何此处以足阳明胃经论治呢？根据《灵枢·经脉》记载，肝足厥阴之脉的循行，乃"循喉咙之后，上入颃颡，连目系，上出额，与督脉会于巅”，胃足阳明之脉的循行起于鼻之交頞中，后循发际，至额颅，“其支者，从大迎前下人迎，循喉咙，入缺盆”，颃颡为咽与鼻相通的部位，頞，音è，《说文解字》：“鼻茎也。”就是鼻梁。由此可见，肝胃二经在头面部的循行，皆内行鼻咽，外出额颅，是以张志聪说此二经“交会于喉咙颃颡额颅之间”，上角与大宫同调足阳明经也就不难理解了。

本段中凡是本经人调治不取本经而取别经之处，前人多以二经循行交会、气血交通来解释，可作为参考。如本段第二句，“左角与大角同，调左足阳明”，角为木音，这两类人本应调治足少阳经，现在说调足阳明经，是因为这两条经脉循行于头面部，多有交通。后面说加宫与大宫这两种土形人，同调左足少阳经而非足阳明经，也是由于足阳明之脉出耳前与足少阳交汇在客主人穴，客主人即上关穴，位于耳前颧弓的上缘凹陷处，末句大角与大宫之人同调右足少阳经同理可证。质判与大宫同调左手太阳经，是手太阳经下合于质判之足阳明经的上巨虚穴。大羽与大角同调右足太阳经，是因为足太阳经抵耳上角，与足少阳诸穴相交会，两条经脉的经络之气相通。

其他诸如少羽与大羽调右足太阳经，左商与右商调左手阳明经，判角与大角同调左足少阳经，这是因为羽为水音，商为金音，角为木音，所以水人调水部，金人调金部，木人调木部，是体质类型与所调部位属性相合的例子。

右徵、少徵、质徵、上徵、判徵。左角、钛角、上角、大角、判角。右商、少商、钛商、上商、左商。少宫、上宫、大宫、加宫、左角宫。众羽、桎羽、上羽、大羽、少羽。

【语译】

徵音类型的人分为五种：右徵、少徵、质徵、上徵、判徵（质判）。角音类型的人分为五种：左角、钛角、上角、大角、判角。商音类型的人分为五种：右商、少商、钛商、上商、左商。宫音类型的人分为五种：少宫、上宫、大宫、加宫、左角宫（左宫）。羽音类型的人分为五种：众羽、桎羽、上羽、大羽、少羽。

【解读】

这一段总结上文，角徵宫商羽五音类型分别对应木火土金水五行，又各自分为五类，共计二十五类。

黄帝曰：妇人无须者，无血气乎？岐伯曰：冲脉、任脉皆起于胞中，上循背里，为经络之海。其浮而外者，循腹右上行，会于咽喉，别而络唇口。血气盛则充肤热肉，血独盛则澹渗皮肤，生毫毛。今妇人之生，有余于气，不足于血，以其数脱血也，冲任之脉，不荣口唇，故须不生焉。

【语译】

黄帝说：女性不长胡须，是因为没有血气吗？岐伯说：冲脉、任脉都从胞宫中起始，向上沿脊背内侧循行，是经脉和络脉气血汇聚的地方。其中浮行在体表的经络，沿着腹部上行，交会在咽喉处，一个分支从咽喉部分出，环绕口唇循行。如果血气旺盛，就能充养皮肤、温润肌肉，血气特别旺盛，就能渗入皮肤，长出毫毛也就是胡须。但女性的生理特点是气有余而血不足，因为每个月都来月经，排出很多血，冲任二脉的血气不足以荣养口唇，所以不长胡须。

【解读】

这一段讲的是女性不长胡须的原因，前篇《阴阳二十五人》中说，气血盛胡须就会美而长，因此黄帝发问，说女性不长胡须是因为她们血气不足吗？岐伯说，是因为她们“数脱血”，数音 shuò，指女性来月经失血。冲任之脉起于胞中，循脊上行，其别络环唇口，冲任所主之血一则供应月事之失血，二则荣养口唇，冲任之血气充盛则会长出胡须，张志聪《黄帝内经灵枢经集注》曰：“络唇口、生髭须之血气，冲脉之所濡也。”而妇人每月行经，血液脱失无以荣养口唇，故毫毛不生，正如仇汝霖所言：“妊娠之血，皮肤之血也。”可以说，妇人生长胡须的血气都在月经中流失掉了。

这一段主要讲的是妇人不生胡须的原因，就是气血不足、月事流失太多。

黄帝曰：士人有伤于阴，阴气绝而不起，阴不用，然其须不去，其故何也？宦者独去何也？愿闻其故。岐伯曰：宦者去其宗筋，伤其冲脉，血泻不复，皮肤内结，唇口不荣，故须不生。

【语译】

黄帝说：有的男人损伤了生殖器，导致阴气竭绝不能勃起，造成性功能障碍，但是他的胡须仍然会生长，这是为什么呢？宦官生殖器被阉割了就不长胡子，这又是为什么？希望能听你讲讲其中的缘故。岐伯说：宦官割掉了外生殖器，损伤了冲脉，血泻出后不能正常运行，皮肤内血液郁结，口唇得不到冲任之血的荣养，所以不长胡须。

【解读】

这一段是黄帝发问，为什么宦官也不长胡须。士人，是中国古代知识分子的统称，此处代指男子。这里“伤于阴”的“阴”特指生殖器，《正字通》：“男子势曰阴。”男性“伤于阴”，有的男人虽然生殖器损伤导致阳痿，但生殖器、睾丸还在，冲脉的气血照样可以循行到口唇，所以照样可以长出胡须。宦者被割掉“宗筋”之后，会导致冲脉受损。宗筋是三阴三阳的经筋，会合于前阴部，此处指男子生殖器。宦官割掉了生殖器，损伤了冲脉，使得冲脉的血泻出后不能回复，伤口愈合后皮肤向内干结，导致冲脉和任脉的血液不能上行到口唇，口唇周围不能被血液荣养，所以就不能长出胡须了。为什么上述情况的冲脉之血不能复生呢？因为它损伤了先天的精气，这是无法弥补的，所以冲脉无法荣养口唇，胡须自然也无从长起。

黄帝曰：其有天宦者，未尝被伤，不脱于血，然其须不生，其故何也？岐伯曰：此天之所不足也，其任冲不盛，宗筋不成，有气无血，唇口不荣，故须不生。

【语译】

黄帝说：有一类人是天宦，不曾被损伤宗筋，也不像女人那样每月流血，但是他们也不长胡须，这是什么原因？岐伯说：这是先天不足，他们的冲任二脉不充盛，生殖器发育不健全，虽然有气，血却不足，口唇不能被血荣养，所以不长胡须。

【解读】

这一段是黄帝问，为什么有些天宦的人，没有受过外伤，冲脉之血没有脱失，也不长胡须。天宦指男子先天性生殖器官发育不全，古代“五不男”之一，李时珍《本草纲目·人傀》：“五不男，天、犍、漏、怯、变也。天者，阳痿不用，古云天宦是也。”张介宾《类经·藏象类十七》云：“谓身为男子而终身无须，若天生之宦官然，故曰天宦。”张志聪《灵枢集注》：“天宦者，谓之天阉不生，前阴即有，而小缩不挺不长，不能与阴交而生子，此先天所生之不足也。”岐伯说，这是先天不足，先天之精可以滋生冲任之血，肾精缺少，故冲任血气不盛，虽然没有失血，也不足以荣养口唇、长出胡须。

这两段讲述的是男子不长胡须的原因，不论是先天不足还是后天受创，总之都是由于冲任之血不足，不足以荣养口唇。

黄帝曰：善乎哉！圣人之通万物也，若日月之光影，音声鼓响，闻其声而知其形，其非夫子，孰能明万物之精。是故圣人视其颜色，黄赤者多热气，青白者少热气，黑色者多血少气。美眉者太阳多血，通髯极须者少阳多血，美须者阳明多血，此其时然也。夫人之常数，太阳常多血少气，少阳常多气少血，阳明常多血多气，厥阴常多气少血，少阴常多血少气，太阴常多血少气，此天之常数也。

【语译】

黄帝说：说得好！圣人通晓万物的道理，就像日月的光立竿见影，就像击鼓就会作响，听到声音就能知道形状，除了先生你，谁又能明了万物的精妙呢。所以圣人看到人的面色就能了解其体内的气血状况，面色黄赤的人体内热气多，面色青白的人体内热气少，面色发黑的人血多气少。眉毛秀美浓密的人太阳经多血，下巴和两颊的胡须上下相连的人少阳经多血，胡须秀美的人阳明经多血，这是一般规律。人体内经脉气血的一般常态是，太阳经通常血多气少，少阳经通常气多血少，阳明经通常血多气多，厥阴经通常气多血少，少阴经通常血多气少，太阴经通常血多气少，这是自然界的正常规律。

【解读】

这里黄帝称赞圣人懂得天人合一的道理，可以见微知著。五色分属五季，赤色主夏而黄色主长夏，所以肤色黄赤的人多热气，热气就是阳气。青色主春而白色主秋，所以肤色青白者阳气少。黑色主冬，五行属水，是阳气深藏的时候，所以多血而少气。“通髯极须”，两颊及下巴相连的长胡须。《说文解字》：“通，达也。”极须，长胡须，《汉书·高祖纪》颜师古注：“在颐曰须，在颊曰髯。”《说文解字》：“颐，下巴颏；颊，面旁也。”黄元御《灵枢悬解》：“其髯上下相通，而至于须也。”通髯极须，也就是说脸颊和下巴上的胡须相连，美而长。

后句是以人之常数合于天之常数，天之常数就是五运六气，地之五运是丁壬木、戊癸火、甲己土、乙庚金、丙辛水，天之六气为厥阴风木、少阴君火、少阳相火、太阴湿土、阳明燥金、太阳寒水。张志聪说，天地之五六相合，则“成三十年之一纪，六十岁之一周”。人禀天地之气生，以地之五运而成人之五形，人之六经上应天之六气。

关于六经气血多少，太阳、少阳、阳明、少阴无甚争议，而厥阴经与太阴经的气血多少，在《黄帝内经》中出现过三次，论述都有所不同，《素问·血气形志论》说太阴常多气少血，而本篇与《灵枢·九针论》则说太阴常多血少气；《素问·血气形志论》和《灵枢·九针论》说厥阴常多血少气，而本篇说厥阴多气少血。关于这组矛盾，张玉师认为，厥阴之上，风气主之，风乃“大块之噫气”，因此多气者为天之厥阴。而人之足厥阴为肝经，肝主藏血；手厥阴为心包经，包络主生血，因此多血者为人之厥阴。太阴湿土主气，地气升为云，云降为雨，“下注于地而为经水”，因此多血者为天之太阴。人之太阴为脾土，脾土由命门相火所生，复生肺金，相火、脾土、肺金三者主生诸阳之气，故多气者为人之太阴。也就是说，天之常数，是厥阴多气少血，太阴多血少气；人之常数，是厥阴多血少气，太阴多气少血，这是以人之常数应天之常数，故有异同。但是，常数并非一成不变的定数，在天之变数，若厥阴司天之时“云趋雨府，湿化乃行”，厥阴就多血了；若“太阴所至为雷霆烈风”，那太阴就多气了。在人之变数，《素问·至真要大论》有言，阳明厥阴，不从标本，从乎中气。厥阴从中则“见少阳之火化，从中者，以中气为化”，故厥阴多气；脾统血，足太阴受水谷浊气，是为太阴多血。

总而言之，本段介绍了人的经脉气血分布以及一些基本的判断方法。

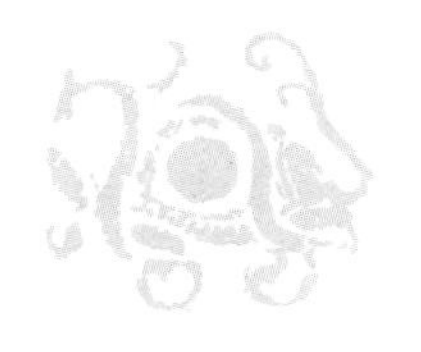

百病始生篇第六十六

本文阐述了疾病发生的机理：疾病是外部邪气入侵和内部正气虚弱两方面共同作用的结果。描述了邪气在人体中的传导过程及临床表现。阐释了积证形成的原因，说明了治疗的原则。

黄帝问于岐伯曰：夫百病之始生也，皆生于风雨寒暑，清湿喜怒。喜怒不节则伤脏，风雨则伤上，清湿则伤下。三部之气，所伤异类，愿闻其会。岐伯曰：三部之气各不同，或起于阴，或起于阳，请言其方。喜怒不节，则伤脏，脏伤则病起于阴也；清湿袭虚，则病起于下；风雨袭虚，则病起于上，是谓三部。至于其淫泆，不可胜数。

【语译】

黄帝问岐伯说：各种疾病刚开始发生的时候，都是由风雨、寒暑、寒湿、喜怒等内外邪气造成的。喜怒等各种情绪不节制，就会损伤五脏，风雨之邪气会损伤人体的上部，寒湿之邪气会损伤人体的下部。上中下三部所中的邪气不一样，我想听听其中的道理。岐伯说：阴分、下部、上部三部所受的邪气各有不同，有的开始于阴，有的开始于阳，请听我说它的规律。喜怒等各种情绪不节制，就会损伤五脏，五脏受损那么疾病就是开始于阴；寒湿之邪气侵袭虚弱的部位，病就会发于身体的下部；风雨侵袭虚弱的部位，病就会发于身体的上部，这就叫作三部。至于它们的并发症，就数不过来了。

【解读】

本篇开篇提出了疾病发生的几大外部因素：风雨、寒暑、寒湿、喜怒不节制，等等，又简要说明了它们各自对应的致病部位。风雨则伤上，清湿则伤下："清"者凉也，"清湿"就是寒湿类病邪，湿性趋下，易袭阴位，所以"清湿"之邪伤人时，病会发于人体下部。杨上善说，"湿从地起，雨从上下"，虽然雨湿都是寒湿类的病邪，但由于其来源不同，它们损伤的部位也有别，风雨之邪来自天上，"从头背而下"，故伤人在上部；清湿之邪来自地下，"从尻脚而上"，故伤人在下部，这种疾病观体现了天人合一的思想。

黄帝曰：余固不能数，故问先师。愿卒闻其道。岐伯曰：风雨寒热，不得虚邪，不能独伤人。卒然逢疾风暴雨而不病者，盖无虚，故邪不能独伤人。此必因虚邪之风，与其身形，两虚相得，乃客其形，两实相逢，众人肉坚。其中于虚邪也，因于天时，与其身形，参以虚实，大病乃成，气有定舍，因处为名，上下中外，分为三员。是故虚邪之中人也，始于皮肤，皮肤缓则腠理开，开则邪从毛发入，入则抵深，深则毛发立，毛发立则淅然，故皮肤痛。留而不去，则传舍于络脉，在络之时，痛于肌肉，其痛之时息，大经乃代。留而不去，传舍于经，在经之时，洒淅喜惊。留而不去，传舍于输，在输之时，六经不通四肢，则肢节痛，腰脊乃强。留而不去，传舍于伏冲之脉，在伏冲之时，体重身痛。留而不去，传舍于肠胃，在肠胃之时，贲响腹胀，多寒则肠鸣飧泄，食不化，多热则溏出糜。留而不去，传舍于肠胃之外，募原之间，留著于脉，稽留而不去，息而成积。或著孙脉，或著络脉，或著经脉，或著输脉，或著于伏冲之脉，或著于膂筋，或著于肠胃之募原，上连于缓筋，邪气淫泆，不可胜论。

【语译】

黄帝说：我对病邪的各种变化不能尽数了解，所以来请教你。想要详尽地听你说说其中的道理。岐伯说：正常的风雨寒热，未形成致病邪气，不能单独损伤人体。突然遭遇狂风暴雨而不生病的人，大概是因为正气不虚弱，所以只有邪气是不能损伤人体的。一定要既有外在的邪气，又有内在的正气不足，内外相合，才能引发疾病，如果外在气候正常，加上内在正气充足，大家就都肌肉坚实，不会得病。那些被邪气侵犯的人，是受到四时气候与身体状况两个方面的影响，如果邪实正虚，就会形成大病。邪气侵入人体后，会停留在一定的位置，根据不同的位置有不同的名称，纵向上分为上、中、下三部，横向上分为表、里、半表半里三部。因此邪气伤人，始于皮肤，皮肤松弛腠理就会开泄，腠理开了邪气就从皮肤毛孔进入人体，进入人体后逐渐深入，邪气入深就会使人战栗，人战栗就会恶寒，因此会感到皮肤疼痛。邪气留滞不散，就会传导稽留在络脉，在络脉的时候，就会肌肉疼痛，到疼痛时作时休的时候，邪气就传到了经脉。邪气留滞不散，传导稽留在经脉，在经脉的时候，人就会打冷战并且容易受惊。邪气留滞不散，传导稽留在输脉，在输脉的时候，六经的经气不能通达于四肢，四肢的关节就会疼痛，腰脊也会僵硬。邪气留滞不散，就会传导稽留在伏藏于脊中的冲脉，在冲脉的时候，人就会出现身体困重疼痛的症状。邪气留滞不散，就会传导稽留在肠胃，在肠胃的时候，人就会出现肠鸣腹胀，如果寒气盛就会肠鸣泄泻，泻出未消化的食物，如果饮食不消化，又有热邪，就会出现热痢。邪气留滞不散，传导稽留在肠胃以外的部位，在募原之间，留滞在血脉里，留滞不去，生长成为积块。邪气有的留滞在孙脉，有的留滞在络脉，有的留滞在经脉，有的留滞在输脉，有的留滞在伏冲之脉，有的留滞在膂筋，有的留滞在肠胃之募原，在上与足阳明经筋相连，邪气泛溢，所引发的疾病说也说不完。

【解读】

本段首先说明，疾病的形成需要外有虚邪、内有正虚，两虚相合才能致病。讲述了邪气在人体由腠理入络、入经、入输、入伏冲、入肠胃、入募原等的传导过程，以及在人体各部位引起的症状。

气有定舍，因处为名：这里其实讲的是疾病的命名方法，用邪气停留的部位加上症状命名，我们现在依然沿用。比如邪气在头，会有头晕、头痛；邪气在腹，就有腹痛、腹胀；邪气在足及小腿，有足胫肿等。寒则肠鸣飧泄：“飧”音 sūn，“飧泄”指泄下清稀并伴有未消化食物的病症，因为寒邪澄澈清冷，易使肠胃水谷不分。息而成积：“息”为孳息、生长之意，邪气留滞不去，就会在一处生长，最终形成积块。

或著于输脉，或著于伏冲之脉，或著于膂筋，或著于肠胃之募原：“输脉”指足太阳之脉，杨上善说：“输脉者，足太阳脉，以管五脏六脏之输，故曰输脉。”“膂”音lǚ，“膂筋”指脊骨两旁浅层的肌肉，杨上善说：“膂筋，谓肠后脊膂之筋也。”“募原”即膜原，指横膈膜或泛指肠胃之外的脂膜，王冰说：“膜，谓膈间之膜；原，谓鬲肓之原。”“鬲”通“膈”，“肓”指心下膈上的部位。

上下中外，分为三员：杨上善说：“上，谓头面也。下，谓尻足也。中，谓腹。三部各有其外也。”张介宾说：“三员如下文虚邪中人，病因表也；积聚之已成，病因内也；情欲之伤脏，病在阴也。即内外三部之谓。”马莳认为：纵向上分为上、中、下三部，横向上分为表、里、半表半里三部。

“缓筋”：杨上善说：“缓筋，谓足阳明筋，以阳明之气主缓。”一说指宗筋，丹波元简说：“缓筋即宗筋也。”

黄帝曰：愿尽闻其所由然。岐伯曰：其著孙络之脉而成积者，其积往来上下，臂手孙络之居也，浮而缓，不能句积而止之。故往来移行肠胃之间，水凑渗注灌，濯濯有音，有寒则䐜䐜满雷引，故时切痛。其著于阳明之经，则挟脐而居，饱食则益大，饥则益小。其著于缓筋也，似阳明之积，饱食则痛，饥则安。其著于肠胃之募原也，痛而外连于缓筋，饱食则安，饥则痛。其著于伏冲之脉者，揣之应手而动，发手则热气下于两股，如汤沃之状。其著于膂筋，在肠后者，饥则积见，饱则积不见，按之不得。其著于输之脉者，闭塞不通，津液不下，孔窍干壅，此邪气之从外入内，从上下也。

【语译】

黄帝说：我想详尽地听一听这是什么原因造成的。岐伯说：邪气留滞在孙脉和络脉而形成积块，这些积块能上下活动，聚积在孙络中，孙络的位置浮浅而松弛，不能固定住积块使它不移动。因此积块会在肠胃间往来活动，有水液就会渗灌其间，发出濯濯的水声，有寒就会腹部胀满，有雷鸣声，相互牵引，时有刀切一样的剧痛。积块留着在阳明经的，会停留在脐旁，吃饱时会变大，饥饿时会变小。积块留滞在缓筋的，类似阳明经的积块，吃饱了就会疼痛，饥饿时症状平稳。留滞在肠胃的膜原的积块，疼痛时会向外牵连到缓筋，吃饱了不会痛，饥饿时会痛。积块留滞在伏冲之脉的，用手揣按会感到积块在手下跳动，把手举起就能感到一股热气下行到两条大腿之间，好像用热水浇灌一样。积块留滞在肠后的膂筋，饥饿时积块会显露，吃饱了就看不到也摸不着了。积块留滞在输脉的，会使脉道闭塞不通，津液不能输布，孔窍失于濡养而干涩壅塞。这就是邪气从外入内、从上到下的表现。

【解读】

本段论述了邪气聚成的积块停留在阳明经、缓筋、肠胃膜原、伏冲之脉、膂筋、输脉等不同部位产生的不同症状。

“有寒则䐜䐜满雷引”：“䐜”音 chēn，胀。揣之应手而动，发手则热气下于两股，如汤沃之状：“发”是举的意思，“发手”就是举手；“汤”是热水，“沃”是浇灌，“汤沃”就是用热水浇灌。这句话就是说，邪气积留在伏冲之脉的，用手揣按会感到在手下跳动，把手举起就能感到一股热气下行到两大腿间，好像用热水浇灌一样，这是形容邪气之势非常盛大。

“其著于输之脉者，闭塞不通，津液不下，孔窍干壅”：前面已经介绍过，输脉就是太阳之脉，络肾属膀胱，主管一身水液，所以邪气留滞在输脉，导致输脉闭塞不通，就会出现津液输布失常、孔窍干涩得不到濡润的情况。

“臂手”：《针灸甲乙经》作臂乎，积聚之义。孙鼎宜：“臂，读曰辟，《庄子·桑庚楚》释文引崔注：辟，相著也。《史记·扁鹊苍公列传》索隐：辟，犹聚也。居，犹处也。言积聚著于孙络之处，是为孙络积也。”故译为积聚。

黄帝曰：积之始生，至其已成奈何？岐伯曰：积之始生，得寒乃生，厥乃成积也。黄帝曰：其成积奈何？岐伯曰：厥气生足悗，悗生胫寒，胫寒则血脉凝涩，血脉凝涩则寒气上入于肠胃，入于肠胃则䐜胀，䐜胀则肠外之汁沫迫聚不得散，日以成积。卒然多食饮则肠满，起居不节，用力过度，则络脉伤，阳络伤则血外溢，血外溢则衄血，阴络伤则血内溢，血内溢则后血。肠胃之络伤，则血溢于肠外，肠外有寒汁沫与血相搏，则并合凝聚不得散而积成矣。卒然外中于寒，若内伤于忧怒，则气上逆，气上逆则六输不通，温气不行，凝血蕴里而不散，津液涩渗，著而不去，而积皆成矣。

【语译】

黄帝说：积块从开始产生到形成的过程是怎样的呢？岐伯说：积块的形成，一开始是因为受寒，寒气逆而上行，形成积块。黄帝说：形成积块以后会怎么样？岐伯说：厥逆之气会使足部酸胀，行走不利，进而产生小腿寒凉之感，小腿寒凉就会使血脉凝滞，血脉凝滞，寒气就会上走，进入肠胃，进入肠胃就会腹胀，腹胀于是肠外腹腔内潴留的液体就会聚积而不能消散，时间久了就会形成积块。突然暴饮暴食就会使肠中胀满，日常起居不注意，用力过度，就会损伤络脉，阳络受伤血就会溢到脉管外，血外溢就会发生衄血，阴络受伤血就会向内溢到腔管内，血内溢就会便血。肠胃络脉损伤，血就会溢到肠管外，如果此时肠外有寒邪，肠外腹腔中的汁沫与血混合，就会凝聚在一起不能消散而发展成积块。突然感受到外部的寒邪之气，如果内部又为忧思愤怒等情绪所伤，气机就会上逆，气机上逆，六经就会不通，阳气的运行就会受阻，凝结的血留滞在里面不能消散，津液滞涩无法渗注，也会留滞不能消散，积块就这样形成了。

【解读】

本段论述了积块形成的几个原因：寒气厥、络脉损伤、气机上逆等。积和聚都是中医的病名，是腹内结块、或痛或胀的病症。积是有形结块，痛处固定不移；聚是无形的包块，聚散无常，痛无定处。《难经》首次明确了积聚的病位：积在五脏，聚在六腑，“积者五脏所生，聚者六腑所成”。五脏为阴，六腑为阳，所以积为阴邪，聚为阳邪，本段岐伯就说积病是“得寒乃生”，积病的产生，最开始一定是受了寒邪，然后“厥乃成积也”。“厥”就是气逆，寒邪先侵入足部，“厥气生足悗”，“悗”音 mán，“足悗”就是足部酸胀、行走不利，这里厥气已经导致足部产生症状，然后逆而上行至小腿，就生“胫寒”，小腿寒冷，然后“血脉凝涩”，厥气就到了肠胃，影响肠胃的运化，最后就形成了积。“血外溢则衄血”：“衄”音 nǜ，衄血指非外伤所致的某些部位的外部出血症。

黄帝曰：其生于阴者奈何？岐伯曰：忧思伤心；重寒伤肺；忿怒伤肝；醉以入房，汗出当风伤脾；用力过度，若入房汗出浴，则伤肾。此内外三部之所生病者也。黄帝曰：善。治之奈何？岐伯答曰：察其所痛，以知其应，有余不足，当补则补，当泻则泻，毋逆天时，是谓至治。

【语译】

黄帝说：积块发生在内脏，是怎么回事？岐伯说：忧思过度伤心；外感风寒再加上内伤生冷伤肺；急躁愤怒伤肝；喝醉酒行房，汗出后受风，伤脾；用力过度，或行房出汗后沐浴，伤肾。这就是内外三部所生的疾病。黄帝说：说得好。要怎么治疗呢？岐伯答道：诊察病人疼痛的部位，来确定病发的位置，是实邪还是正虚，应当用补法就补，应当用泻法就泻，不要违背天地四时的一般规律，就是最好的治疗。

【解读】

本段分别论述了积病发生在五脏的原因及治疗原则。重寒伤肺，急躁愤怒伤肝。“重寒”即形寒寒饮，是外感风寒和内伤生冷的叠加。“忿”是狷急、急躁的意思。这句话就是说，外感风寒再加内伤生冷，伤肺；急躁愤怒伤肝，因为肝在志为怒。

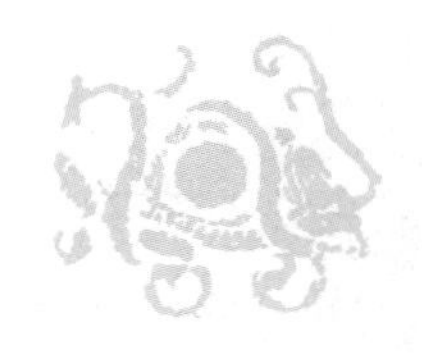

行针篇第六十七

这一篇主要讲述了四种针刺得气的不同状况：得气先于针刺、得气与针刺同时、起针后得气、多次针刺后得气。以及两种针刺的不良反应：气机紊乱和疾病加剧。其中，得气情况的不同是由于患者阴阳之气的多寡不同，而针刺后出现不良反应是由于医生操作失误。

黄帝问于岐伯曰：余闻九针于夫子，而行之于百姓，百姓之血气各不同形，或神动而气先针行，或气与针相逢，或针已出气独行，或数刺乃知，或发针而气逆，或数刺病益剧。凡此六者，各不同形，愿闻其方。

【语译】

黄帝向岐伯请教说：我向先生你学习了九针，并在人们的身上运用，人的气血有盛有衰，体质各不相同，有的人心神敏感，还没下针就有了针感；有的一进针马上就有针感；有的出针后才有针感；有的需要多次针刺才有针感；有的下针后出现气逆的不良反应；有的经过几次针刺，病情反而加重了。这六种情况各不相同，希望听你讲解一下其中的道理。

【解读】

篇名“行针”有两层含义，一是指针法，二是指针刺。本篇主是讨论不同体质的人针刺得气的快慢，以及这背后的原理，同时也提到了两种针刺后的不良反应，认为不良反应是由于医生的错误施治，故名为“行针”。

本节综述了行针得气的几种情况。得气，指的是针刺部位产生经气的感应。得气之时，医者手下的针会有沉紧之感，如鱼咬钩；而患者被针刺的部位会产生酸麻胀痛等感觉。本文中讨论的六种得气现象，主要是就患者自身的感觉而言。其中前四种从还没有下针就有针感，到下针当时就有针感，到出针后才有针感，到下针多次才有针感，针感的灵敏程度是逐渐降低的。产生针感的源头是人体之气的运动，气不可触摸、无形无色，在经隧通道中循环流转不休。气有阴有阳，而正是阴阳之气多寡的不同，决定了个体对于针感的灵敏程度不同：阳气多的，气行就迅速流利，得气就快；阴气多的，气行就相对滞涩，得气就慢，甚至起针之后，因针刺而抟聚的气仍需一定时间来散开。

这六种得气现象，前四种是病人自身的原因造成的，但后两种情况“或发针而气逆，或数刺而病益剧”，有的人下针后出现气逆、气机紊乱；有的人经过多次针刺，病情反而加重。这两种不良反应都是医生造成的，是由于针刺的方式不正确。

岐伯曰：重阳之人，其神易动，其气易往也。黄帝曰：何谓重阳之人？岐伯曰：重阳之人，熇熇高高，言语善疾，举足善高，心肺之脏气有余，阳气滑盛而扬，故神动而气先行。黄帝曰：重阳之人而神不先行者，何也？岐伯曰：此人颇有阴者也。黄帝曰：何以知其颇有阴也？岐伯曰：多阳者多喜，多阴者多怒，数怒者易解，故曰颇有阴，其阴阳之离合难，故其神不能先行也。

【语译】

岐伯回答：重阳的人，他的心神灵敏，针感容易出现。黄帝说：什么是重阳的人？岐伯回答：重阳的人，勇武气盛，说话速度快，走路高抬脚，这是心肺脏气有余，阳气运行滑利、充沛、激扬的表现，所以心神稍有触动就会出现反应。黄帝说：有些重阳的人，并没有心神灵敏的表现，这是为什么呢？岐伯回答：这类人的阳气中有少许阴气。黄帝问：如何知道他有少许阴气呢？岐伯回答：阳气多的人常常喜悦，阴气多的人经常发怒。总爱发怒但怒气容易消解，这就是阳中有少许阴气的表现，阳中有阴，难免阳受阴滞，阴阳不容易分开，所以没有心神灵敏的表现。

【解读】

本节讨论了重阳之人得气敏锐的原因。重阳之人，指的是阳气旺盛之人，心肺属阳，阳盛之人心肺之气有余。阳主动，阴主静，因为阳气盛，所以他的神思与气行也十分敏捷迅速。这种敏捷也反映在得气的速度上，当医者选好穴位还未下针之时，他的心神就已经萌动，而气也就随之流行到将要针刺的穴位，因此针刺前，自身就会有得气感。但也有些人，虽然同样属于阳盛之体，心思却并不十分敏锐，那是因为其阴气比纯阳盛之人多，阴气迟滞钝缓，从而影响了阳气迅捷的性质。心为阳中之阳，心藏神，在志为喜，重阳之人情绪多喜悦；肝为阴中之阳，肝藏魂，在志为怒，所以阴气多的人就会容易愤怒。对于有一些阴气的重阳之人来说，阴阳自相结合、难以分离，阳气就无法快速地做出反应。

黄帝曰：其气与针相逢奈何？岐伯曰：阴阳和调，而血气淖泽滑利，故针入而气出，疾而相逢也。

【语译】

黄帝问：一进针马上就有针感是怎么回事呢？岐伯回答：阴阳之气调和的人，他的血气湿润滑利，所以进针后很快就会得气，气迅速地随针而至。

【解读】

本节岐伯说明了下针便有针感的人，其气血特征是阴阳之气调和。有一点值得我们注意，针感的产生，并不只是靠阳气的运动，而是有“气”到了针刺的部位。这个气可以是阳气，也可以是阴阳结合之气。那么为什么不能只是阴气呢？是因为阴气的性质是下降的、安静的，所以必须要靠阳气来带动它上升。阴阳调和的人，阳气不会过分活跃，阴气也不会过分沉潜，所以针感会在下针之时适时地出现。

黄帝曰：针已出而气独行者，何气使然？岐伯曰：其阴气多而阳气少。阴气沉而阳气浮。沉者内藏，故针已出，气乃随其后，故独行也。黄帝曰：数刺乃知，何气使然？岐伯曰：此人之多阴而少阳，其气沉而气往难，故数刺乃知也。

【语译】

黄帝问：有的人出针之后才会获得针感，是什么气导致的呢？岐伯回答：这类人阴气多而阳气少，阴气主沉潜，阳气主上浮。阴气多的，其气往往沉潜收敛，因此对针刺反应比较缓慢，出针后，阳气才随针上浮，才出现针感。黄帝问：多次针刺才有反应，是什么气导致的呢？岐伯回答：这类人阴气重而阳气少，阴气沉缓滞涩，阳气潜伏在内，很难向上升，气血难以往复，就很难产生针感，所以需要多次针刺才会有反应。

【解读】

这一节讨论了两种阴多阳少所引起的针感迟钝，一是起针之后才有针感，二是多次针刺才有针感。仇汝霖说："多阴少阳，故阴阳不合。阴中有阳，故阴阳相和。"他认为第一种人是阴多阳少，造成阴阳难以结合、互相分离的状况，起针之后"微阳之气随针外泄，阴气独行于内"，因此要在起针之后才会产生针感。这种人受针刺也容易耗损阳气。而第二种人则是阴阳之气都深深潜伏于体内，气机难以升浮，所以要多次针刺才会获得针感。

黄帝曰：针入而气逆者，何气使然？岐伯曰：其气逆与其数刺病益甚者，非阴阳之气，浮沉之势也，此皆粗之所败，上之所失，其形气无过焉。

【语译】

黄帝问：进针后发生气逆，是什么气导致的呢？岐伯回答：针刺后发生气逆与多次针刺病情却加重的，并不是由阴阳之气的盛衰和浮沉状态导致的，这都是那些医术不精、技艺不纯的医生治疗失误造成的，不是病人的形气有问题。

【解读】

本节岐伯指出，针刺后出现不良反应，责任在于施治的医生。气逆，指气机紊乱。如果针刺的医生水平低下，没有采取正确的治疗或者运针方法，那么针刺反而会伤害患者的身体。像重阳之人，其阴气本来就少，如果针刺不当，就容易伤害到阴气，造成阴气的亡失；阴多阳少的人，微阳容易自针孔外泄，如果不懂得防护，就会造成阳气的流失。这些情况，都会导致患者的疾病进一步加重，或者导致患者出现气机紊乱。

本篇主要说明不同体质的患者在针刺后出现不同的反应的原因——人体阴阳

之气的多寡。阳气盛的人，气行迅疾，容易得气，往往在下针之前，即将针刺的部位就会获得针感；阴气盛于阳气的人，阳气升浮腾跃之性被压制，因此得气缓慢、不易。但这两种情况都不是最佳状态，只有阴阳调和，气血平顺，“适时得气”，才是最佳状态。最后，本篇强调了运针手法的错误会造成的不良后果，提醒医生应提高诊疗运针技术。

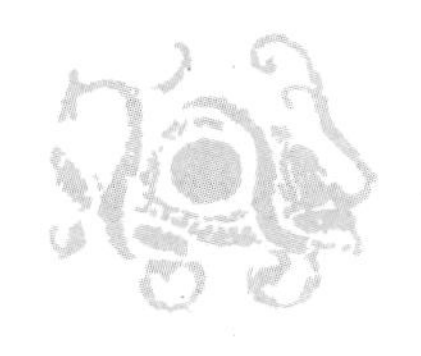

上膈篇第六十八

上，此处是逆而上行的意思。膈，是饮食不下的意思。上膈是指饮食入胃以后却又逆行于膈上而吐出。对应上膈，本篇中也讲了下膈，上膈与下膈都是古代的病名，并且两者致病原因、病理表现都不同，总结为“气为上膈，虫为下膈”。本篇由上膈引出下膈，故以“上膈”为篇名。

黄帝曰：气为上膈者，食饮入而还出，余已知之矣；虫为下膈，下膈者，食晬时乃出，余未得其意，愿卒闻之。

岐伯曰：喜怒不适，食饮不节，寒温不时，则寒汁流于肠中，流于肠中则虫寒，虫寒则积聚，守于下管，则肠胃充郭，卫气不营，邪气居之。人食则虫上食，虫上食则下管虚，下管虚则邪气胜之，积聚以留，留则痈成，痈成则下管约。其痈在管内者，即而痛深；其痈在外者，则痈外而痛浮，痈上皮热。

黄帝曰：刺之奈何？岐伯曰：微按其痈，视气所行，先浅刺其傍，稍内益深，还而刺之，毋过三行，察其沉浮，以为深浅。已刺必熨，令热入中，日使热内，邪气益衰，大痈乃溃。伍以参禁，以除其内；恬憺无为，乃能行气。后以咸苦，化谷乃下矣。

【语译】

黄帝说：因为气机郁结在上而形成进食即吐的上膈症，我已经对此有所了解，但是对于有虫积在下所形成的下膈症，饮食后经一昼夜才会吐出，我还不太理解这其中的道理，希望能听你详细解释一下。

岐伯说：这是因为不能很好地调节情志活动，饮食也没有节制，所以不能适应气候的寒温变化，使脾胃运化失常，而导致寒湿流注于肠中，肠中寒湿流注使肠中的寄生虫感到寒冷，寄生虫因寒湿而聚集到一起，停留于下脘部位，造成了肠胃的壅塞，使卫气不能正常运行，邪气就停留在这里。当人进食的时候，寄生虫闻到气味，便上行觅食，使下脘空虚，邪气就会乘虚侵入，积聚在内，稽留日久就形成了痈肿，内部痈肿会使得肠道狭窄而导致传化不利，所以进食后要经过一昼夜才会吐出。如果痈肿发生在下脘部位，疼痛的部位就会较深。如果痈肿发生在下脘外面，疼痛的部位就会较浅，同时，出现痈肿的部位皮肤会发热。

黄帝说：怎样用针刺治疗这种病症呢？岐伯回答说：针刺的方法是，用手轻轻地按压痈肿的部位，以观察痈肿部位的大小和病气发展的方向，先浅刺痛处的周围，入针有感觉后，再逐渐深刺，如此反复行针不超过三次，进针的深浅要根据病位的深浅来定，针刺之后须用熨法使热气直达体内，让阳气日渐温通，邪气就会慢慢衰退，内痈也就逐渐消散了。在针刺治疗的同时，还要适当配合调理，不要犯各种禁忌，以消除致病因素再次伤害内脏的可能性。除此之外，还要清心寡欲，恢复元气，然后再服用一些咸苦的药物，使饮食得以消化而向下传输。

【解读】

本篇在上膈症的基础上引出了下膈症，讨论了下膈生痈而致下膈症的病因、症状、病理和治疗方法，将上膈症与下膈症从病因、症状方面做了比较。简单来说，上膈症是气机郁积在上脘部导致的，所以一吃下食物就会马上上逆而吐出，属于气膈；下膈症，是由于虫团造成阻塞或因虫团活动造成的下脘受邪，所以进食后要经过一昼夜才能吐出来，属于虫膈。因病因不同，表现不同，虽均为吐证，但食入即吐与食晬时乃出是不同的，因此从临床表现上就可以看出膈阻部位的上下。《灵枢·四时气》说，“饮食不下，膈塞不通，邪在胃脘，在上脘，则刺抑而下之，在下脘，则散而去之。”由此可以看出，对上膈的治疗应以降下为主，下膈的治疗应以散结为主。

上膈因于气，下膈因于虫。除此之外，古人还把“喜怒不适”“食饮不节”“寒温不时”也作为下脘痈即下膈的致病因素。这里提出了“痈”这个概念，还指出用针刺治疗时必须注意针刺的深浅，以免邪气随之深陷，使病由轻转重。痈，《说文解字》："肿也。"《释名》："痈，壅也。气壅否结裹而溃也。"本文中的"痈"可理解为由虫团造成的壅塞，是由于情志不遂、饮食不节，导致脾胃运化失常，从而使寒湿流注于肠中，提供了适合寄生虫生长的环境。蛔虫因喜寒湿而积聚不去，盘踞在下脘。当人饮食的时候，虫闻到气味，便向上求食，致下脘空虚，邪气乘虚而入，稽留日久就形成了内痈，最终致使肠道气机不利。所以进食后就会呕吐。既然谈到了痈及其成因，那么应该如何治疗呢？《黄帝内经》一贯提倡"自治于未有形"，意思是要早发现、早治疗。例如，最好在脓未成之时就将其治好，因为"脓已成，十死一生"，这一句道出了及早治疗的重要性。目前临床上将痈分为内痈与外痈，因此治疗时也分内治与外治。内治要清热解毒、消痈散结。外治的话，病症初期宜用灸法，使毒气随火而散，脓成后，再用针刺与刀割排脓。《黄帝内经》中不仅提出外痈可以用针刺与刀割，而且对于什么时候可以用针刺，刺多深，什么时候开口排脓，都有较为详细的记载，因此可以推断，在《黄帝内经》成书时，古人对于"痈"这个病症的治疗就已经有了一套较为完备的体系。具体地说，对于内痈，除了用上文中清热解毒的方法，还要适当斟酌患者正气之虚实，用托邪外出的方法，防止邪气的进一步内入。对于外痈，病症初起时，古人一般会先灸头部或肾俞等处的穴位，使毒气随火而散，轻者即愈，重者则需多拔引郁毒，以阻止毒气深入内脏。

本篇从"气为上膈"引出"虫为下膈"的相关内容。虽以"上膈"为篇名，着重阐述的则是膈食症中下脘虫积而成痈的病因、症状和疗法。

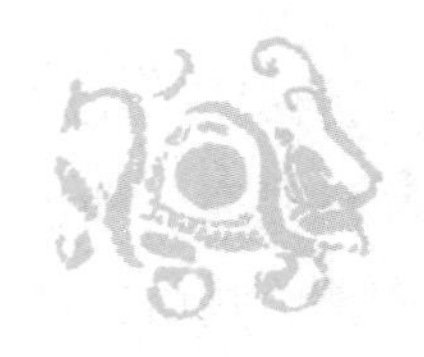

忧恚无言篇第六十九

本篇介绍了因为忧虑愤怒导致失声的发病机制和治疗方法。

黄帝问于少师曰：人之卒然忧恚，而言无音者，何道之塞？何气不行，使音不彰？愿闻其方。少师答曰：咽喉者，水谷之道也。喉咙者，气之所以上下者也。会厌者，音声之户也。口唇者，音声之扇也。舌者，音声之机也。悬壅垂者，音声之关也。颃颡者，分气之所泄也。横骨者，神气所使，主发舌者也。故人之鼻洞涕出不收者，颃颡不开，分气失也。是故厌小而疾薄，则发气疾，其开阖利，其出气易；其厌大而厚，则开阖难，其气出迟，故重言也。人卒然无音者，寒气客于厌，则厌不能发，发不能下，至其开阖不致，故无音。

【语译】

黄帝问少师：有人因突然忧郁怨怒而发生失声的现象，是什么通道被阻塞了？哪种气的运行受阻了，才会导致声音不响亮呢？我想听听其中的道理。少师回答说：咽喉，是水谷的通道。喉咙，是气息上下的要塞。会厌，是声音发出的内门。口唇，是声音发出的外门。舌，是声音发出的机窍。悬雍垂，是声音发出的关卡。颃颡，是口鼻出气的地方。横骨，由神气所支配，控制舌头的运动。因此人的鼻子流涕不止，是因为颃颡阻塞，分气的功能丧失了。因此会厌小而薄的人，出气快速，开阖流利，所以出气容易；会厌大而厚的人，开阖就困难，出气就慢，所以口吃。人突然失声的，是寒气侵袭了会厌，因此会厌不能抬起，或抬起不能放下，以至于开阖失常，因此人就失声了。

【解读】

本段讲了发声和失声的机制。“忧恚无言”，“恚”音 huì，怨恨、怒，“忧恚无言”就是因为突然的忧郁怨恨引发失声的疾病。“会厌者，音声之户也。口唇者，音声之扇也”。“会厌”是舌根后方的软骨组织，在声门前方，当人做吞咽动作时，会厌与杓状软骨一起覆盖声门；“户”是内室的门口，《六书精蕴》：“内曰户，外曰门。”“扇”，扉也，门扇。这句话就是说，会厌是声音发出的内门，口唇是声音发出的外门。古人认为，发声的关键在于会厌，因此会厌的大小、厚薄、开阖，对于发声的影响都是很大的，所以人们外感风寒时常会声音嘶哑。如果一个人突然不能说话，一定是由于寒气侵袭并留滞于会厌。

“悬壅垂者，音声之关也。颃颡者，分气之所泄也。横骨者，神气所使，主发舌者也”。“悬壅垂”即悬雍垂，俗称小舌，在口腔中软腭后缘正中悬垂的小圆锥体。“颃颡”音 háng sǎng，咽喉，即咽的上部与鼻腔相通的部分，是人体与外界进行气体交换的必经通道。“横骨”是附于舌根的舌骨，沈彤《释骨》：“牙之后横舌本者，曰横骨。”“故重言也”：“重言”就是口吃。

黄帝曰：刺之奈何？岐伯曰：足之少阴，上系于舌，络于横骨，终于会厌。两泻其血脉，浊气乃辟。会厌之脉，上络任脉，取之天突，其厌乃发也。

【语译】

黄帝说：怎样用针刺治疗失声呢？岐伯说：足少阴经，上行系于舌根，联络横骨，终止在会厌。两次用泻法针刺足少阴经的血络，浊气才能排除。会厌的脉络与任脉相连，取任脉上的天突穴针刺，会厌就可以正常开阖，人就能发出声音了。

【解读】

本段说明了失声的针刺治疗，应在足少阴经采取泻法配以针刺任脉的天突穴。

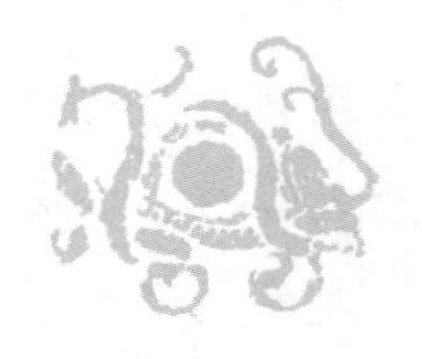

寒热篇第七十

本篇围绕瘰疬的病因、病机和预后展开论述，并介绍了治疗的原则和方法。

黄帝问于岐伯曰：寒热瘰疬在于颈腋者，皆何气使生？岐伯曰：此皆鼠瘘寒热之毒气也，留于脉而不去者也。

【语译】

黄帝向岐伯请教说：发寒热的瘰疬生长在颈部、腋下，这是什么气导致的呢？岐伯回答说：这是鼠瘘的寒热毒气留存于经脉中而不能排出所导致的。

【解读】

鼠瘘：瘰疬破溃后，流脓稀薄、久不愈合者，称为鼠瘘。

黄帝曰：去之奈何？岐伯曰：鼠瘘之本，皆在于脏。其末上出于颈腋之间。其浮于脉中，而未内著于肌肉，而外为脓血者，易去也。

【语译】

黄帝问：那要如何治好呢？岐伯说：鼠瘘的病根都在五脏，它的标部，循脉而上，发于颈项和腋下，若毒气浮于脉中而没有深入到肌肉里，只是在外面化为脓血，这种情况是容易治好的。

黄帝曰：去之奈何？岐伯曰：请从其本引其末，可使衰去而绝其寒热。审按其道以予之，徐往徐来以去之。其小如麦者，一刺知，三刺而已。

【语译】

黄帝问：那么如何去除邪毒呢？岐伯说：培护五脏正气，将鼠瘘邪毒引导出去，这样就能使邪毒衰弱、寒热停止发作。要仔细审察经脉穴道，采取正确的方式针刺，用徐来徐往的针法以去其邪毒。鼠瘘小如麦粒的，针刺一次就能见效，针刺三次病就好了。

黄帝曰：决其生死奈何？岐伯曰：反其目视之，其中有赤脉，上下贯瞳子，见一脉，一岁死；见一脉半，一岁半死；见二脉，二岁死，见二脉半，二岁半死，见三脉，三岁而死。见赤脉不下贯瞳子，可治也。

【语译】

黄帝问：如何判断病情是否致命呢？岐伯回答说：翻开病人的眼睑观察眼球，若其中有红色的脉络上下贯通瞳孔，见到一根脉络，过一年会死；见到两根脉络，过两年会死；见到两根半脉络，过两年半会死；见到三根脉络，过三年会死。若见到红色脉络没有向下贯通瞳孔，还是可以医治的。

【解读】

本篇围绕瘰疬的病因、病机和预后展开论述，并介绍了治疗的原则和方法。由于寒热毒气滞留于经脉就会导致瘰疬，所以本篇命名为“寒热”。

关于翻眼睑看脉络的诊断法，历代文献中很少有相关的记载，有可能是随着传统医学的进步，这一经验已经不再适用了。

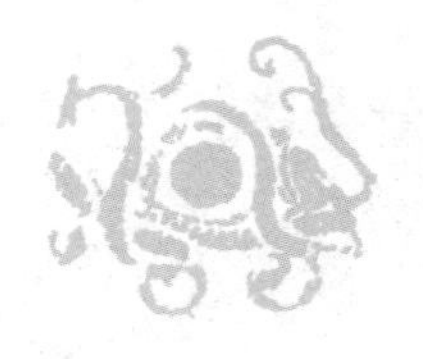

邪客篇第七十一

本篇论述了邪气侵犯人体导致失眠的原理及治疗方法。用取象比类的方法，将自然界事物与人体部位相比拟，体现了天人相应的观念。通过介绍手太阴和手少阴两条经脉逆行流注的次序，说明了五输穴（井、荥、输、经、合）的流注次序。介绍了持针纵舍手法的具体操作和如何用八虚候察五脏病变。

黄帝问于伯高曰：夫邪气之客人也，或令人目不瞑，不卧出者，何气使然？伯高说：五谷入于胃也，其糟粕、津液、宗气分为三隧。故宗气积于胸中，出于喉咙，以贯心脉，而行呼吸焉，营气者，泌其津液，注之于脉，化以为血，以荣四末，内注五脏六腑，以应刻数焉。卫气者，出其悍气之慓疾，而先行于四末分肉皮肤之间，而不休者也。昼日行于阳，夜行于阴，常以足少阴之分间，行于五脏六腑，今厥气客于五脏六腑，则卫气独卫其外，行于阳，不得入于阴。行于阳则阳气盛，阳气盛则阳跷陷；不得入于阴，阴虚，故目不瞑。

【语译】

黄帝问伯高说：邪气侵犯人体，让人不能闭目睡觉，这是什么邪气导致的？伯高说：饮食五谷进入胃中，它的糟粕、津液、宗气分为三道。宗气积聚在胸中，上出喉咙，来贯通心脉，推动呼吸。营气，分泌津液，渗注到经脉，化为血液，来荣养四肢，在内灌注五脏六腑，与昼夜的时刻对应。卫气，是水谷精微所化出的剽悍之气，运行迅猛，先在四肢、肌肉、皮肤间运行，永无休止。白天在阳分运行，夜晚在阴分运行，常常从足少阴经开始，运行于五脏六腑。现在逆乱之气客居在五脏六腑，那么卫气就只能捍卫肌表，在阳分运行，不能进入五脏了。卫气在阳分运行，阳气就旺盛，阳气旺盛，阳跷脉的经气就会盛满；卫气不能进入阴分，就会导致阴虚，所以就失眠了。

【解读】

本段说明了人“目不瞑”也就是失眠的原因。“刻数”：中国在汉代以前使用百刻制计时，即把昼夜均分成一百刻，起计点在日出时，到下一个日出前计满一百刻，这种计时方法与漏刻的使用有关。据记载，漏刻可能起源于黄帝的时代，梁代《漏刻经》：“漏刻之作，盖肇于轩辕之日，宣乎夏商之代。”

本段说明了失眠的机理：卫气在正常情况下“昼日行于阳，夜行于阴”，白天在阳分运行，夜晚在阴分运行，但“今厥气客于五脏六腑”，现在逆乱之气客居在五脏六腑，有病了，“则卫气独卫其外，行于阳，不得入于脏”，那么卫气就只能捍卫肌表，在阳分运行，不能进入阴分了，所以阳气大盛而“阳跷陷”，我认为“陷”应作“满”，指阳跷脉的经气满溢，《太素》《针灸甲乙经》均作“满”，《灵枢·大惑论》亦有“阳气满则阳跷盛”的说法。像这样阳盛阴虚，人就会失眠了。

黄帝曰：善。治之奈何？伯高曰：补其不足，泻其有余，调其虚实，以通其道而去其邪，饮以半夏汤一剂，阴阳已通，其卧立至。黄帝曰：善。此所谓决渎壅塞，经络大通，阴阳和得者也。愿闻其方。伯高曰：其汤方以流水千里以外者八升，扬之万遍，取其清五升煮之，炊以苇薪火，沸置秫米一升，治半夏五合，徐炊，令竭为一升半，去其滓，饮汁一小杯，日三稍益，以知为度。故其病新发者，覆杯则卧，汗出则已矣。久者，三饮而已也。

【语译】

黄帝说：说得好。那要怎么治疗呢？伯高说：补阴分的不足，泻阳分的有余，调理它的虚实，贯通阴阳之气交会的通道，祛除其中的逆乱之气，可服用半夏汤一剂，阴阳交通了，立刻就可以安睡。黄帝说：说得好。这就是所谓疏浚壅塞的通道，经络就可以大大地畅通，阴阳就调和了。我想了解半夏汤这个方子。伯高说：半夏汤要用千里以上的长流水八升，用杓扬水万遍，取它上面清的部分五升来煮，用芦苇当柴，煮沸以后放入秫米一升，治半夏五合，慢慢煎煮，让它浓缩到一升半，去掉药渣，每次服药汁一小杯，每天三次，可以稍微加量，以见效为度。如果是新发的病，服完药就立刻休息，汗一出病就好了。病程较久的，服三剂也就好了。

【解读】

本段介绍了“目不瞑”也就是失眠的治疗方法：服用半夏汤，并讲明半夏汤的煎煮和服用方法。以流水千里以外者八升，扬之万遍，取其清五升煮之：“流水千里以外者”即千里水，可以荡涤肠胃；“扬之万遍”即成后世所谓的甘澜水，张仲景《伤寒论》说：“作甘澜水法：取水二斗，置大盆内，以杓扬之，水上有珠子五六千颗相逐，取用之。”要用杓将水扬起来、倒下去，反复多次，直至水面上产生大量泡沫为止。“取其清五升”这个“清”其实是指水上面的泡沫，取完以后再扬水，然后再取其上层的泡沫，直至取够五升。

沸置秫米一升，治半夏五合：“秫米”即黏高粱，是禾本科植物粱或粟的种子之粘者，又称黄米、糯秫、糯粟、黄糯；“治半夏”即炮制过的半夏；“合”音 gě，计量单位，十合为一升。以知为度：“知”原意为病愈，上古亦以小便利、腹中和为知，此处意为服药后有感觉。

黄帝问于伯高曰：愿闻人之肢节，以应天地奈何？伯高答曰：天圆地方，人头圆足方以应之。天有日月，人有两目；地有九州，人有九窍；天有风雨，人有喜怒；天有雷电，人有音声；天有四时，人有四肢；天有五音，人有五脏；天有六律，人有六腑；天有冬夏，人有寒热；天有十日，人有手十指；辰有十二，人有足十指茎垂以应之；女子不足二节，以抱人形。天有阴阳，人有夫妻；岁有三百六十五日，人有三百六十五节；地有高山，人有肩膝；地有深谷，人有腋腘；地有十二经水，人有十二经脉；地有泉脉，人有卫气；地有草蓂，人有毫毛；天有昼夜，人有卧起；天有列星，人有牙齿；地有小山，人有小节；地有山石，人有高骨；地有林木，人有募筋；地有聚邑，人有䐃肉；岁有十二月，人有十二节；

地有四时不生草，人有无子。此人与天地相应者也。

【语译】

黄帝问伯高：我想知道人的四肢百节是怎么与天地对应的。伯高回答说：天是圆的、地是方的，人的头是圆的、脚是方的，以此来对应天地；天上有太阳和月亮，人有两只眼睛来对应；地上有九州，人有九窍来对应；天有刮风下雨，人有喜怒的情绪变化来对应；天有打雷闪电，人有声音来对应；天有四时变化，人有四肢来对应；天有五音，人有五脏来对应；天有六律，人有六腑来对应；天有寒冬酷暑，人有寒热来对应；天有十干，人有十根手指来对应；地支有十二，人有十个脚趾加上阴茎、睾丸来对应；女子缺少茎垂两节，但可以怀胎。天有阴阳，人有夫妻来对应；一年有三百六十五日，人有三百六十五个腧穴来对应；地上有高山，人有肩膀和膝盖来对应；地上有幽深的山谷，人有腋窝和腘窝来对应；地上有十二条大河，人有十二经脉来对应；地下有泉眼水脉，人有卫气来对应；地上有丛草，人有毫毛来对应；天有昼夜变化，人有睡卧与起床来对应；天上有星辰，人有牙齿来对应；地上有小山，人有小关节来对应；地上有山石，人有凸起的高骨来对应；地上有山林，人有筋膜来对应；地上有城镇，人有隆起的肌肉来对应；一年有十二月，人有十二个大关节来对应；大地有四季不能生长草木的，人有不能生育孩子的来对应。这就是人与天地的对应关系。

【解读】

本段说明了自然界事物与人体的对应关系。“天圆地方，人头圆足方以应之”：天数为三，为阳，人首为阳，在上，故相应；地数为四，为阴，人足为阴，在下，故相应。“地有九州，人有九窍”。古代中国分为九州，据《尚书·禹贡》记载，分别是冀州、兖州、青州、徐州、扬州、荆州、豫州、梁州和雍州。九窍指的是面部七窍（两眼、两耳、两鼻孔、口）以及前后二阴。“天有五音”，“五音”是中国传统音律的五声音阶，分别为宫、商、角、徵、羽。“天有六律”，“六律”是古代的定音方法，分为六阴律和六阳律，六阴律又称六吕，此处六律特指六阳律，分别为黄钟、太簇、姑洗、蕤宾、夷则、无射。

“天有十日”：“十日”即十天干，为中国古代传统历法纪年的一部分，分别为甲、乙、丙、丁、戊、己、庚、辛、壬、癸。“辰有十二，人有足十指茎垂以应之”：十二辰即为十二地支，分别为子、丑、寅、卯、辰、巳、午、未、申、酉、戌、亥，“茎”为阴茎，“垂”为睾丸。“地有草蓂”：“蓂”音 mì，古代神话传说中尧时的一种瑞草，草蓂此处泛指地上遍生的野草，如丹波元简所说，草蓂，“地上众草也”。“人有募筋”：“募筋”即“筋膜”，人体皮下肉上筋外的组织，杨上善注：“募当为膜，示募覆也。十二经筋之外裹膜分内者名膜筋也。”“䐃肉”：隆起的肌肉，䐃音 jiǒng，筋肉结聚的地方。“人有十二节”：“十二节”指人体左右各有肩、肘、腕、髋、膝、踝六大关节，张介宾《类经》：“四肢各三节，是为十二节。”

“三百六十五节”：原意为全身骨节交会之处，是神气游行出入之所，语出《灵枢·九针十二原》，说“节之交，三百六十五会”，又说“所言节者，神气之所游行出入也，非皮肉筋骨也”。《灵枢·小针解》则说“节之交三百六十五会者，络脉之渗灌诸节者也”，后世多解作腧穴。

黄帝问于岐伯曰：余愿闻持针之数，内针之理，纵舍之意，扞皮开腠理，奈何？脉之屈折，出入之处，焉至而出，焉至而止，焉至而徐，焉至而疾，焉至而入？六腑之输于身者，余愿尽闻，少序别离之处，离而入阴，别而入阳，此何道从行？愿尽闻其方。

【语译】

黄帝问岐伯说：我想了解用针的方法，进针的原理，纵舍的意义，扞皮打开腠理辅助进针的手法是怎样的，经脉弯曲转折，经气运行出入的地方，到哪里出，到哪里止，到哪里慢，到哪里快，到哪里入，又是在哪里进入六腑经脉，输注于全身的？我都想听，经脉的别走之处，阳经别走入阴经，阴经别走入阳经，是从哪条通道走的？我想详细地了解其中的道理。

【解读】

“内针之理”：“内”同“纳”，使进入，“内针之理”即用针的道理。“扞皮开腠理，奈何”：“扞”同“擀”，拉开或张开皮肤的意思，扞皮就是进针时要顺着筋肉经络的走势，以左手将皮肤伸展开。“纵舍”，针刺补泻法之一。张志聪：“纵舍者，迎随也。”一说指缓用针和不用针。

岐伯曰：帝之所问，针道毕矣。黄帝曰：愿卒闻之。岐伯曰：手太阴之脉，出于大指之端，内屈，循白肉际，至本节之后太渊留以澹，外屈，上于本节下，内屈，与阴诸络会于鱼际，数脉并注，其气滑利，伏行壅骨之下，外屈，出于寸口而行，上至于肘内廉，入于大筋之下，内屈，上行臑阴，入腋下，内屈走肺，此顺行逆数之屈折也。

【语译】

岐伯说：你所问的，就是针刺的全部道理了。黄帝说：我想详尽地听一听。岐伯说：手太阴经，起于手大指的尖端，向内屈折，沿着内侧的白肉边缘，到掌指关节之后的太渊穴出现搏动，向外屈折，上行至掌指关节下，向内屈折，与各阴络交会在鱼际，几条阴经之脉都输注于此，它的脉气滑利，在掌骨下伏行，向外屈折，浮出于寸口处上行，上行至肘关节内侧，进入大筋下面，向内屈折，上行至上臂内侧，进入腋下，向内屈折走入肺中，这是按肺经（从胸到手）的顺行路径而从逆行（从手到胸）次序来说的。

【解读】

“手太阴之脉，出于大指之端”：“大指之端”指少商穴，为肺经井穴，五输穴之一，这句话说明了肺经从大指端的少商穴起始。“循白肉际，至本节之后太渊留以澹”：“白肉际”指鱼际穴，为肺经荥穴，五输穴之一；“本节”为掌指关节和跖趾关节，手足共十个本节；“太渊”为肺经输穴，五输穴之一；“澹”本义为水摇，此处意为脉气搏动。“入于大筋之下”：指尺泽穴，为肺经合穴，五输穴之一。“上行臑阴”：“臑阴”同“臑内”，“臑”音 nào，指肩以下肘以上的部分，即上臂，“臑阴”就是上臂内侧。

“壅骨”：掌骨。《医宗金鉴·刺灸心法要诀》：“掌骨者，手之众指之本也，掌之众骨名壅骨，合凑成掌，非块然一骨也。”杨上善认为是手鱼骨，马莳认为是掌后高骨。“大筋”：肱二头肌肌腱。

心主之脉，出于中指之端，内屈，循中指内廉以上，留于掌中，伏行两骨之间，外屈，出两筋之间，骨肉之际，其气滑利，上二寸，外屈，出行两筋之间，上至肘内廉，入于小筋之下，留两骨之会，上入于胸中，内络于心脉。

【语译】

心主手厥阴经，起于中指尖端，向内屈折，沿着中指内侧上行至手掌中，在尺骨桡骨之间伏行，向外屈折，从两筋之间浮出，运行在骨肉之间，它的经气滑利，上行两寸，向外屈折，浮出运行在两筋之间，上行至肘内侧，进入小筋下面，流注于尺骨桡骨在肘关节交汇的地方，上行进入胸中，内联于心脉。

【解读】

“心主之脉，出于中指之端”：手厥阴心包经起始于“中指之端”，“中指之端”指中冲穴，为心包经的井穴，五输穴之一。“循中指内廉以上，留于掌中”：“留于掌中”指劳宫穴，为心包经的荥穴，五输穴之一。

以上两段介绍了手太阴和手少阴两条经脉的循行，意在说明五输穴（井、荥、输、经、合）的流注次序，也就是回答黄帝经脉运行出入徐疾之处的问题。

黄帝曰：手少阴之脉独无腧，何也？岐伯曰：少阴，心脉也。心者，五脏六腑之大主也，精神之所舍也，其脏坚固，邪弗能容也。容之则心伤，心伤则神去，神去则死矣。故诸邪之在于心者，皆在于心之包络，包络者，心主之脉也，故独无腧焉。

【语译】

黄帝说：为什么唯独手少阴心经没有腧穴？岐伯说：少阴经，是心的经脉。心，是五脏六腑的君主，精神所留驻的地方，心很坚固，不能容纳邪气。容纳了邪气心就会受伤，心受伤了神就会离去，神离去了人就会死。所以说各种邪气在心的，其实都是在心包络上，心包络，就是心所主宰的经脉，因此唯独手少阴心经没有腧穴。

【解读】

本段说明了心为君主之官，不能容邪，其邪由心包络代受，故“手少阴之脉独无腧”。

黄帝曰：少阴独无腧者，不病乎？岐伯曰：其外经病而藏不病，故独取其经于掌后锐骨之端。其余脉出入屈折，其行之徐疾，皆如手少阴心主之脉行也。故本腧者，皆因其气之虚实疾徐以取之，是谓因冲而泻，因衰而补，如是者，邪气得去，真气坚固，是谓因天之序。

【语译】

黄帝说：唯独手少阴经没有腧穴，是不会生病吗？岐伯说：在外面的手少阴经络会生病，但是在内的心脏不会病，因此独取少阴经位于手掌后高骨顶端的神门穴。其余的经脉循行的出入屈折、运行快慢，都和手少阴心包络的经脉运行一样。因此，本经之病，都是依据心包经经气的虚实、运行的快慢来调治的，这就是所谓的邪气盛则泻，正气衰则补，像这样，邪气就可以被祛除，真气就可以得到巩固，这就叫根据自然的规律治病。

【解读】

“故独取其经于掌后锐骨之端”：“锐骨”为掌后小指侧的高骨，即“尺骨小头”。

黄帝曰：持针纵舍奈何？岐伯曰：必先明知十二经之本末，皮肤之寒热，脉之盛衰滑涩。其脉滑而盛者，病日进；虚而细者，久以持；大以涩者，为痛痹；阴阳如一者，病难治。其本末尚热者，病尚在；其热已衰者，其病亦去矣。持其尺，察其肉之坚脆、大小、滑涩、寒温、燥湿。因视目之五色，以知五脏而决死生。视其血脉，察其色，以知其寒热痛痹。

黄帝曰：持针纵舍，余未得其意也。岐伯曰：持针之道，欲端以正，安以静，先知虚实，而行疾徐，左手执骨，右手循之，无与肉果，泻欲端以正，补必闭肤，辅针导气，邪得淫泆，真气得居。黄帝曰：扞皮开腠理奈何？岐伯曰：因其分肉，左别其肤，微内而徐端之，适神不散，邪气得去。

【语译】

黄帝说：持针纵舍要怎么做？岐伯说：要先明确知道十二经脉的起止、皮肤的寒热、脉象的盛衰滑涩。那些脉滑而且盛的，病会日渐严重；脉虚而细的，病程持久；脉大而涩的是痛痹；人迎、寸口脉象一样的，病难以治疗。那些胸腹和四肢发热的，病情还在发展；那些已经退去热度的，病也就退了。诊察患者的尺肤，审察肌肉的坚实与脆弱，皮肤的光滑与滞涩、寒凉与温热、干燥与湿润。观察他眼睛的颜色，来判断五脏的情况，进而判断死生。看他的血脉是否饱满，观察它反映于外部的颜色，来诊断寒热痛痹的病症。

黄帝说：持针纵舍的手法，我还没理解。岐伯说：用针的方法，要端正身形，安定心情，先审察病症的虚实，再行缓急补泻的针法，左手把握骨骼的位置，右手循穴进针，进针时不要被肌肉包裹而滞留，用泻法时针要垂直，不可歪斜，用补法时，出针一定要按闭针孔，用辅助手法引导得气，使邪气溃散而真气内守。黄帝说：拉伸皮肤开泄腠理要怎么操作？岐伯说：顺着病人筋肉经络的走行，用手按住穴位，轻轻地缓慢而垂直地进针，神气就不会散乱，邪气就可以祛除。

【解读】

本段介绍了持针纵舍手法的具体操作。

“必先明知十二经之本末”：“本末”指十二经络的起止和循行部位，杨上善：“起处为本，出处为末。”后文“其本末尚热者”之“本末”则指胸腹和四肢，“本”为胸腹，“末”为四肢。“持其尺”：“尺”即尺肤，为前臂内侧自肘至腕的皮肤，尺肤诊断方法详见《灵枢》第七十四篇《论疾诊尺》。

“阴阳如一”：“阴阳”为人迎脉和寸口脉。“视其血脉，察其色”：此言观察其血脉和肤色，《素问·皮部论》有关于皮肤诊法的记载：“其色多青则痛，多黑则痹，黄赤则热，多白则寒，五色皆见，则寒热也。”

黄帝问于岐伯曰：人有八虚，各何以候？岐伯答曰：以候五脏。黄帝曰：候之奈何？岐伯曰：肺心有邪，其气留于两肘；肝有邪，其气流于两腋；脾有邪，其气留于两髀；肾有邪，其气留于两腘。凡此八虚者，皆机关之室，真气之所过，血络之所游，邪气恶血，固不得住留，住留则伤筋络骨节，机关不得屈伸，故痀挛也。

【语译】

黄帝问岐伯说：人有八虚，各自能诊候哪些疾病？岐伯回答说：可以诊候五脏的疾病。黄帝说：怎么诊候呢？岐伯说：肺和心有邪气时，邪气流注在两肘；肝有邪气的，邪气流注在两腋之下；脾有邪气时，邪气流注在两胯之间；肾有邪气时，邪气流注在两个腘窝。这八虚，都是关节运动的枢纽，是真气通过、血络循行的地方，一定不能让邪气和恶血留滞在这里，留滞就会伤及筋络，导致关节不能屈伸，就会发生拘挛。

【解读】

本段介绍了如何以八虚候察五脏病变。“人有八虚”：“八虚”指人体的八个关节——两肘、两腋，两髀、两腘，这八个关节都是凹陷的，中间好像是虚空的，像八个窝，五脏真气经过，血络密布，所以和五脏联系密切。同时，这里是关节屈曲、体表虚陷的地方，气血相对薄弱，容易受外邪侵扰，所以是五脏藏邪之处。“其气留于两髀”：“髀”为股胯部。“邪气恶血”：“恶血”为瘀血的一种，是溢于经之脉外、积存而尚未消散的败坏之血。

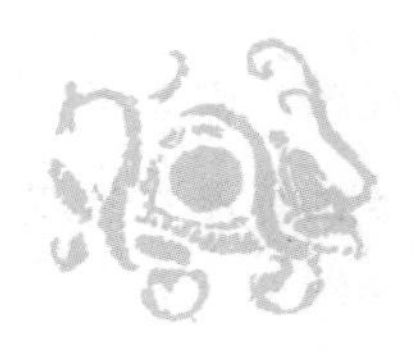

通天篇第七十二

本篇从阴阳偏胜的角度，将人的体质分为五种：太阴之人、少阴之人、太阳之人、少阳之人以及阴阳和平之人，并从性格特征、生理特征与治疗以及体态特征三个维度进行了详细论述。阅读此篇，可知人的性格、体态与生理机制之间存在着密不可分的联系，也能充分感受到原汁原味的传统医学因人制宜的治疗思想。传统文化“贵中和”的思想，在医学领域也得到了相应的继承与发扬。

黄帝问于少师曰：余尝闻人有阴阳，何谓阴人，何谓阳人？少师曰：天地之间，六合之内，不离于五，人亦应之，非徒一阴一阳而已也，而略言耳，口弗能遍明也。

黄帝曰：愿略闻其意，有贤人圣人，心能备而行之乎？少师曰：盖有太阴之人，少阴之人，太阳之人，少阳之人，阴阳和平之人。凡五人者，其态不同，其筋骨气血各不等。

【语译】

黄帝问少师：我曾经听说人有阴阳之分，什么叫阴人，什么叫阳人？少师说：自然界整个宇宙的巨大空间，是离不开五行的，人也与之相对应，并不是只有一阴一阳而已，我可以简要论述，但无法将其完全表达清楚。

黄帝说：希望能简略地了解其中的大意，有没有哪些圣人和贤人，能够想明白并且做到阴阳平衡呢？少师说：有太阴之人、少阴之人、太阳之人、少阳之人、阴阳和平之人。这五类人形态不同，筋骨的强弱、气血的盛衰也各不相同。

【解读】

《阴阳二十五人》篇提过人的体质的五行属性，现在《通天》篇又讲到这个问题。本篇也是将人分为五类，其实就是五行。不过没有用五行的名称，而是用了阴阳的名称，把五类人称为太阳之人、少阳之人、太阴之人、少阴之人、阴阳和平之人。这五类就是五行，我们可以先把本篇这五类人和人的体质的五行属性做一个对应。

五类人是按照阴阳的属性以及数量、程度区分的，阴和阳是属性不同的两大类，按照数量和程度的不同，阴里面又分为太阴和少阴，太阴就是阴的程度多一些，少阴就是阴的程度少一些；阳里面又分为太阳和少阳，太阳就是阳的程度多一些，少阳就是阳的程度少一些。而阴阳和平就是在中间，不偏阴也不偏阳。而太阳是五行的什么呢？也就是说，五行中哪一行的阳气最多？是火。太阴呢？五行中哪一行阴气最多？是水。再看少阳是什么？有人说是金，有人说是木。我们要统一标准，刚才说太阳是火、太阴是水是什么标准？是温度！因为火最热，所以是太阳。水最冷，水要结冰，所以是太阴。那么以温度的标准看，木也就是树木，是什么温度？是温的。金属是什么温度？是凉的。温是少阳还是少阴？当然是少阳，凉的就是少阴。所以少阳就是木，少阴就是金。那么阴阳和平呢？就是土。

搞清楚了阴阳和五行的对应关系，再来看本篇讲的五类人，就容易懂了。《通天》是《灵枢》第七十二篇，“天”就是先天禀赋，因为每一个人的先天禀赋是不同的，人的体质、性格、生理特征都与先天禀赋有密切关系，可以分为五大类。这五类人在本篇里被称为五态人。但要注意的是，这一篇主要是从人的偏差性上考虑的，除了阴阳平和之人是好的类型，其他四类都是不好的，都是有偏差的，这一点和《阴阳二十五人》所说的五行体质有所不同。五行体质偏于正常状态，五类人偏于不正常状态。《阴阳二十五人》更多的是从形体上进行分类，而《通天》篇更多的是从心理特征、性格特征上进行分类。具体来说，《通天》篇是从性格特征、生理特征与体态特征这三个维度论述了五类人。

“天人相通”指人与天的运动规律相通。《黄帝内经》认为，人体不仅与自然界的普遍运动规律相通，而且与自然界的具体运动规律相通。阴阳五行是宇宙事物的总规律，不管是对自然界，还是对人体生理变化，都具有普遍的指导意义。本篇中说：“天地之间，六合之内，不离于五，人亦应之，非徒一阴一阳而已也。”由于人体和自然界有着共同的运动规律，因而可以归为同“类”。《黄帝内经》利用这个“类”，用已知的自然界事物去推知未知的人体内在脏腑的生理功能，即“及于比类，通合道理”，采用了取象比类的方法。

关于人性的问题，先秦时期，诸子百家就进行过激烈的讨论，并提出了各自的不同观点，如孟子主张性善论，荀子主张性恶论，告子主张性无善恶论，道家主张人性自然论，等等。《黄帝内经》作为一部天地人三位一体的综合性医学著作，对人性问题也有所涉及，并且提出了具有医学特色的人性论观点。

《黄帝内经》对于人性善恶问题的探讨，是与人的气质、性格等内容交织在一起的。《黄帝内经》中的人性学说深受诸子影响，内容较为复杂，既有儒家的善恶论思想，又有道家的自然论思想。从善恶角度说，《黄帝内经》主要受有善有恶说与董仲舒“性三品”说的影响。本篇中根据人的气质性格将人分为太阴、少阴、太阳、少阳、阴阳和平五类，这同时也是一种人性的分类法，因为其中包含对人性善恶的价值评判，太阴、少阴之人属于性恶之列，阴阳和平之人属于性善之列，从《黄帝内经》的描述来看，阴阳和平之人具有道家理想人格的色彩，且与儒家圣人形象有所不同。至于太阳、少阳之人，既不属于善者之列，也不属于恶者之列。可见《黄帝内经》的人性说并不是简单的善恶二分，而是包含善恶的阴阳五分。如果再简单归纳一下就是，阴、阳、阴阳和平三类。

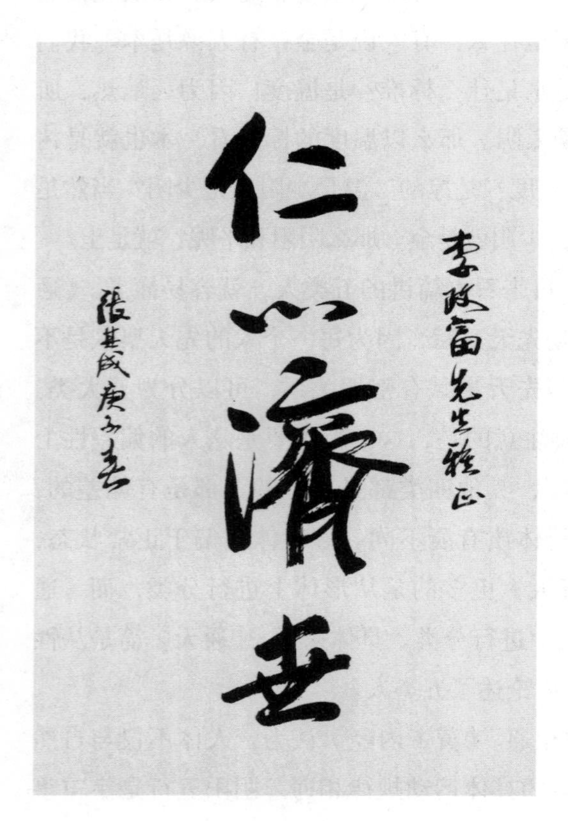

清代医家章楠提出，虽然人身为万物之灵，素禀阴阳五行之全气，但实际上也会存在偏颇差异，阴阳偏颇的人较多而阴阳和平的人较少。这种差异存在的原因是“其心意之邪正不同，则禀气之纯驳各异”，因此圣贤之学需以“正心诚意，变化气质为先”。由此也能感受到，传统医学关注的不单单是治愈疾病，也包括塑造理想的人格。

黄帝曰：其不等者，可得闻乎？

少师曰：太阴之人，贪而不仁，下齐湛湛，好内而恶出，心和而不发，不务于时，动而后之，此太阴之人也。

少阴之人，小贪而贼心，见人有亡，常若有得，好伤好害，见人有荣，乃反愠怒，心疾而无恩，此少阴之人也。

太阳之人，居处于于，好言大事，无能而虚说，志发于四野，举措不顾是非，为事如常自用，事虽败而常无悔，此太阳之人也。

少阳之人，諟谛好自贵，有小小官，则高自宜，好为外交而不内附，此少阳之人也。

阴阳和平之人，居处安静，无为惧惧，无为欣欣，婉然从物，或与不争，与时变化，尊则谦谦，谭而不治，是谓至治。

古之善用针艾者，视人五态乃治之。盛者泻之，虚者补之。

【语译】

黄帝说：五种不同类型人的特征，能让我了解一下吗？

少师说：太阴之人，贪婪没有仁义，内心阴险而外表又很谦虚、庄重、厚道的样子，喜好获取他人的东西而不喜欢付出，内心想法不外露，见风使舵，行动上惯用后发制人的手段，这就是太阴之人的特征。

少阴之人，喜欢贪图小利而有害人之心，经常看见别人失败，就好像自己有收获一样，好诋毁、伤害他人，看见别人获得荣誉，反而会生气，心怀嫉妒且忘恩负义，这就是少阴之人的特征。

太阳之人，惯于洋洋自得，喜好谈论大事，没有能力却夸大其词，好高骛远，行动办事不管对错，做事经常自以为是，即使失败也不后悔，这就是太阳之人的特征。

少阳之人，做事谨慎，自尊心很强，有了小小的政治地位，就会过高地自我宣传，善于对外交际，而不愿意听别人的指挥，这就是少阳之人的特征。

阴阳和平之人，居处环境安静，不会惊恐失色，也不会过分欣喜，顺应万事万物发展的自然规律，遇事时不喜与人争执，能够适应形势的变化，地位即使很高也保持谦虚，以德服人而不以争斗，这就是最高明的治理之道。

古代擅长使用针法和灸法治病的医生，会先观察人的五态再分别进行治疗，脉盛的用泻法，脉虚的用补法。

【解读】

本节对上一节提到的五类人作出进一步阐述。

《黄帝内经》不仅对人性作了分类描述，而且对不同人性的形成作了本体论的阐释。将先天阴阳之“气”作为人性的基础，这是先秦诸子人性论都未涉及的。太阴之人“多阴而无阳”，少阴之人“多阴少阳”，太阳之人“多阳而少阴”，少阳之人“多阳少阴”，阴阳和平之人“阴阳之气和”。作为医学著作，《黄帝内经》不关注人的社会性以及人性是否可以改变等问题，而是以先天之气论人性，从先天禀赋寻找人性善恶的根据，并关注五态之人的发病情况及其治法。这种阴阳五分的人性论思想，其目的不是解释道德现象和提供治国方略的理论依据，而是为养生治疗提供理论指导。可以说，《黄帝内经》特别重视人性修养对于养生治疗的作用。

体质好讲也不好讲。好讲是因为我们每个人对自己的体质多多少少都有一些了解，不好讲是因为它的分类方法特别多，也没有一个清晰的概念界定，而在探讨任何内容之前，我们都需要探本求源。

首先，什么是体质呢？《列子》这本书讲宇宙的演化规律分成四个阶段，人的生命的演化规律也分为四个阶段。太易，未见气也，也就是无极，气还没有见到；太初，气之始也；太始，形之始也；而进入太素的阶段，叫质之始也。质，就是体质的质。这里就有了一个体质的概念，体大家都知道，指后天的形体。在胎儿时期形体就开始发育成长，到最后成熟老化，这是形体。质，本质，更多的是一种先天的概念。因此这个体质究其概念内涵，既包含先天的因素，也包含后天的因素，而且在后天的因素当中，特别是在性别、年龄以及自然社会环境、饮食起居等差异的影响下（比如现代人面临越来越大的社会压力），形体的变化就会逐渐显现，人的体质差别也会越来越大。

体质分类法现在主要有这么几类：一类是二分法，凡病必求本，本是什么呢？就是阴阳。二分法的原则就是“法于阴阳，和于术数”。阴阳是养生的总原则，也是体质分类的根本方法。另一类是五分法，就是按照五行来进行分类，也就是按照木火土金水来进行分类，其本质也是阴阳，阳分为太阳、少阳，阴分为太阴、少阴，中间阴阳中和的就是土。根本上还是阴阳。

在《黄帝内经》里，讲到体质的有十几篇，其中集中论述的有两篇，一篇是《灵枢·阴阳二十五人》，另一篇就是本篇《灵枢·通天》，其他的散见于各篇。除了二分法、五分法，还有三分法。有的篇章把人分为肥胖之人、羸瘦之人和体质适中之人，还有的篇章把人分为勇敢之人、怯懦之人和中庸之人，这些都是从不同角度和侧面来进行分类的。而对五分法进行深入论述的，还是《通天》篇和《阴阳二十五人》篇。

其中，《阴阳二十五人》篇更侧重于从形体上分类，而《通天》篇更侧重于从心理特征、性格特征上分类。这里先列举了四种人：太阴之人、少阴之人、太阳之人和少阳之人。太阴之人，“贪而不仁”，比较贪婪，不那么仁慈，“下齐湛湛”，喜欢表现出礼贤下士、谦虚的样子，“好内而恶出”，什么都想据为己有，不愿意把东西给人家，“心和而不发，不务于时，动而后之”，藏得非常深，不轻易表露自己的情绪和想法，往往做事情后发制人。其实，人的本性都是贪婪的，只是太阴之人的贪婪之性更加突出，内收就是跟貔貅一样，得了好处不愿意吐出来。再看少阴之人，小贪而贼心，比起太阴之人，坏的程度稍低一些，“见人有亡，常若有得，好伤好害，见人有荣，乃反愠怒”，见不得别人好，羡慕嫉妒恨，看到别人有遗漏或丢了什么东西，反而觉得挺好的。太阳之人，“居处于于，好言大事，无能而虚说，志发于四野，举措不顾是非，为事如常自用，事虽败而常无悔”，这是一种什么人呢？刚愎自用，死不悔改，这些其实都是人性的共性。再看少阳之人，“諟谛好自贵”，这种人非常自恋，觉得自己了不起，“有小小官，则高自宜，好为外交而不内附”，少阳之人，有了一个小官职，发了一点小财，就沾沾自喜。这些都是从负面的角度来展示出不同人的心理特征和性格特点。再看阴阳和平之人，就全都是褒义词了，“居处安静，无为惧惧，无为欣欣，婉然从物，或与不争，与时变化，尊则谦谦，谭而不治”，这是多高的生命境界啊！基本上体现的都是道家推崇的精神，无为，谦虚，这是真正的谦虚，不是有意去涵藏，通过道德方式去实现大治，不需要通过别的手段，这也体现了贵中与贵和的思想，即阴阳中和的道理。

黄帝曰：治人之五态奈何？

少师曰：太阴之人，多阴而无阳，其阴血浊，其卫气涩，阴阳不和，缓筋而厚皮，不之疾泻，不能移之。

少阴之人，多阴少阳，小胃而大肠，六腑不调，其阳明脉小，而太阳脉大，必审调之，其血易脱，其气易败也。

太阳之人，多阳而少阴，必谨调之，无脱其阴，而泻其阳。阳重脱者易狂，阴阳皆脱者，暴死不知人也。

少阳之人，多阳少阴，经小而络大，血在中而气外，实阴而虚阳。独泻其络脉，则强气脱而疾，中气不足，病不起也。

阴阳和平之人，其阴阳之气和，血脉调，谨诊其阴阳，视其邪正，安容仪，审有余不足，盛则泻之，虚则补之，不盛不虚，以经取之。

此所以调阴阳，别五态之人者也。

【语译】

黄帝说：要如何根据人的五种形态来进行治疗呢？

少师说：太阴之人，多阴寒而无阳热，阴血浓浊，卫气滞涩，阴阳不调，筋脉弛缓，皮肤厚，若不用疾泻之法泻其阴分，就不能改变这种状态。

少阴之人，多阴寒而少阳热，胃小而肠大，使六腑失调，胃小，足阳明胃经的脉气就微小；而手太阳小肠经的脉气就盛大。一定要仔细辨别阴阳盛衰的情况，进行调治，这类人容易流血不止，气容易衰败。

太阳之人，多阳热少阴寒，一定要谨慎调理，不要损伤其阴气，应泻其阳气，但阳气泻得太过又容易发狂，阴阳之气都耗尽的人，就会猝死或不省人事。

少阳之人，多阳热少阴寒，经脉小，络脉大，血在脉中，气在脉外，应当补阴泻阳，只泻其阳络，就会使阳气迅速耗竭，中气不足，病就无法好转。

阴阳平和之人，阴阳之气调和，血脉顺畅，要谨慎地诊察其阴阳状态，观察其邪正盛衰，根据面容仪表辨别是有余还是不足之证，脉盛便用泻法，脉虚便用补法，一般虚实不明显的病症，就从其本经取治。

这就是根据五态之人的不同情况来调节其阴阳的法则。

【解读】

此节论述了五类人的生理特点以及与之相应的治疗思路。作为一部医学典籍，《黄帝内经》进行体质分类的最终目的还是治疗，体质不同的人，治疗思路自然也不一致，这正是传统医学引以为傲的“因人、因地、因时”的三因治疗思路，与现代医学的标准化治疗方案形成鲜明对比。

《黄帝内经》对于体质的论述五花八门，有刚有柔，有弱有强，有短有长，但是最终还是落在了阴阳上。历代医家对于不同体质的特异性治疗思路也都非常重视，有各种各样的论述，例如《伤寒论》中就提到非常重要的体质概念，张仲景没有用“体质”这个词，而是用“家”来形容的，比如说汗家、亡血家、疮家……并有汗家不可发汗、亡血家不可发汗、疮家不可发汗等禁忌。再比如，《金匮要略》中提到“尊荣人”，什么是尊荣人，就是在社会上非常尊贵显达的人。在古代尊荣人有什么体质特点？就是相对孱弱，怕风，容易感受外邪。不同体质的人，在使用方剂时也有不同，即使是同一种病，用药的剂量也不同。孙思邈在《千金要方》中没有用“体质”这个词，而是用“禀质”来表示。禀，禀赋，更突出先天的因素，是一个先天的概念，随着后天的生活影响，人们形体的差别越来越大，个性化的体质特征也越来越明显地呈现出来。我们再来看叶天士，明清时代的一位临床大家，温病学鼻祖，在他的代表作《临证指南医案》中大量论述了体质，比如说有阳气不足体质、阴弱体质，而且对于每种体质都有比较形象的描述，比如木火体质，特点“色苍形瘦”。“形躯丰溢，脉来微小”，这八个字非常精准，其实这是一种阳气不足的体质。看着气色、形体、骨骼都很好，但是一号脉，脉弱，基本上就可以判断出是阳虚体质。上述种种例子都表明，传统医家在医疗实践中充分采用了因人施治的思路。近年来，现代医学也提出了“精准医学”的概念，精准医学就是从基因角度、从微观层面实现完全的精准化。传统医学的精准化应该也存在着两个方向，一个是因时、地即因环境而异，第二个就是因人而异。个性化的治疗方法，具体来说就分为这两类。在个性化治疗方面，中医已经达到了精准医学的水平，这应该是中医未来的一个发展方向。

黄帝曰：夫五态之人者，相与毋故，卒然新会，未知其行也，何以别之？

少师答曰：众人之属，不如五态之人者，故五五二十五人，而五态之人不与焉。五态之人，尤不合于众者也。

黄帝曰：别五态之人奈何？

少师曰：太阴之人，其状黮黮然黑色，念然下意，临临然长大，腘然未偻，此太阴之人也。少阴之人，其状清然窃然，固以阴贼，立而躁崄，行而似伏，此少阴之人也。太阳之人，其状轩轩储储，反身折腘，此太阳之人也。少阳之人，其状立则好仰，行则好摇，其两臂两肘则常出于背，此少阳之人也。阴阳和平之人，其状委委然，随随然，颙颙然，愉愉然，𬌗𬌗然，豆豆然，众人皆曰君子，此阴阳和平之人也。

【语译】

黄帝说：关于这五种形态的人，如果之前没有接触过，突然遇见，不了解他一向的品行，又如何判断他是哪一种人呢？

少师回答说：这五态之人的特征，一般人没有，所以阴阳二十五人的分类里也不包括这五态之人，五态之人与一般人是不一样的。

黄帝说：如何区分五态之人呢？

少师说：太阴之人，肤色颜色深，故作姿态，假意谦虚，身体高而粗大，有膝腘却不会弯曲作揖求人，这就是太阴之人。少阴之人，其外貌看似清高，但行为鬼祟，易起贼心，站立时有狡猾阴险的特征，走路时像要伏在地上，这就是少阴之人。太阳之人，自尊自得，骄傲自满，挺胸时身躯向后反张，就像腘窝弯曲一样，这就是太阳之人。少阳之人，站立时喜欢仰头，行走时喜欢摇摆，两臂两肘常反挽到背部，这就是少阳之人。阴阳和平之人，遇事谨慎，随遇而安，严正又温和，目光慈祥和善，举止有度，处事分明，大家都称其为君子，这就是阴阳和平之人。

【解读】

本节运用许多修辞手法描写了太阴之人、少阴之人、太阳之人、少阳之人以及阴阳和平之人这五种体质之人的体貌特征，以便医家通过望诊辨别病人的体质。联系上文来看，本篇分别从性格特征、生理特征、体态特征这三个方面详细论述。这五种人，我们也从三个层面进行进一步解读。

第一层是先天禀赋，即生来的状态、禀赋，它是固有的、改变不了的，但是会受到各种各样后天因素的影响。第二层从构成方面，体质由哪几个方面构成呢？第一点，形体特征，比如说高高瘦瘦的人偏于少阳，偏于木火体质，多一些水来进行中和。其次是心理特征和性格特征，体质由这三个方面的因素构成。还有一个层面就是体质的双重性。一方面，体质是稳定的。大家都知道，很多疾病都可以自愈，说明体质在一个比较长的时间内是相对稳定的，除非突然生一场大病，尤其是内分泌疾病，才会很快地改变体质。所以一般来说，体质是稳定的。第二点，在稳定的同时，体质不是不可改变的，体质依然是可调整的。我们讲读书可以提高人的气质，可以提高道德情操，而我们练功就是改变体质非常重要的手段之一。我认为练功比单纯的体育运动对于改变体质更重要。单纯地健身、做运动，改变的主要是形体，每天健身可能会将胸肌臂肌练得非常强壮，但是体内的精气状态、神气状态并没有改变，人的很多个性化的心理特征、性格特征并没有改变。但是通过练功却可以潜移默化地改变人内在的体质，会感觉到体力更加充沛，越来越抗疲劳。上次在黄山，几个月后再见到一同练功的道友，很多人肚子变小了、面色红润了，这就是长期坚持练功的一个表现。体质包括外在的形体和内在的精气，用岐伯的话来说就是“精、气、津液、血脉，余意以为一气耳”。整个精气神会体现在外部的形体特征上，如皮肤等。“有诸内，必形诸外”，内在的精气充沛，必然表现于外，骨骼皮肤状态都会好，有征象可寻。

根据上一节的内容，我们还能看出，体质对疾病的影响其实非常大：第一，体质决定是否发病，体质是发病的决定因素。读过《黄帝内经》的都知道，“正气存内，邪不可干”，发病是不是取决于外邪呢？不完全是，这是外因，而内因是我们自身的正气，更具体一些，就是我们的体质。举个例子来说，在非典时期，有个医生接触到北京非典的第一个病例，当时不知道是非典，他亲自给病人插管，在这么近的距离，通过呼吸道就传给他了，但他不知道这是非典，回到家又把家人给传染了。最后他没事，但他的爱人却去世了，这就是体质不同造成的。体质是一个十分个性化的因素，不能用单一原因去解释。西医用的是线性思维解释问题，而学中医最忌讳的就是线性思维，也忌讳矛盾思维、二元对立。因此，面对复杂问题的时候一定要采用非线性思维，或者叫本体思维、混沌思维，这种思维方式可以使我们在分析问题时更接近客观真实。第二，体质决定某种疾病的易感性。不同体质的人，得的疾病肯定不一样。阳气不足的人就容易得一些虚寒性的疾病，包括外感性的疾病。比如今天会议室把空调调到 17℃，可能有三分之一在场的人到了明天会感冒，体质决定某些人对某种疾病的易感性，这是客观存在的。第三，体质影响疾病的传变和转归。比如瘦人和胖人同时得了糖尿病，他们将来的转归肯定是不一样的。对于胖人而言，肥胖是糖尿病演化为冠心病、心血管疾病的一个独有的危险因素，因此胖人得糖尿病时，更容易引发心脑血管疾病。而对于瘦人，他的病会逐渐演变成我们古代所说的消渴病，以瘦、口渴为特征，最后骨瘦如柴、双颧潮红，一派阴虚之象，与胖人迥异。不同体质的人，其疾病将来的传变和转归是截然不同的。体质为本，疾病为标，但是疾病反过来又对体质有重要的影响。

经过上述归纳总结，我们对于疾病和体质的了解就能趋于全面了，从而为防病、养生以及临床施治提供理论依据。

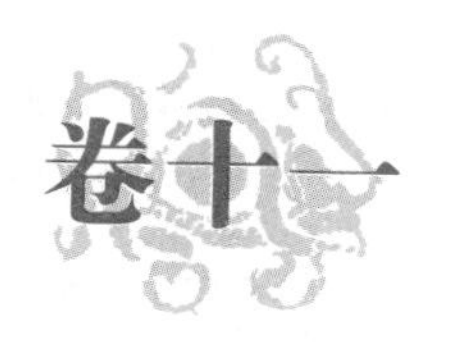

卷十一

官能篇第七十三

这一篇从哲学的层面讲解了针灸治病的道理，什么是“用针之理”，什么是“用针之法”，概括来讲就是四明：明人体、明诊断、明治则、明天时，最根本的还是“和于阴阳、法于数术”，这不仅是养生的至高法则，也是中医治病救人的总原则。

黄帝问于岐伯曰：余闻九针于夫子众多矣，不可胜数，余推而论之，以为一纪。余司诵之，子听其理，非则语余，请正其道，可令久传后世无患，得其人乃传，非其人勿言。岐伯稽首再拜曰：请听圣王之道。

【语译】

黄帝问岐伯：我已经听先生你讲授了许多针灸的道理，多到难以计数，如今探究讨论，也学习了有十二年。我今天试着说一下针灸之道，请你仔细地听一下，如果我说的理论有什么不对之处，请告诉我，帮助我改正错误，令它永传于世，没有祸患，如果遇到有天赋的人就传授给他，不该传授的人就不要和他说。岐伯稽首再次叩拜说：请让我听一下圣王你所讲的针道。

【解读】

本篇开头就指出所要讲述的内容，那就是“九针之道”，“九针之道”指的就是针灸针刺的道理，前面我们曾经在《九针十二原》篇详细讲解过，这一篇就要开始讲述针灸之道了。

这里还有一个地方需要注意，“一纪”就是十二年，为什么要用十二这个数字，因为十二天干，十二年是一个小轮回，六十年就是一个大轮回，这里用“一纪”当然不是说黄帝学习针灸只学了十二年，而是具有深意的。后面紧接着说“得其人乃传，非其人勿言”，这才是自古以来真正的传道方法，在本篇结尾处会有详细的讲述。让我们看一下黄帝是如何论述“用针之理”的。

黄帝曰：用针之理，必知形气之所在，左右上下，阴阳表里，血气多少，行之逆顺，出入之合，谋伐有过。知解结，知补虚泻实，上下气门，明通于四海，审其所在，寒热淋露，以输异处，审于调气，明于经隧，左右肢络，尽知其会。寒与热争，能合而调之；虚与实邻，知决而通之；左右不调，把而行之；明于逆顺，乃知可治。阴阳不奇，故知起时，审于本末，察其寒热，得邪所在，万刺不殆。知官九针，刺道毕矣。

【语译】

黄帝说：要掌握针灸治病的道理，就一定要知道形气所处的位置，体内上下左右都是什么，还要明白阴阳表里的关系，气血的多少，经脉运行的顺逆，出入离合的位置，这样才能攻克病邪。还要知道如何解除积聚，虚证如何补，实证如何泻，了解气机的上下，明通四海即气海、血海、髓海及水谷之海的道理，审查虚实的所在，辨别寒热为何久病不愈，知道荥输的区别，还要详细审查和调节气机，对于经脉、左右的支络，也都要知道其关键所在。寒热相争，要有能力去调和它；虚实夹杂，要抓住要点去解决它；左右不协调，要把握机会去治疗它；明白疾病的逆顺，才知道能否治疗。阴阳不偏，才知道疾病何时产生，详细审查疾病的本末、寒热、病邪所在，再去针刺治疗，才不会有错。能够知道运用九针的方法，那么针刺之道也就说尽了。

【解读】

这里主要讲述了“用针之理”。针刺治病的前提是什么？就在这一段所讲的内容里。“形之所在”讲的不仅仅是解剖学层面的形体脏腑所在，也包括了脏腑气机、经络运行等。其次还要知道经脉的走行、逆顺、离合出入等基本知识。然后再了解疾病的寒热虚实，阴阳五行的排列顺序，针灸的补泻手法，等等。只有完全掌握了这些内容，才能说“针刺之道”详尽完备了。

明于五输，徐疾所在，屈伸出入，皆有条理。言阴与阳，合于五行，五脏六腑，亦有所藏。四时八风，尽有阴阳，各得其位，合于明堂，各处色部，五脏六腑，察其所痛，左右上下，知其寒温，何经所在。审皮肤之寒温滑涩，知其所苦。膈有上下，知其气所在。先得其道，稀而疏之，稍深以留，故能徐入之。大热在上，推而下之；从下上者，引而去之，视前痛者，常先取之。大寒在外，留而补之；入于中者，从合泻之。针所不为，灸之所宜。上气不足，推而扬之；下气不足，积而从之；阴阳皆虚，火自当之。厥而寒甚，骨廉陷下，寒过于膝，下陵三里。阴络所过，得之留止，寒入于中，推而行之；经陷下者，火则当之；结络坚紧，火所治之。不知所苦，两跷之下，男阴女阳，良工所禁。针论毕矣。

【语译】

要明白五输穴的位置所在、脉气运行的徐急、经络的屈伸出入，这些都是有条理的。要明白阴阳五行的对应关系，五脏六腑各有所藏。四时八风之气也是有阴阳属性的，有相应的季节方位与之对应。明堂阙庭等面部位置的色泽，都与内在的五脏六腑相对应，根据疼痛的部位，能了解疾病的寒热属性，知道是哪一条经脉发生了问题。审查皮肤的温度是寒是温，表面是光滑还是滞涩，就知道病人哪里不舒服。再检查横膈膜的上下，就知道病气所在的位置。先要了解经脉运行的通道，取穴要少而精，深刺以留针，正气便可徐徐入内。病人身体上部出现热证时，应当用推而下之的针法，如果疾病从下向上发展，就用引而去之的针法，同时注意病人最先出现症状的情况，常常需要参考最初的情况取穴，以治其本。寒邪侵袭肌表，在针刺时，要采用留针而补之的针法，如果寒邪侵入内里，就要马上采用留针而泻之的针法。凡是针刺不能治疗的疾病，就用灸法来治疗。对上气不足的病，当用推而扬之的方法；对下气不足的病，当采用积而从之的方法，若是阴阳皆虚的病，可以采用灸法治疗。患厥逆而寒邪重的，或者骨头边上的肌肉下陷，或者寒冷的感觉没超过两侧膝盖，都应当艾灸足三里穴。如果阴络所过之处受了寒邪，气血留滞不通，就当用推而行之的针法；经脉下陷的，就用灸法治疗；络脉坚紧有结节的，也当用灸法治疗；如果病况是麻木不仁，病人感觉不到什么痛苦，就用阳跷脉上的申脉、阴跷脉上的照海二穴治疗；男子误用阴跷，女子误用阳跷，这是高明医生绝不会犯的禁忌。到此针灸的理论也就完备了。

【解读】

这一段主要讲针论，其实还是在讲针灸之道，首先要了解经络的运行法则，五输穴井、荥、输、经、合的位置。其次还要了解阴阳五行、五脏六腑、四时八风等内容。“四时”为春夏秋冬四季，“八风”指南方大弱风、西南方谋风、西方刚风、西北方折风、北方大刚风、东北方凶风、东方婴儿风、东南方弱风等八种可以伤人的病气。这里其实包含了一个很重要的中医思想，那就是“司外揣内”，从面部的颜色变化和皮肤的温度、光滑程度就能了解人体内部五脏六腑的情况，了解疾病的虚实寒热，有点类似于我们现在所说的黑箱原理，由此可见，传统的中医药文化是多么的发达！

之后又提到了灸法，针刺不能治疗的，可以用灸法，从大的方面来讲，针法主要是泻，灸法为补。这里提到了一个常用的保健穴位——足三里，我们在《灵枢·经脉》中的胃经里就提到过它，这是强壮补虚的要穴。

“男阴女阳，良工所禁”是什么意思呢？其实也是根据《灵枢·脉度》中“男子数其阳，女子数其阴，当数者为经，其不当数者为络也”来讲的，男女的阴阳跷脉不能误取，这是高明的医生所不应该有的行为。

读《黄帝内经》一定要整体地看，要前后文对应，要不然有很多地方是看不懂的。

用针之服，必有法则，上视天光，下司八正，以辟奇邪，而观百姓，审于虚实，无犯其邪。是得天之露，遇岁之虚，救而不胜，反受其殃。故曰：必知天忌，乃言针意。法于往古，验于来今，观于窈冥，通于无穷，粗工所不见，良工之所贵，莫知其形，若神髣髴。

【语译】

学习用针，一定要遵循法则。上要观察日月星辰的运行规律，下要了解八个时令的常识，避免四时不正之气，还要提示百姓，使大家可以审查虚实，预防邪气侵袭。如天之风雨不时，或时令不正，医生不能掌握气候的变化，病人就会受到不好的影响。所以说，必须知道天时的顺逆禁忌，然后才可以涉及针法的意义。取法于古人，用实践来检验，内视人体细微不可见的东西，通晓变化无穷的道理，这些是技术差的医生所认识不到，而高明的医生却认为是极其宝贵的东西。谁也看不到它的形迹，好像神灵一样若有若无。

【解读】

这一段讲的是用针的法则，先要上知天意。什么是“八正”？在《素问·八正神明论》里我们已经提到，八正就是二十四个节气里最重要的八个节气，所以作为医生，要了解自然界的变化情况。

总结一下以上的内容，其实针灸治疗疾病的道理和方法可以概括为“四个明”，第一是要“明人体”，就是要了解人体的结构和功能，包括脏腑、经络、输穴、气血运行等；第二就是要“明诊断”，要能区分疾病的寒热虚实；第三是要“明治则”，要知道如何辨证施治；第四是要“明天时”，要了解阴阳五行、四时八风、天光八正等因素对病症的影响。

邪气之中人也，洒淅动形。正邪之中人也微，先见于色，不知于其身，若有若无，若亡若存，有形无形，莫知其情。是故上工之取气，乃救其萌芽；下工守其已成，因败其形。是故工之用针也，知气之所在，而守其门户，明于调气，补泻所在，徐疾之意，所取之处。

泻必用员，切而转之，其气乃行；疾而徐出，邪气乃出；伸而迎之，遥大其穴，气出乃疾。补必用方，外引其皮，令当其门，左引其枢，右推其肤，微旋而徐推之，必端以正，安以静，坚心无解；欲微以留，气下而疾出之，推其皮，盖其外门，真气乃存。用针之要，无忘其神。

【语译】

邪气入侵人体后，人会发寒、战栗、怕冷。正邪入侵人体，病情较轻的时候，先表现在气色方面，在身体上没有什么感觉，若有若无，若存若亡，既像有病，又像没病，不易知道真实的病情。所以说高明的医生治病，会在萌芽状态就消灭病邪，差劲的医生就只能治疗已经发生的疾病。所以医生用针刺治病，应该知道脉气的运行所在，抓住相应的重要气门，明白如何调节经气运行，如何补泻，了解进针的快慢以及所当取用的穴位。

泻法要用圆活的手法，贴近病所而转动针，经气就可以正常运行。进针快，出针慢，邪气就会随针而出，进针时，伸而迎其气之来，出针时，摇大针孔，就更能促使邪气快速泻出。补法需用端正的手法，在外按平皮肤，使正当其穴，左手持针，右手推针进入皮肤，轻微捻转，缓缓进针，针身一定要端正，心神要安静，坚持不懈，待气至以后，要略微留针，等到经气流通，就要极快地出针，随即按压皮肤，堵住针孔，真气就能内存不泄。用针的关键是得神。

【解读】

这一段讲的是什么？是讲针灸补泻的方法，这里有一句话很著名，那就是"泻必用员、补必用方"，这是什么意思呢？

古人说天圆地方，天道为乾，地道为坤，《周易·象传》解释乾卦："天行健，君子以自强不息。"解释坤卦："地势坤，君子以厚德载物。"所以"用员"就是说行针像天道乾一样，不断行针，圆活流利；"用方"就是说用针法要像地道坤一样，厚重沉稳，不快不慢，柔和细致。

接下来说了针灸治疗中最重要的一点，也可以说是中医治疗、中医思维、中医体系中最重要的一点，这就是"得神"，"神"这个字太重要了，整部《黄帝内经》都在讲神，哪里都不能缺少它，针灸里面有种说法叫"得气"，"得气"的本质也就是"得神"，这才是针灸的精髓。

雷公问于黄帝曰：《针论》曰：得其人乃传，非其人勿言。何以知其可传？黄帝曰：各得其人，任之其能，故能明其事。雷公曰：愿闻官能奈何？黄帝曰：明目者，可使视色；聪耳者，可使听音；捷疾辞语者，可使传论语；徐而安静，手巧而心审谛者，可使行针艾，理血气而调诸逆顺，察阴阳而兼诸方；缓节柔筋而心和调者，可使导引行气；疾毒言语轻人者，可使唾痈咒病；爪苦手毒，为事善伤者，可使按积抑痹。各得其能，方乃可行，其名乃彰。不得其人，其功不成，其师无名。故曰：得其人乃言，非其人勿传，此之谓也。手毒者，可使试按龟，置龟于器下而按其上，五十日而死矣；手甘者，复生如故也。

【语译】

雷公问黄帝:《针论》说：得其人乃传，非其人勿言，怎样知道一个人是可以传授针道的人呢？黄帝说：先要按照人的特点，给他可以承担的工作，之后才能知道他能做什么事情。雷公说：怎样才能量才取用呢？黄帝说：视力好的人，可以让他看五色；听力好的人，可以让他听声音；口才好、善于言辞的人，可以让他传授理论；语速徐缓、为人安静、手巧、心又仔细的人，可以让他操作针灸，疏通气血，调节逆顺，观察阴阳变化，从而兼顾诸多方面；手缓筋柔、心性和顺的人，可以让他学习导引行气；嫉妒、刻薄，语言轻慢的人，可以让他做唾痈咒病的事；手狠、做事爱伤人的人，可以让他按揉积聚、治疗痹证。总之，使每个人各尽其才，各种治疗方法才能推广开来，名声才可以显扬。如果传授的不得其人，不仅没有功效，老师的技能也就无法发扬。所以说，得其人乃传，非其人勿言，就是这个意思。至于手狠也就是手毒的检验方法，可试着让他用手按乌龟，把乌龟放到器具的下面，然后把手放在器皿上，每天一次，如果是手毒的人，五十天后乌龟就死了，如是手势和缓的，五十天后乌龟仍然活着。

【解读】

最后终于说到了篇名，什么叫官能？就是知人善用，就是“得其人乃传，非其人勿言”的传道法则。我们先来看《论语·先进》中的一个例子：

子路问：“闻斯行诸？”

子曰：“有父兄在，如之何其闻斯行之？”

冉有问：“闻斯行诸？”

子曰：“闻斯行之。”

公西华曰：“由也问闻斯行诸，子曰‘有父兄在’；求也问闻斯行诸，子曰‘闻斯行之’。赤也惑，敢问。”

子曰：“求也退，故进之；由也兼人，故退之。”

我们看圣人是如何教导自己的弟子的：子路为人勇猛好进，孔子就让他做事之前先思考；冉有为人较怯懦，孔子就让他想到了就直接去做。这便是因材施教、知人善用的典范啊！韩愈《马说》讲：“世有伯乐，然后有千里马，千里马常有，而伯乐不常有。”所以学生的好坏，与老师的水平也是有很大关系的，不仅仅是学生找老师，老师也在找学生，老师找到一个好学生比学生找到一个好老师还难，所以道不轻传。

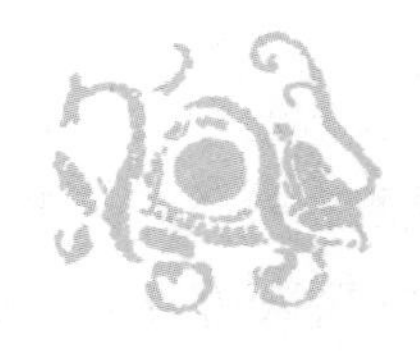

论疾诊尺篇第七十四

诊尺肤，属于切诊，是中医的一种诊断方法，可以测知病情。本篇介绍了诊尺肤的方法及其诊断意义，并且论述了各种疾病的成因与诊断方法，故篇名为“论疾诊尺”。

黄帝问岐伯曰：余欲无视色持脉，独调其尺，以言其病，从外知内，为之奈何？岐伯曰：审其尺之缓急、小大、滑涩，肉之坚脆，而病形定矣。

【语译】

黄帝问岐伯：我想不通过望色切脉的方法，单独依靠诊察尺肤来说明疾病的情况，从外在的表现来推测人体内在的变化，怎样才能做到呢？岐伯回答说：仔细审察尺肤的缓急、大小、滑涩，看肌肉是坚实还是脆弱，就可以确定是哪一种疾病。

【解读】

尺，就是尺肤，即从手腕至手肘内侧的皮肤。本段是讲只通过审察尺肤来诊断病情的方法。缓急：指皮肤松缓和紧绷的状态。滑涩：指皮肤表面滑润和枯涩的状态。皮肤为什么讲“小大”呢？任应秋先生认为这里的“小大”实际上是指皮肤的粗细。“肉之坚脆”是指肌肉是否坚实。本段指出了诊察尺肤的具体内容。

视人之目窠上微痈，如新卧起伏，其颈脉动，时咳，按其手足上，窅而不起者，风水肤胀也。尺肤滑其淖泽者，风也。尺肉弱者，解㑊，安卧脱肉者，寒热，不治。尺肤滑而泽脂者，风也。尺肤涩者，风痹也。尺肤粗如枯鱼之鳞者，水泆饮也。尺肤热甚，脉盛躁者，病温也，其脉盛而滑者，病且出也。尺肤寒，其脉小者，泄，少气。尺肤炬然先热后寒者，寒热也。尺肤先寒，久大之而热者，亦寒热也。肘所独热者，腰以上热；手所独热者，腰以下热。肘前独热者，膺前热；肘后独热者，肩背热。臂中独热者，腰腹热；肘后粗以下三四寸热者，肠中有虫。掌中热者，腹中热；掌中寒者，腹中寒。鱼上白肉有青血脉者，胃中有寒。尺炬然热，人迎大者，当夺血。尺坚大，脉小甚，少气，悗有加，立死。

【语译】

如果看到患者眼睑上有些浮肿，就好像刚刚睡醒一般，颈部人迎穴的搏动明显，还常常咳嗽，此时，用手指按压患者的手背和脚背，若被按压处凹陷不能弹起，就可以确诊为风水肤胀了。尺肤光滑润泽，是风病。尺部的肌肉瘦弱、身体倦怠、嗜睡、肌肉消瘦，是寒热虚劳之病，不易治愈。尺肤滑润得像膏脂一般，是风病。尺肤涩滞不滑润的，是风痹。尺肤粗糙得像干鱼鳞，是水湿溢于肌表形成的溢饮病。尺肤灼热、脉盛大而躁动的，是温病。如果脉盛大但不躁动，脉象滑利的，是病邪将被驱逐、病将痊愈的好兆头。尺肤寒冷，脉象细小而无力的，是泄泻和气虚病的表现。尺肤高热灼手，表现为先发热后发冷的，是寒热病。如果尺肤先觉寒冷，但久按之后又感觉发热，这也是寒热病。如果只有肘部皮肤发热，标志着腰以上有热象；如果只有手部皮肤发热，标志着腰以下有热象；如果只有肘前部发热，标志着胸前两侧发热；如果只有肘后部发热，则表示肩背部有热象；如果手臂的中间发热，则标志着腰腹部有热象；如果肘部后缘以下三四寸的部位发热，则表示肠中有寄生虫；如果掌心发热，则表示腹中有热象；如果掌心发凉，就是腹中有寒象的表现；如果手鱼际白肉处有青紫色的络脉显现，则代表胃中有寒邪；如果尺肤高热且人迎脉大，则属于失血证；如果尺肤紧致且人迎脉细小，则表示气虚。如果此时病人又出现烦闷的现象且日益加重，那么短时间内就会死亡。

【解读】

“目窠上微痈”：目窠，就是目眶下的凹陷处。马莳云：“目之下为窠，俗名卧蚕”。痈，张介宾讲“痈，壅也，即新起微肿状。”这里意思是眼睑微肿。窅而不起，是说按下的凹陷松开手后不能恢复。病人如果表现出“目窠上微痈，如新卧起伏，其颈脉动，时咳，按其手足上，窅而不起”这些症候，就可以诊断为风水肤胀。这是一种水肿病，是因为肺感受风邪，不能宣降，导致水道不通而身体浮肿的疾病。尺肤滑其淖泽者：滑，滑润；淖泽，指皮肤细腻光滑而萎软。“风也”：指风病。解同懈，即疲乏懈怠，解㑊指的是身体困乏、肌肉消瘦的样子，张介宾云：“尺肉弱者，肌必消瘦，肉瘦阴虚，当为解㑊。解㑊者，身体困倦。”“安卧脱肉者，寒热不治”：这里的安卧指的是昏昏沉沉、嗜睡的样子，脱肉即肌肉十分消瘦。这里的不治指的是因为正气极度亏虚而邪气尚存，病情复杂，不太容易治疗。丹波元简注：“安卧脱肉为阴阳亏败，乃寒热虚劳之候也，故不治。”“尺肤涩”：涩，即滞涩，与上文尺肤滑相对。因营血亏虚不能达于肌肤而表现为尺肤涩，张介宾注云：“尺肤涩者血少，血不能营，故为风痹。”“尺肤粗如枯鱼之鳞者，水泆饮”，泆，同溢，即“溢饮”，意为水液不化、溢于肌表的一种痰饮证。因脾土衰败而不能制水，导致水盛发为溢饮。“其脉盛而滑者，病且出也”。“且”，将要，指邪气将要撤出，正气将要回复。“尺肤寒，其脉小者，泄，少气”，泄指泄泻，少气指气虚病的症候。“尺肤炬然先热后寒者，寒热也”。“炬然”，形容高热灼手，《集韵》：“炬，束苇烧也。”再来看下面几句：“肘所独热者，腰以上热；手所独热者，腰以下热。肘前独热者，膺前热；肘后独热者，肩背热。臂中独热者，腰腹热；肘后粗以下三四寸热者，肠中有虫。”“肘所”指的是肘这个部位，肘部候腰；同样，“手所”指手这个部位，手候腰以下；“肘前”是指内廉穴，候胸膺部心肺的病变；“肘后”指外廉穴，候肩背热；张介宾注云：“肘前，内廉也，手三阴之所行，故应于臂前；肘后，外廉也，手太阳之所行，故应于肩背。肘下为臂，臂在下，故应腰腹。”“肘后粗以下三四寸”指内关穴，主肠中有虫。“尺炬然热，人迎大者，当夺血”，这种症候属于阴虚火旺证。“尺坚大，脉小甚，少气，悗有加，立死”：悗，同闷，形容心中烦闷，这句指的是阴虚至极而气衰，加之心中烦闷不已，属于阴虚热盛证，病情严重，不好治疗。

本段主要介绍了依据尺肤来诊断疾病的方法，并且指出，这种方法也必须与望诊、脉诊以及肘臂手掌的寒热状况相结合，才能准确地诊断出病情。

目赤色者病在心，白在肺，青在肝，黄在脾，黑在肾。黄色不可名者，病在胸中。诊目痛，赤脉从上下者，太阳病；从下上者，阳明病；从外走内者，少阳病。诊寒热，赤脉上下至瞳子，见一脉一岁死，见一脉半一岁半死，见二脉二岁死，见二脉半二岁半死，见三脉三岁死。诊龋齿痛，按其阳之来，有过者独热，在左左热，在右右热，在上上热，在下下热。诊血脉者，多赤多热，多青多痛，多黑为久痹，多赤、多黑、多青皆见者，寒热。身痛面色微黄、齿垢黄、爪甲上黄，黄疸也，安卧，小便黄赤，脉小而涩者，不嗜食。人病，其寸口之脉，与人迎之脉小大等及其浮沉等者，病难已也。女子手少阴脉动甚者，妊子。婴儿病，其头毛皆逆上者，必死。耳间青脉起者，掣痛。大便赤瓣飧泄，脉小者，手足寒，难已；飧泄，脉小，手足温，泄易已。

【语译】

眼睛发红说明病在心；眼睛发白，病在肺；发青，病在肝；发黄，病在脾；发黑，病在肾。如果出现黄色并且兼有其他颜色，以至于不能辨认，则表明病在胸中。诊察眼睛的疾病时，如果有赤色的脉络从上向下发展，说明病在足太阳膀胱经；若脉络从下往上发展，则说明病在足阳明胃经；如果从外眼角向内发展，说明病在足少阳胆经。有寒热发作的瘰疬病时，如果患者眼中有赤色的脉络上下贯穿瞳孔，有且只有一条，则过一年就会死亡；如果有一条半赤脉，过一年半就会死亡；如果见到两条赤脉，过两年死亡；见到两条半赤脉的，两年半后死亡；见到三条赤脉的，过三年就会死亡。诊察龋齿导致疼痛的疾病时，要按压通过两侧面颊而交叉环绕于周围的阳明脉，经气太过的部位必定会单独发热。病在左侧，左侧的阳明脉会发热；病在右侧，则右侧的阳明脉发热。病在上的则上端热，病在下的则下端热。诊察皮肤上的血脉时，如果皮肤上有很多红色的脉络，则多属于热证；如果有很多青色的脉络，则多属于疼痛病；如果有很多黑色的脉络，则为久治不愈的痹证。如果红色、黑色、青色一起出现，则表现为寒热相兼的身痛。如果面色微微发黄，牙垢发黄，指甲也发黄，这是患有黄疸的表现。精神疲惫、嗜睡、小便黄赤、脉小而涩的，就会出现不欲饮食的症状。人患病后，如果寸口和人迎的脉搏大小相等，浮沉现象也一致，那他所患的是难以治疗的病症。如果妇女位于掌后尺骨侧凹陷部位的手少阴心经搏动明显，说明她已经怀孕。婴儿得病时，如果头发蓬乱枯槁并且向上竖立，就必定会死亡。如果耳部出现了青黑紫暗的脉络，并且脉络有隆起的现象，说明体内有筋肉抽搐疼痛的症状。如果大便泄泻又带血，同时脉搏微小，手足又冷，这样的病很难治愈。但同样是泄泻，脉小，手足却是温热的，就容易治愈。

【解读】

这一段首先讲的是“目诊”，《灵枢·大惑论》曰，“五脏六腑之精气，皆上注于目而为之精”“目者，五脏六腑之精也，营卫魂魄之所常营也，神气之所生也”。所以诊察目窍，可了解脏腑功能的盛衰。“黄色不可名者”：指黄色兼染其他颜色而不可描述、辨认，因脏气都从胸中来，所以主病在胸中，第一句讲的是诊目色，通过观察眼睛的颜色来判断病位。接着讲的是诊目痛，“从上下者”“从下上者”“从外走内者”，这些都是根据眼中出现的形如红线的赤脉的行走方向，来测候哪一经有病的诊断方法。从上向下的，病在足太阳膀胱经；从下向上的，病在足阳明胃经；从外眼角走向内的，病在足少阳胆经。接下来讲的是诊寒热，这一部分内容与《灵枢·寒热》相似，赤脉之多少表示邪气聚散的程度，邪气聚则病重，邪气散则病轻。接着讲的是诊龋齿痛，“按其阳之来”，“阳”是指阳明经的人迎脉，就是按手足阳明经的来路，“上”“下”指的是上齿和下齿，张介宾注云：“足阳明入上齿中，手阳明入下齿中，故按其阳脉之来，其脉太过者，其经必独热，而其左右上下，亦因其部而可察也。”诊血脉，这里指的是络脉诊，包括小儿指诊、舌下络脉诊。诊黄疸病，黄疸包括阳黄和阴黄，“面色微黄、齿垢黄、爪甲上黄，黄疸也”指的就是阳黄；“安卧，小便黄赤，脉小而涩者，不嗜食”指的就是阴黄。接下来讲的是诸病之诊，“人病，其寸口之脉，与人迎之脉小大等及其浮沉等者，病难已也。”为什么说“病难已”呢？任应秋先生认为，“按四时之脉来讲，春夏人迎为大，秋冬寸口为大，这里的人迎、寸口，大小浮沉都一样，没有阴阳盛衰的规律性变化，所以说病难已”。“女子手少阴脉动甚者，妊子”：这里的手少阴脉实际上指的是神门穴，位于掌后尺骨侧凹陷处，这里的动脉平时细小而隐潜，如果女子怀孕，这条动脉的搏动就会明显增强。《素问·阴阳别论》曰：“阴搏阳别谓之有子。”本段说“婴儿病，其头毛皆逆上者，必死”，幼儿毛发枯槁不泽，为精气大伤，预后较差。“耳间青脉起者，掣痛”，张介宾注：“耳者，少阳胆之经，青者厥阴肝之色，肝胆本为表里，青主痛，肝主筋，故为掣痛”“大便赤瓣飧泄，脉小者，手足寒，难已；飧泄，脉小，手足温，泄易也”。“大便赤瓣”

指大便带血，若手足寒，则邪盛正衰，病情重；若手足温，则说明正气未衰，预后较好。

本段主要介绍了通过眼睛来诊断疾病的方法。比如：通过眼睛的颜色来诊断病位，通过眼中赤络的数量来判断预后。然后又对诊龋齿病、诊络脉颜色、诊黄疸的方法进行了介绍。最后对孕妇的脉象、婴儿疾病的预后作出了简要的阐述。

四时之变，寒暑之胜，重阴必阳，重阳必阴，故阴主寒，阳主热，故寒甚则热，热甚则寒，故曰：寒生热，热生寒，此阴阳之变也。故曰：冬伤于寒，春生瘅热；春伤于风，夏生后泄肠澼；夏伤于暑，秋生痎疟；秋伤于湿，冬生咳嗽。是谓四时之序也。

【语译】

一年四季气候变化，寒来暑往交替，阴盛至极就会转变为阳，阳盛至极就会转变为阴。阴主寒、阳主热，所以寒冷到了一定程度就会变热，热到了极点就会变冷。所以说寒能生热、热能生寒，这就是阴阳互相转化的道理。所以，在冬季被寒邪所伤，到了春天就会患上温热病。在春天被风邪所伤，到了夏天就会发生泄泻、痢疾的病症。在夏天被暑邪所伤，不即刻发病，到了秋天就会发为疟疾。在秋天被湿邪所伤，到了冬天就容易咳嗽。这就是因为四季气候变化，依照春夏秋冬的顺序而发生的疾病。

【解读】

“冬伤于寒，春生瘅热”：瘅热，温病之类的症候。这里指冬季伤于寒邪而潜伏，春季待机而发，形成温热病。“肠澼”：澼音 pì，指痢疾泄泻。“痎疟”指各种疟疾，痎音 jiē。本段内容可以参考前文《素问·阴阳应象大论》《素问·生气通天论》中的解读，主要表达了重阴必阳、重阳必阴的观点。其中“冬伤于寒，春生瘅热”“夏伤于暑，秋生痎疟”这两种寒热的转化需要重点解释，这是因为冬天阳气伏藏于内，里气实，所以寒毒就会藏在皮肤中；春季人的阳气向外升发，寒随气而出，化为瘅热之病；夏时阳气浮越于外，里气虚，暑热藏在募原，募原即膜原，指横膈膜或泛指肠胃之外的脂膜，这是疟邪盛又透不出的表现。秋季人的阴气外出，邪随气而发为痎疟，是一种阴疟。

本篇名为“论疾诊尺”，意为通过诊察尺肤来判断疾病的部位和性质。开头重点介绍了这部分内容，接着又介绍了通过眼睛颜色及眼中赤脉的走向来诊病的方法。还对龋齿痛、黄疸、孕脉、婴儿病等作出了阐述。最后讲了“重阴必阳，重阳必阴”这一阴阳相互消长的自然规律，并引出了在这种规律作用下四季常见的疾病，这是《黄帝内经》“治未病”思想的重要体现，对于养生保健有着重要的指导价值。

刺节真邪篇第七十五

本篇内容主要分为四个板块，一是论刺节，二是论五邪，三是论解结推引，四是论真邪，医家选取前后两个板块的内容为题，即刺节真邪。刺节部分，讲了振埃、发蒙、去爪、彻衣、解惑等五刺；五邪部分讲了持痈、容大、狭小、热、寒等五邪；解结推引部分介绍了解结、引、推的不同针效；真邪部分讲了真气与邪气，道出了疾病的产生与否主要取决于真邪强弱的道理。

黄帝问于岐伯曰：余闻刺有五节，奈何？岐伯曰：固有五节：一曰振埃，二曰发蒙，三曰去爪，四曰彻衣，五曰解惑。黄帝曰：夫子言五节，余未知其意。岐伯曰：振埃者，刺外经，去阳病也。发蒙者，刺腑输，去腑病也。去爪者，刺关节肢络也。彻衣者，尽刺诸阳之奇输也。解惑者，尽知调阴阳，补泻有余不足，相倾移也。

【语译】

黄帝问岐伯：我听说刺法有五节之分，具体是怎样的呢？岐伯回答说：刺法在理论上确实有五节的说法，实际上指的是针刺的五种方法：第一种叫振埃，第二种叫发蒙，第三种叫去爪，第四种叫彻衣，第五种叫解惑。黄帝说：先生你说的这五节，我还不太明白具体的意思是什么。岐伯回答道：振埃的方法是指针刺浅表的经脉，用以治疗阳病。发蒙的方法是指针刺六腑的腧穴，用以治疗腑病。去爪的方法是指刺关节的支络。彻衣的方法是指遍刺六腑的别络。解惑的方法是指根据阴阳的变化机理，补其不足、泻其有余，使阴阳重归于平衡，从而达到治愈疾病的目的。

【解读】

本篇第一段概括列举了五节的内容，因为太笼统，下文中又针对五节做出了详尽的解释。“去爪”：指针刺关节及络脉、去除邪气的针法，形容针刺去病如同去除多余的爪甲。“爪”：爪甲，手指甲。去爪依经文之义是治疗水肿病的，所取腧穴多位于关节肢络处。“彻衣”：此处有两层含义，一是指脱去衣物，此处指发散阳气；另一层意思是用这种方法祛邪扶正，豁然如脱去衣服一般。“解惑”：指解除迷惑，此处是指治疗颠倒无常、虚实迷乱的症候的方法。“倾”，此处指反复变化的趋向；“移”，此处指变化。“相倾移”：指因症候变化无常，使原先有余的向不足的方向转变，不足的向有余的方向转变，最终达到阴阳平衡。对于“刺节真邪”的理解，张志聪认为：“所谓真气者，所受于先天之精与后天谷气并而充身。节之交，三百六十五会，神气之所游行出入，因此称为刺节。血气郁阻或因真气不调，或为邪气所阻，故称之真邪。”

黄帝曰：刺节言振埃，夫子乃言刺外经，去阳病，余不知其所谓也，愿卒闻之。岐伯曰：振埃者，阳气大逆，上满于胸中，愤䐜肩息，大气逆上，喘喝坐伏，病恶埃烟，䭇不得息，请言振埃，尚疾于振埃。黄帝曰：善。取之何如？岐伯曰：取之天容。黄帝曰：其咳上气穷诎胸痛者，取之奈何？岐伯曰：取之廉泉。黄帝曰：取之有数乎？岐伯曰：取天容者，无过一里，取廉泉者，血变而止。帝曰：善哉。

【语译】

黄帝说：刺节中所说的振埃的方法，先生你方才说是针刺浅表的经脉，用以治疗阳病，可是我仍然不太理解这其中的道理，想听你详细地说一说。岐伯回答说：振埃的方法，具体说是治疗阳气暴逆于上，充满胸中，胸部胀满，呼气时张口抬肩等病症的。或者是胸中之气上逆，以致发生气喘，喝喝有声，病人或坐或伏而难以仰卧，并且害怕尘埃和烟雾。一旦遇上这两者则病势加重，使得喉咙噎塞而有窒息感。这种方法之所以被称作振埃，是因为治疗这种疾病立竿见影，比振落尘埃还要迅速。黄帝说：先生讲的方法很好，那么到底取什么穴位呢？岐伯回答说：取手太阳小肠经的天容穴。黄帝说：那如果有咳逆上气、屈曲蜷缩时胸部疼痛的症状，要取什么穴位呢？岐伯说：取任脉的廉泉穴。黄帝问道：取这两个穴位，针刺时有一定的规定吗？岐伯回答道：取天容穴的时候，针刺不要深于一寸；取廉泉穴的时候，血络通了就可止针。黄帝说：讲得好。

【解读】

本段首先介绍了振埃法名称的由来，以及这种方法所适用的病症。关于“振埃”，张志聪认为“这是由于阳气逆于内，而不得充行于形身。阳气者，阳明水谷所生之气；大气，宗气。阳气大逆，因此而愤䐜肩息；大气逆上，因此而喘喝坐伏。阳明者，中焦土，振埃是指振发其阳明之气，疾如振发其尘埃。天容，手太阳小肠之经，刺之以通阳气之逆；任脉之廉泉，以通肾脏之逆气”。“愤䐜肩息”：䐜，《针灸甲乙经》作“䐜”，胀也。肩息，指随呼吸而耸肩的样子。愤䐜肩息是指胸部气满发胀、呼吸时耸肩的临床表现。“㗒”：噎的古字，《说文解字》：“饭窒也。”“天容”应该是“天突”，小肠经上的穴位，主治咳嗽，哮喘。且与《卫气失常》篇“其气积于胸中者，上取之”“积于上，泻人迎、天突、喉中”之意合。“其咳上气穷诎胸痛”：气穷，是气短之意。“诎”，音义同屈。《博雅》：“曲也，折也。”“诎胸痛”是指屈胸而痛。“无过一里”：杨上善讲“一里，一寸也”，意为不要超过一寸。“血变而止”：变，通也。血络疏通即止针。针刺放血时，由于血络的阻塞，刚流出的血色偏黑偏暗，当血色渐渐回归正常，则代表血络通了，此时就可以止针了。血变而止的方法在《黄帝内经》中多次出现，比如《灵枢·癫狂》《素问·刺腰痛》等。

黄帝曰：刺节言发蒙，余不得其意。夫发蒙者，耳无所闻，目无所见。夫子乃言刺腑输，去腑病，何输使然？愿闻其故。岐伯曰：妙乎哉问也！此刺之大约，针之极也，神明之类也，口说书卷，犹不能及也，请言发蒙耳，尚疾于发蒙也。黄帝曰：善。愿卒闻之。岐伯曰：刺此者，必于日中，刺其听宫，中其眸子，声闻于耳，此其输也。黄帝曰：善。何谓闻于耳？岐伯曰：刺邪以手坚按其两鼻窍而疾偃，其声必应于针也。黄帝曰：善。此所谓弗见为之，而无目视，见而取之，神明相得者也。

【语译】

黄帝说：刺节中所说的发蒙的方法，我还不太理解它的含义。本来发蒙的针法是治疗耳朵听不见、眼睛看不清的病症。先生你却说针刺六腑的腧穴用以治疗腑病，那么选取哪些腧穴来治疗呢？我想听你讲一讲这其中的道理。岐伯回答道：你问得很好。这是刺法中的要点，针法中的极致，达到通神明的境界。单凭口头说的和书本里记载的，远远不能道出它的玄妙。我所说的发蒙，其奏效之迅速要比启发蒙聩还快得多。黄帝说：你讲得很好，我想详细地听一听这其中的道理。岐伯回答说：治疗这种病必须在中午的时候，针刺手太阳小肠经上的听宫穴，通过手法的刺激使针感传到眼睛，使病人耳朵听到声音，这就是治疗本病的主要腧穴。黄帝说：你讲得很好，那怎样才能使耳朵听到声音呢？岐伯回答说：针刺听宫的时候，让病人用手紧紧捏住鼻孔并且立即闭口，鼓气上行，这样耳朵便会在针刺的同时听见声响。黄帝回答说：好，这真是在无形之中已将针刺感应进行传递，虽然眼睛没有看到，效果却明显地出现，实在是出神入化啊！

【解读】

本段首先介绍了发蒙的针法所适用的病症。紧接着介绍了发蒙法治疗耳目病时选用的部位、选取的腧穴以及具体的治疗方法。展现出发蒙法治疗耳目病的出神入化。关于发蒙，张志聪认为："所谓蒙者，指耳无所闻，目无所见，上窍之不通。治疗独取手太阳听宫穴以通心神之气，而七窍皆利，是神明之通于七窍。心为阳中之太阳，因此必须于日中取之。""刺之大约"：约，章法，法度。眸子：指瞳子。"刺邪以手坚按其两鼻窍而疾偃"：偃，努腹鼓气。张志聪《灵枢集注》说，"疾偃其声，闭其口窍也"，就是说针刺听宫时，用手捏紧两侧鼻孔，然后迅速地闭口，腹部用力鼓气，使气上走于耳目，然后再施针，以达到治疗耳目疾患的目的。

黄帝曰：刺节言去爪，夫子乃言刺关节肢络，愿卒闻之。岐伯曰：腰脊者，身之大关节也。肢胫者，人之管以趋翔也。茎垂者，身中之机，阴精之候，津液之道也。故饮食不节，喜怒不时，津液内溢，乃下留于睾，血道不通，日大不休，俯仰不便，趋翔不能，此病荣然有水，不上不下，铍石所取，形不可匿，常不得蔽，故命曰去爪。帝曰：善。

【语译】

黄帝说：刺节中所讲的去爪的方法，先生你说是指刺关节肢络，我想详细地听你说一说这其中的道理。岐伯回答说：腰脊是身体内的大关节；下肢经脉主管人体的行走；阴茎阴囊是人体的重要器官，能排出阴精，也是津液输出的道路。如果饮食不知节制，喜怒情绪刺激过度，影响了津液的运行和代谢，就会使津液内溢。若津液下行停聚于阴囊，使得水道不通，阴囊就会日益胀大，使人的俯仰和行走都受到限制。这种病就是因为有水液蓄积于内，使上焦不通，下焦不泻，应该用铍针砭石来治疗。水肿使阴囊肿大会导致其外形难以隐藏，这种疾患通常用衣裳也不能遮蔽。因为治疗目的是去除积水，就像修剪多余的指甲一样，所以起名为去爪。黄帝说：你讲得很好。

【解读】

本段首先讲了去爪的针刺部位，接着介绍了脊柱、下肢、阴茎等器官的生理功能，然后讲了因生活方式不当所导致的疾病，从而引出了去爪的适用范围，即治疗水肿病症。最后介绍了去爪这个名称的由来。关于去爪，张志聪认为："此言津液随神气者，渗灌于诸节。胃腑所生之津液，随神气而淖注于骨节，肾脏所藏之津液，从宗脉而上濡于空窍。如饮食不节、喜怒无常，则津液内溢，乃下留于睾囊，血道不通、伸仰不能，治疗当用铍石取之。形谓前阴，爪者筋之余，其形不可藏匿，仿若去其宗筋，因此称之为去爪。""管以趋翔"：管，主司。趋翔，形容走路时人的肢胫活动像飞行的鸟翼，在此指快走。古代朝拜时须按照一定的节奏和规律行走，趋翔就是行礼时小步快走。"茎垂者，身中之机"：茎，阴茎；垂，阴囊。因为它们具有生殖的功能，故称为身中之机。"不上不下"：上焦不通，下焦不泻。"常不得蔽"：常，《针灸甲乙经》作"裳"。"裳不得蔽"，因形体过于肿大而裤子不能遮体。

黄帝曰：刺节言彻衣，夫子乃言尽刺诸阳之奇输，未有常处也。愿卒闻之。岐伯曰：是阳气有余而阴气不足，阴气不足则内热，阳气有余则外热，内热相搏，热于怀炭，外畏绵帛近，不可近身，又不可近席，腠理闭塞，则汗不出，舌焦唇槁，腊干嗌燥，饮食不让美恶。黄帝曰：善。取之奈何？岐伯曰：取之于其天府，大杼三痏，又刺中膂，以去其热，补足手太阴以去其汗，热去汗稀，疾于彻衣。黄帝曰：善。

【语译】

黄帝说：刺节中所讲的彻衣的方法，先生你说是遍刺六腑之别络，而且没有固定的部位。请详尽地讲给我听吧。岐伯回答说：这种方法适用于阳气有余而阴气不足的病。阴气不足会产生内热，阳气有余则会产生外热，内热和外热相互搏结，病人就会感到比怀里抱一团热炭还热。由于热势炽烈，以至于病人在外不想穿棉帛等衣物，也不想让别人靠近，也不想沾席。由于腠理闭合，无法发汗，热邪无法外散，以至于舌干咽燥、口唇干裂、肌肤枯槁，饮食方面也不辨好坏。黄帝说：讲得好。那么怎样治疗呢？岐伯回答说：首先针刺手太阴肺经的天府穴和足太阳膀胱经的大杼穴各三次，再刺足太阳膀胱经上的中膂俞，以达到泻热的目的，然后以补法治手太阴肺经和足太阴脾经，使病人出汗，待到热度下降，汗液减少时，疾病就痊愈了。奏效的速度比彻衣都要来得快。黄帝说：你讲得很好。

【解读】

本节一开始讲了彻衣的针刺部位。然后详细地介绍了彻衣所适用的病症及病症的临床表现。接着讲了治疗时选取的腧穴以及实施方法，最后在段尾简单说明了彻衣名称的由来。关于彻衣，张志聪认为："此因津液不外濡于皮毛，以致阳热盛而不可近席，不上济于心脏，以致内热盛而热如怀炭。盖阳气者，火热之气；阴气者，水阴之气。因此说尽刺诸阳之奇输。奇输者，六腑之别络。"畏：通"围"。《吕氏春秋·劝学》："孔子畏于匡。"陈奇猷校释："畏乃'围'之假字，畏、围古音同部，自可假借……《淮南子·主术训》作'孔子围于匡'，尤为畏、围通之明证。""席"，坐卧铺垫用具。由竹篾、苇篾或草编织成的片状物。《诗·邶风·柏舟》："我心匪席，不可卷也。"《史记·孙子吴起列传》："卧不设席，行不骑乘，亲裹赢粮，与士卒分劳苦。""腊"：皮肤皴裂。《山海经：西山经》："有兽焉，其状如羊而马尾，名曰羬羊，其脂可以已腊。"郭璞注："已腊，治体皴。""不让美恶"：让指推辞、逊让，此指挑拣。美指善、好。《周易·坤卦·文言》："而畅于四支，发于事业，美之至也。"《国语·晋语》："彼将恶始而美终。"韦昭注："美，善也。"

黄帝曰：刺节言解惑，夫子乃言尽知调阴阳，补泻有余不足，相倾移也，惑何以解之？岐伯曰：大风在身，血脉偏虚，虚者不足，实者有余，轻重不得，倾侧宛伏，不知东西，不知南北，乍上乍下，乍反乍复，颠倒无常，甚于迷惑。黄帝曰：善。取之奈何？岐伯曰：泻其有余，补其不足，阴阳平复，用针若此，疾于解惑。黄帝曰：善。请藏之灵兰之室，不取妄出也。

【语译】

黄帝说：刺节中所说的解惑的方法，先生你说要对调和阴阳和运用补泻的道理有全面的认识，才能使人体的虚实相互转换，阴阳得以调和，但是要怎样才能辨清阴阳虚实而解惑呢？岐伯回答说：人得了中风一类的病症，在血脉上会有偏虚之处，虚是指正气不足，实是指邪气有余。这样身体就无法保持平衡，倾斜反侧，匍匐欲倒，甚至分不清东南西北，病况也忽上忽下，反反复复，颠倒无常，比单纯的神志病更加严重。黄帝说：讲得好，那要怎样治疗呢？岐伯回答说：泻其有余的邪气，补其不足的正气，使之达到阴阳平衡的状态。这样用针奏效快，就能很快地解除迷惑。黄帝说：讲得好。请让我把这些理论知识著于书册，密藏于灵兰之室，不让它轻易地泄露出去。

【解读】

以上是本篇的第一大板块——五节刺法，其中有一些问题需要特别注意。五节中的振埃刺法，“振埃”是掸灰尘的意思，就是说这种刺法像掸灰尘一样，针一下去气就通了。临床上，振埃法主要针对过敏性呼吸道哮喘的患者。针刺的时间比较严格，必须选在中午，针刺的穴位根据病情的不同而变化。如果只有咳嗽，就取天容穴，咳嗽伴随胸痛就取廉泉穴。天容穴具有通阳降逆的作用，凡是气逆于上的疾患，均可以取天容穴来治疗。取廉泉穴时，要特别注意血变而止。“血变而止”理论在《素问·刺腰痛》中已经提出过，这个原则对于后世的治疗方法，不论是尺泽、委中静脉放血，还是在十宣经络挑刺挤血，都有重要的指导意义。生活中常用到的是针刺十宣，即民间的放十指。十宣，经外穴名。《千金要方》：“邪病大唤，骂詈走，灸手十指端，去爪甲一分，一名鬼城。”《奇效良方》列作经外穴，名十宣。针刺十宣的作用为清热、开窍、醒神，一般用于昏迷、休克、中暑、惊厥等情况。临床上对于突然惊厥的病人，常用针刺十宣的办法来急救。此时就要注意血变而止的原则，针刺后，往外挤血，起初挤出来的大多为黑色的血，一直到挤出红色的鲜血再停止，这种急救方法十分有效。第二种方法称为发蒙，发蒙是用于治疗耳目疾病的。重点在于针刺的时间必须是中午，针刺的穴位为听宫穴，针刺要达到的效果是使针感传到眼睛，此处原文为“中其眸子”并不是针刺眼睛的意思，而是使针感到达眼睛的意思。第三种方法称为去爪，一般将动物的四肢称为爪，对应人体为手，此处并不是指选手脚的穴位来刺，而是指针刺肢体的大关节而起效，因为这种方法主要用来去除身体内多余的水液，像修剪手上多余的指甲一样，因此称为去爪。第四种方法称为彻衣，彻衣的方法主要用于治疗高热的病症，治疗时主要取阳经的奇穴，治疗后因为汗出热退，如脱衣物，因此称为彻衣。第五种方法称为解惑，根据文献的记载，这种方法针对的疾病属于脑血管疾病，又称中风。针刺的原则为“泻其有余，补其不足”，即泄去体内多余的邪气，补其不足的正气，使阴阳协调。调和阴阳作为传统医学治疗一切疾病的大原则，已经延续了几千年，这一原则并不只限于针灸，一切治疗手段都以此为终极目标。阴阳调和则健康长寿，阴阳失调日久则生疾患。

黄帝曰：余闻刺有五邪，何谓五邪？岐伯曰：病有持痈者，有容大者，有狭小者，有热者，有寒者，是谓五邪。黄帝曰：刺五邪奈何？岐伯曰：凡刺五邪之方，不过五章，瘅热消灭，肿聚散亡，寒痹益温，小者益阳，大者必去，请道其方。

凡刺痈邪，无迎陇，易俗移性，不得脓，脆道更行，去其乡，不安处所乃散之。诸阴阳过痈者，取之其输泻之。

凡刺大邪，日以小，泄夺其有余，乃益虚。剽其通，针其邪。肌肉亲视之，毋有反其真。刺诸阳分肉间。

凡刺小邪，日以大，补其不足乃无害，视其所在迎之界，远近尽至，其不得外侵而行之乃自费，刺分肉间。

凡刺热邪，越而苍，出游不归乃无病，为开通辟门户，使邪得出，病乃已。

凡刺寒邪，日以温，徐往徐来致其神，门户已闭气不分，虚实得调，其气存也。

黄帝曰：官针奈何？岐伯曰：刺痈者用铍针，刺大者用锋针，刺小者用员利针，刺热者用镵针，刺寒者用毫针也。

【语译】

黄帝说：我听说有刺五邪的方法，什么叫五邪呢？岐伯回答说：病有痈肿的、有属实的、有属虚的、有属热的、有属寒的，这就叫五邪。黄帝说：五邪致病怎么针刺治疗呢？岐伯回答说：一般针刺治疗五邪的方法，不过五条。对于瘅热的病症，应该消灭热邪；对于痈肿和积聚的病症，应该使其消散；如果寒痹在身，应用温法，温通气血；对于属虚的病症，应当补益阳气，使其强壮；对于属实的病症，必须驱除邪气。接下来请允许我把具体的针刺方法告诉你。

凡是治疗痈邪，不可以在疾病初期病势还隆盛的时候迎其锐势随意用针排脓。应该耐心等候再加以调治，这样痈毒就不会化脓，此时再改换不同的方式进行针刺，使邪毒不在固定的部位留聚，这样病邪就会逐渐消散。不管是阴经还是阳经，只要通过痈肿所在的部位，就可以选取其本经输穴来泻除毒邪。

凡是针刺实邪，应该用针刺使邪势减小，逐渐地泻去有余的邪气，从而使邪气日渐虚衰。在进行针刺治疗时，要快速疏通气血，刺中病邪之所在，这样肌肉就会顺其自然恢复致密。等到邪气泄尽，真气就相应地恢复了功能。一般实邪多在三阳，所以针刺多选取阳经肌肉间的穴位。

凡是刺治虚邪，针刺要点是日益壮大真气，补充正气的不足，这样邪气就不能为害了。治疗时要观察邪气所处的位置，若未深入就迎而夺之。等远近的真气都来了，邪气便难以侵入体内了。治疗时如果针刺太过，就会损伤正气。因此刺小邪时，取在肌肉间的穴位就可以了。

凡是针刺热邪，应当把邪气散发到体外，由热转凉。热邪被排除后不再返回，就康复了。所以治疗时，要为病邪疏通道路，打开门户，让热邪得以排出，这样病就可以痊愈。

凡是针刺寒邪，应当用温法使身体逐日温和。针刺时使用徐往徐来的手法，使人体的神气到达病患之处。待其得气就疾速出针，此时针孔已闭，正气不会外散。就这样使虚实调和，真气也就固密内存了。

黄帝说：刺五邪时，各应选用什么样的针具比较合适呢？岐伯回答说：刺痈邪时应当选用有刃并且锋利的铍针；刺实邪时应当用锋针；刺虚邪时应当用员利针；刺热邪时应当用镵针；刺寒邪时应当用毫针。

【解读】

此为文章的第二个板块，讲述了五邪的内容。除此之外《黄帝内经》中关于邪的论述也有很多，在此简单总结一下。《黄帝内经》中提到的邪一般都指外邪，比如说“虚邪贼风”，但也有一些指的是内邪，比如“阴邪”这个词，一种解释是外界的六种邪气中属阴的邪气，像寒邪、湿邪等；另一种解释就是身体内部产生的邪气，比如脾虚，运化水湿异常造成的水液病，这也是“湿邪”，但属于内生的阴邪。外邪侵入人体主要是通过两个途径，一是从皮肤进入，一是从口鼻进入，这两种不同方式进入的邪气还可以彼此合并，形成“合邪”。外邪之所以可以进入人体，跟内因密不可分。《素问·刺法论篇》中讲“正气存内，邪不可干”，强调了人体内因的主导性，外因是通过内因起作用的。所以临床上可以看到，好多医生在流感期间接诊大量病人却并未被传染，就是因为正气存于内部则病邪无法侵入。但是如果外因的强度超过了内因的防御能力，也会引发疾病。临床上也常见，比如有一种人，身体本来很硬朗，一旦生了病，病情就很严重。这是因为正气虽然存于体内，但体内已经有一些伏邪，如果外邪十分强盛，内外夹击，就会引发疾病。因此内经中也不乏外邪的预防方法，主要分为三大类。一是根据不同时令，避开不同的外邪，如冬天本应该刮北风，但却刮起了南风，此时就要注意回避，这种南风易让人患病。二是注意心理调节，防止疾病的发生。著名养生篇章《素问·上古天真论》说：“是以嗜欲不能劳其目，淫邪不能惑其心，愚智贤不肖，不惧于物，故合于道。”只有先进行心理防御，才能使正气充足、神气在位、邪气才不会侵犯人体。三是要注意调养身体。依据天气的变化适当地调理人的身体，使天人相应，这也是中医养生的一个主要内容。天人相应的观点在《素问》中讲过很多，代表篇章有《四气调神大论》《生气通天论》等。以上就是三种预防疾病的方法。对于外邪侵犯，中医在治疗上主要看重两点，一是治未病，又包括未病防病与已病防变两个部分。二是强调早治，无论是哪种疾病，越早治疗效果越好。

《黄帝内经》中与邪相关的名词还有很多，做一个简单的概括：第一，虚邪，“虚邪”往往与“贼风”相伴，主要指四时的不正之气，如冬季本该吹西北风，如果吹起了东南风，则为虚邪贼风。第二，正邪，指的是正常的天气，一般不伤人，但如果人体内正气虚弱，也会产生疾病，一般正邪对人体的伤害比较轻。第三，真邪，在下文中就会提到，是真气与邪气的统称。第四，奇邪，有两层含义，一是与虚邪同义，二是指病情发展不循常规，气机紊乱不能循经，由正变邪。第五，贼邪，泛指一切侵入人体的邪气。第六，淫邪，这类邪气本来并不强大，但由于各种原因无法祛除，扩散停留于身体各处，产生各种病症，称为淫邪。第七，邪僻，指不正之风产生的邪气侵犯人体，造成了不应有的疾病。第八，阴邪与阳邪，邪气在人体的浅表部位的称为阳邪，在较深部位的称为阴邪。第九，故邪，在体内存留时间比较长的邪气称为故邪。第十，传邪，指正在传变的邪气。

请言解论，与天地相应，与四时相副，人参天地，故可为解。下有渐洳，上生苇蒲，此所以知形气之多少也。阴阳者，寒暑也，热则滋雨而在上，根荄少汁。人气在外，皮肤缓，腠理开，血气减，汁大泄，皮淖泽。寒则地冻水冰，人气在中，皮肤致，腠理闭，汗不出，血气强，肉坚涩。当是之时，善行水者，不能往冰；善穿地者，不能凿冻；善用针者，亦不能取四厥，血脉凝结，坚搏不往来者，亦未可即柔。故行水者，必待天温冰释冻解，而水可行，地可穿也。人脉犹是也，治厥者，必先熨调和其经，掌与腋，肘与脚，项与脊以调之，火气已通，血脉乃行，然后视其病，脉淖泽者，刺而平之，坚紧者，破而散之，气下乃止，此所谓以解结者也。

用针之类，在于调气，气积于胃，以通营卫，各行其道。宗气留于海，其下者注于气街，其上者走于息道。故厥在于足，宗气不下，脉中之血，凝而留止，弗之火调，弗能取之。

用针者，必先察其经络之实虚，切而循之，按而弹之，视其应动者，乃后取之而下之。六经调者，谓之不病，虽病，谓之自已也。一经上实下虚而不通者，此必有横络盛加于大经，令之不通，视而泻之，此所谓解结也。

上寒下热，先刺其项太阳，久留之，已刺则熨项与肩胛，令热下合乃止，此所谓推而上之者也。上热下寒，视其虚脉而陷之于经络者，取之，气下乃止，此所谓引而下之者也。大热遍身，狂而妄见妄闻妄言，视足阳明及大络取之，虚者补之，血而实者泻之。因其偃卧，居其头前，以两手四指挟按颈动脉，久持之，卷而切，推下至缺盆中，而复止如前，热气乃止，此所谓推而散之者也。

【语译】

请让我再来说一说有关解结的道理，人与天地相对应，与四季的气候变化相联系，由于人体与天地互相配合，所以可以用这些关系来解答。比方说下面有水泽，上面才可以生长芦苇、蒲草，通过蒲草、芦苇生长的情况，我们便可以得知下面水泽的情况。类似的道理，通过人体外形的强弱，我们可以推测出身体内气血的盛衰。至于阴阳的变化，可以用寒暑的变化来说明，在天气炎热时，地面上的水分很容易蒸腾向上，转化为云雨，这时草木根茎里的水分就会减少。同样，人体受到热邪的侵袭，阳气也会浮越于外，使得皮肤弛缓、腠理开泄、血气衰减，汗液也会大量排出体外，皮肤也因此滑利润泽。天气寒冷的时候，大地冻结、水寒结冰，人体内的阳气也一样收藏于内，此时就表现为皮肤致密，腠理闭塞，汗液很少排泄，血气强盛，肌肉坚紧而涩。在这种情况下，善于行船的人也不能在冰中穿行；善于开垦的人也不能开凿冻土；同样，善于用针的人，也不能在这种阴寒至盛的条件下治疗四肢的厥逆病症。如果血脉因寒而凝聚，如坚冰一样冻结，血流不畅，是不能立即使它变得柔软的。所以善于行船的人必须等到天气转暖、冰层消融之后才能在水上行船；善于开垦土地的人，必须等大地解冻之后才能耕耘。人体的血脉也是这个道理，治疗厥逆的病症，必须先用温熨的办法，使经脉调和，在两掌、两腋、两肘、两脚、脖子、脊背等关节交会之处实行熨灸，待温热之气通达身体各处，血脉运行恢复正常，此时再观察病人的病情，如果脉气运行通畅，就可以用针刺的方法使其平复，但如果血脉坚紧，就可以用破坚散结的针法，待到厥逆之气下行时，就可以停针。这就是解结的道理。

采用针灸治病主要在于调节气机，人体的气主要来源于积聚于胃中的水谷之气，这些精气化生为营气和卫气，各有自己的运行道路。宗气停留于胸中形成气之海，向下行的分支灌注于气街穴，向上行的分支则导引走向呼吸道。所以当足部发生厥逆时，宗气就不能自上而下运行，脉中的血液也就随之凝滞停留，此时如果不采用温熨的办法通调气血，治疗就不能取得良好的效果。

所以用针时，首先要看清经络的虚实，用手循行切按，弹动经脉，看到应指而动的部位，然后再取针刺入穴内。若一个人六经经脉调和，就可以称之为没有病，即便有些轻微的病，也可以不用治疗而自行痊愈。如果某一经脉出现上实下虚、经气不通的现象，一定是因为横行的支路邪气壅盛，干扰了正常的气血运行，使得经气不通畅，治疗时应找出疾病所在位置而施行泻法，这就是所说的解结的方法。

人体上部发冷而下部发热的症状，应该先用针刺足太阳膀胱经在项部周围的穴位，并做较长时间的留针，针刺之后还要在项部和肩胛部温熨，等到热气上下相合后再停止，这就是所谓推而上之的方法。如果人体出现上部发热而下部寒冷的症状时，当观察到下部经脉上有陷下去的虚脉时，再取穴针刺，施以补法，等到阳气下行后再止针，这就是所谓引而下之的方法。当人体出现全身高热、神情狂躁不安并伴有幻视、幻听、胡言乱语等症状时，要察看足阳明经的正经、络脉的虚实情况，然后再取穴针刺治疗，虚的用补法，有瘀血而属实的就用泻法。同时让病人仰卧，医生位于病人的头前，用两手的拇指和食指从两侧同时按压病人颈部两侧的动脉，按压的时间要长一些，并且要捏起皮肤，施以推拿揉卷按切的手法，一直到两锁骨上窝处，然后重复上述动作，持续进行，直到热退之后才能停止，这就是所谓推而散之的方法。

【解读】

这是文章的第三个板块，主要是介绍了解结与推引的具体内容与操作手法。原文中有一些内容需要特别注意，本节一开始使用类比的手法指出，对于“血脉凝结”的病症，一定要先温熨经脉，“火气已通，血脉乃行”，之后再随症治之。这一点是中医宝贵的临床经验，对临证有十分重要的指导意义。“用针者，必先察其经络之实虚，切而循之，按而弹之，视其应动者，乃后取之而下之。六经调者，谓之不病，虽病，谓之自已也。”针刺的主要功能是调节经脉，如果经脉调和就不会生病，即使生病了也能自愈，由此可以看出，疾病与经脉不调有着相当密切的关系。

接下来的部分主要介绍一种治疗方法——解结法。“解结”这个概念就源于本篇。由于人体经络内络脏腑，外络关节，如果邪气侵入人体，伤及经络，就会引起脏腑不和、关节疼痛。而造成这些症状的原因就是邪阻气血形成了结，用针刺的方法使经脉得通、血气得调、恢复健康，该方法称为“解结”。在实际的临床应用当中，解结可以分为以下几种：第一种，温熨解结。这是针对寒邪凝滞造成血脉不通的结。这种方法除了治疗寒凝血脉的厥冷、痹痛、积聚外，还是交通阴阳的救急之法。在临床上多以药熨或灸神庭、百会、脑户、大杼、两胁下，并针刺水沟、涌泉、合谷、中冲等穴位，可治疗尸厥。第二种，温补解结。这种方法顾名思义，温，代表用热法，说明阳气不足，补，代表治疗的是虚证，因此该法用于阳衰不运的结。临床上灸熨关元、气海、足三里、中脘、肾俞、命门等穴。达到温补阳气、使气血运行通畅的目的。用此法来治疗，一般的血凝、痰饮、食积等症状均可以得到很大改善。由于以上两种方法均为温熨，因此治疗时应注意先温后针，其中对“温”的把握是见效的关键。第三种，刺络脉解结。此法用于治疗横络盛的患者。这是什么意思呢？我们平时常见的睑腺炎（俗称麦粒肿）就属于这种疾病，临床治疗时，可刺耳尖及耳壳后的小静脉使其出血；或者针刺大椎穴出血，以解气血瘀滞；或者针刺背部的红点使其出血，以解太阳之郁热。横络之所以会盛，是因为气血郁结、脉络受阻，因此表现为脉络浮现、局部肿胀疼痛。第四种，针刺大肠泄水穴解结。这种解结的方法记载于《行针指药歌》："或针结，针着大肠泄水穴。"临床上治疗时取大肠俞配大肠荥水穴、二间穴，起到疏导气血、调和肠道的功效，也可用来治疗妇科病、水肿病。此外，取大肠经上的扶突穴，可以治疗咽喉肿痛、暴喑、瘰疬等郁结病症。

黄帝曰：有一脉生数十病者，或痛、或痈、或热、或寒、或痒、或痹、或不仁、变化无穷，其故何也？岐伯曰：此皆邪气之所生也。黄帝曰：余闻气者，有真气，有邪气，何谓真气？岐伯曰：真气者，所受于天，与谷气并而充身也。正气者，正风也，从一方来，非实风，又非虚风也。邪气者，虚风之贼伤人也，其中人也深，不能自去。正风者，其中人也浅，合而自去，其气来柔弱，不能胜真气，故自去。虚邪之中人也，洒淅动形，起毫毛而发腠理。其入深，内搏于骨，则为骨痹。搏于筋，则为筋挛。搏于脉中，则为血闭不通，则为痈。搏于肉，与卫气相搏，阳胜者则为热，阴胜者则为寒，寒则真气去，去则虚，虚则寒。搏于皮肤之间，其气外发，腠理开，毫毛摇，气往来行，则为痒。留而不去，则痹。卫气不行，则为不仁。虚邪偏客于身半，其入深，内居荣卫，荣卫稍衰，则真气去，邪气独留，发为偏枯。其邪气浅者，脉偏痛。虚邪之入于身也深，寒与热相搏，久留而内著，寒胜其热，则骨疼肉枯，热胜其寒，则烂肉腐肌为脓，内伤骨，内伤骨为骨蚀。有所疾前筋，筋屈不得伸，邪气居其间而不反，发于筋溜。有所结，气归之，卫气留之，不得反，津液久留，合而为肠溜，久者数岁乃成，以手按之柔。已有所结，气归之，津液留之，邪气中之，凝结日以易甚，连以聚居，为昔瘤，以手按之坚。有所结，深中骨，气因于骨，骨与气并，日以益大，则为骨疽。有所结，中于肉，宗气归之，邪留而不去，有热则化而为脓，无热则为肉疽。凡此数气者，其发无常处，而有常名也。

【语译】

黄帝说：有一条经脉上产生了几十种病症，有的疼痛、有的形成痈肿、有的发热、有的恶寒、有的痒、有的形成痹证、有的麻木不仁，症候千变万化，这是什么原因造成的呢？岐伯说：这都是邪气伤害导致的。黄帝说：我听说气的类别有真气、有正气、有邪气，那么什么叫真气呢？岐伯说：所谓真气，就是禀受了先天的精气，与后天的谷食之气相结合并充养全身。所谓正气，又叫正风，它是与时令季节相符的，与季节所主的特定方向的风一致，既不是实风，也不是虚风。所谓邪气，又称为虚风，它是不知不觉就会伤害到人体的贼风，伤害人体的部位较深，不能自行消散。而正风即使伤及人体，部位也多为浅表，能够自行恢复，因其来势比较柔和，不能与体内的真气相抗衡，因此不用治疗就可以自行消散了。虚邪贼风伤及人体后，会使人哆嗦寒战、毫毛竖立、腠理开泄，如果邪气进一步深入，侵害骨骼，就会发展成为骨痹；侵害筋，就会导致痉挛；侵害脉，就会导致血脉闭塞不通而形成痈；侵害肌肉，与卫气相搏，阳气偏盛时就会出现热象，阴气偏盛时就会出现寒象。如果寒邪较盛，就会迫使真气离去，从而使得身体虚弱，出现形寒肢冷的征象。邪气侵害皮肤之间，与卫气搏结而向外发泄，使得腠理开泄，毫毛动摇，如果邪气在肌腠间往来为患，皮肤则会瘙痒不止。如果邪气久留而不去，就会形成痹证。假若卫气滞涩不畅，就会造成麻木不仁的症候。若虚邪贼风侵犯身体的一侧，且侵害部位较深，内居于营卫之中，使得营卫功能衰竭，从而导致真气消散，邪气就会独自停留在体内，这时就会引起半身不遂的偏瘫症。如果邪气侵犯的部位较浅，也会导致半身经脉不和而发生半身偏痛。如果虚邪侵犯人体较深，寒与热又相互搏结，并且久留不去，停留在体内，如果阴寒盛过阳热，就会引起骨节疼痛和肌肉萎缩。如果是热邪过盛，阴不胜阳，就会发生肌肉腐烂化脓，如果虚邪进一步恶化伤及骨骼，便会形成骨骼坏死的骨蚀。如果邪气停聚于筋，会使筋脉挛缩不能伸展，邪气长时间停留于这个地方不能消退，就会形成“筋瘤”。如果邪气结聚于人体内部，人体内的部分气也归于此处，导致卫气滞留而不能复出流通，使津液长时间停留于肠胃之间，与邪气互相纠缠而形成肠瘤。发展较慢的好几年才能形成，用手按压，其质地柔软。如果已有邪气凝结于内，人体内的气又归于结聚之处，使津液停留不行，这时又受到邪气的伤害，则气血凝结的程度就会日益严重，邪气接连积聚，就会形成昔瘤。用手按压，其质地坚硬，如果邪气积聚并停留在深层的骨部，骨骼被邪气侵袭，且与邪气相互纠缠，结聚的部位就会逐日变大，最后形成骨瘤。如果邪气结聚在肌肉，宗气内走于此，邪气又滞留不去，遇内热时可转化为脓，无内热时可形成肉瘤。上述这几种病症都是由邪气所引起的，发作时常常没有固定的部位，但是常有固定的名称。

【解读】

本节着重介绍了“真气”“正气”“邪气”这三个概念。其中需要注意与区别的是，“真气”是受于先天的“原气”和后天水谷精气相结合而成的，充养全身。因此人体的各种功能活动与抗病能力都和真气直接相关，可以说，真气是人体的原动力。

“正气”在这里是最容易混淆的一个概念，我们平时所讲的正气，有防御邪气的作用，“正气存内，邪不可干”，但此处的正气与“正气存内”的“正气”完全不同。这里的“正气”是“正风”，又可称为“正邪”。原文中讲的是“正气者，正风也，从一方来，非实风，又非虚风也”。那么什么是正风呢？正风是符合时令季节的，即春温、夏热、秋凉、冬寒，它虽为邪，却不是与时令季节相背离的虚风。正风要称为正邪也是需要一定条件的，《素问·八正神明论》中说，“正邪者，身形若用力，汗出，腠理开，逢虚风，其中人也微，故莫知其情，莫见其形”。由此可见，体虚是使正风转为正邪的关键点。正风本来是不致病的，但遇腠理开泄之时，又因患者体虚，正风便乘虚而入，形成了一种致病的因素，称为正邪。正邪致病多有以下三个特点：第一，中人多表浅，致病轻微。第二，邪可自去，或加药物调理便可助邪外出。第三，病可自愈。因正邪多位于浅表，一般与人体真气相接触后，邪即外出，病愈。这些特点与正邪的性质和机体的偏虚程度密切相关。首先，正邪本身的致病力就不强，机体只是因为“汗出腠理开”，此时为表虚里实之证，邪易自去。其次，病症是邪正斗争的过程，正邪本就不厉害，所以与体内真气的斗争也相对和缓，表现在外就是病症轻微。最后，正邪与人体真气的较量是一个你进我退的过程，因正邪中人多伤于肌表，真气未大动，因此真气可以抗其外出，致病自愈。

虚邪与正邪相对，即四时之不正之气，又可称为贼风。虚邪伤人有以下两大特点：第一，中人深，不能自愈。第二，传变多样，变化多端。这是因为虚邪贼风是不顺应四时之气的邪气，致病力强，因此中人就深。虚邪侵犯人体后的传变在《黄帝内经》中也有详细记载。如《灵枢·百病始生》说，“是故虚邪之中人也，始于皮肤……留而不去，则传舍于络脉……留而不去，传舍于经……留而不去，传舍于输……留而不去，传舍于伏冲之脉……留而不去，传舍于肠胃……留而不去，传舍于肠胃之外，募原之间……邪气淫泆，不可胜论。”从这个过程可以看出，传变由浅入深，由表及里，先伤骨脉筋肉，后损五脏六腑。从本篇“有一脉生数十病者，或痛，或痈，或热，或寒，或痒，或痹，或不仁，变化无穷……此皆邪气之所生也”也可看出症状变化之多端。

无论正邪还是虚邪，人体虚弱时才能致病，因此日常生活中我们要注重保养自身的真气，注意做到“虚邪贼风，避之有时”，对于预防疾病是十分有意义的。

本篇主要讨论了四个问题，首先介绍了关于刺节的五种针法；其次详细介绍了五邪的病症、治疗原则等；接着又介绍了解结的治疗原则，并指出了推引法随病情不同如何应用；最后介绍了真气与邪气的区别，以及邪气深入不同部位所带来的不同病症。

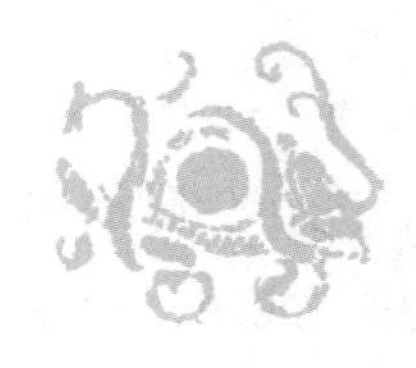

卫气行篇第七十六

本文以二十八星宿作为参照，说明卫气在白天与夜晚、在体内阴分和阳分的循行次序。论述了候气对于针刺治疗的重要性。

黄帝问于岐伯曰：愿闻卫气之行，出入之合，何如？岐伯曰：岁有十二月，日有十二辰，子午为经，卯酉为纬。天周二十八宿，而一面七星，四七二十八星，房昴为纬，虚张为经。是故房至毕为阳，昴至心为阴，阳主昼，阴主夜。故卫气之行，一日一夜五十周于身，昼日行于阳二十五周，夜行于阴二十五周，周于五脏。

【语译】

黄帝问岐伯说：我想了解卫气的运行，它出入和交会的状况是怎么样的？岐伯说：一年有十二月，一天有十二时辰，子午为经，卯酉为纬。天空一周有二十八星宿，一个方向有七个星宿，四方一共二十八星宿，房昴为纬，虚张为经。因此从房宿到毕宿属于阳，从昴宿到心宿属于阴，阳宿主白天，阴宿主夜晚，因此卫气的运行，一天一夜在人体内运行五十周，白天在阳分运行二十五周，夜晚在阴分运行二十五周，在五脏周行。

【解读】

本篇主要介绍卫气在人体运行的周期节律，第一段通过介绍二十八星宿，说明卫气在人体内的运行概况。

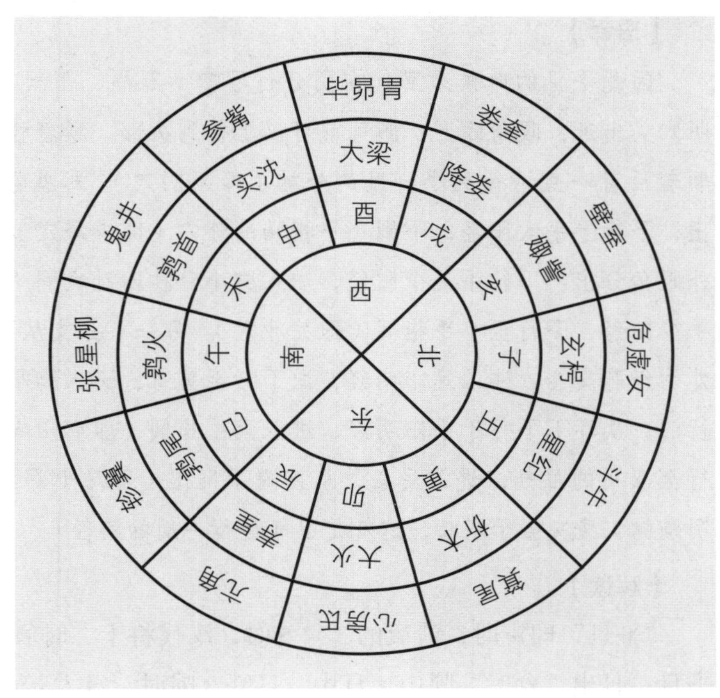

十二辰与二十八星宿对应图

古人将天赤道（唐代改为黄道）附近的区域从东向西均分为十二份，以十二地支命名，称为十二辰。二十八星宿：东方青龙七宿：角、亢、氐（dī）、房、心、尾、箕（jī），北方玄武七宿：斗（dǒu）、牛、女、虚、危、室、壁，西方白虎七宿：奎、娄（lóu）、胃、昴（mǎo）、毕、觜（zī）、参（shēn），南方朱雀七宿：井、鬼、柳、星、张、翼、轸（zhěn）。十二辰与二十八星宿的对应关系大致如上图所示。"子午为经，卯酉为纬"：子午卯酉属于十二辰，位居四正位，子居正北，午居正南，卯居正东，酉居正西；经为纵线，纬为横线，故子午相连为经，卯酉相连为纬。"房昴为纬，虚张为经"：房宿在东，为卯辰中间，昴宿在西，为酉辰中间，故房昴相连为纬；虚宿在北，为子辰中间，张宿在南，属于午辰，但星宿在午辰中间，故杨上善认为"虚张为经"有误。

是故平旦阴尽，阳气出于目，目张则气上行于头，循项下足太阳，循背下至小指之端。其散者，别于目锐眦，下手太阳，下至手小指之间外侧。其散者，别于目锐眦，下足少阳，注小指次指之间。以上循手少阳之分，侧下至小指之间。别者以上至耳前，合于颔脉，注足阳明，以下行至跗上，入五指之间。其散者，从耳下下手阳明，入大指之间。入掌中，其至于足也，入足心，出内踝下，行阴分，复合于目，故为一周。

【语译】

因此平旦的时候，卫气在阴分行尽二十五周，阳气（即卫气）从眼睛（指睛明穴）出来，眼睛睁开，阳气就可以上行到头部，顺着脖子后侧下行至足太阳经，顺着后背一直下行到小脚趾的外端（即至阴穴）。那些散行的分支，从外眼角分出，下行于手太阳经，下到小手指端的外侧（即少泽穴）。另一条散行的分支，从外眼角分出，下行手足少阳经，注入脚小趾和四趾之间（即窍阴穴）。再上行沿着手少阳经，下行至小手指间（即关冲穴）。另一条分支从手少阳行至耳前，与下巴处的经脉交会，注入足阳明经，向下行至脚背，进入脚小趾间（即历兑穴）。又散行的，从耳下下行于手阳明经，进入大手指间（即商阳穴），再行入手掌中，那些行至双足的卫气，进入足心，从内踝下别出（至足少阴经），运行入阴分，（通过阴跷脉）又交会于眼睛，这就是卫气运行一周的路径。

【解读】

“平旦”即寅时，清晨的3～5时，汉代将十二时辰依次命名为夜半、鸡鸣、平旦、日出、食时、隅中、日中、日昳、晡时、日入、黄昏、人定。平旦时，卫气在阴经运行完毕，随着人睁眼，卫气就会上行到头部，进入阳经运行，“阳气出于目”说的就是足太阳经的睛明穴，卫气从这里开始，依次行至手太阳经、足少阳经、手少阳经、足阳明经、手阳明经，每一周都会通过阳跷脉与足少阴经交会一次，然后通过阴跷脉回到足太阳经。

是故日行一舍，人气行一周与十分身之八；日行二舍，人气行三周于身与十分身之六；日行三舍，人气行于身五周与十分身之四；日行四舍，人气行于身七周与十分身之二；日行五舍，人气行于身九周；日行六舍，人气行于身十周与十分身之八；日行七舍，人气行于身十二周在身与十分身之六；日行十四舍，人气二十五周于身有奇分与十分身之二，阳尽于阴，阴受气矣。其始入于阴，常从足少阴注于肾，肾注于心，心注于肺，肺注于肝，肝注于脾，脾复注于肾为周。是故夜行一舍，人气行于阴脏一周与十分脏之八，亦如阳行之二十五周，而复合于目。阴阳一日一夜，合有奇分十分身之四，与十分藏之二，是故人之所以卧起之时有早晏者，奇分不尽故也。

【语译】

因此，白昼每转过一个星宿，卫气就在人体内运行一又十分之八周，白昼每转过两个星宿，卫气就在人体内运行三又十分之六周；白昼每转过三个星宿，卫气就在人体内运行五又十分之四周；白昼每转过四个星宿，卫气就在人体内运行七又十分之二周；白昼每转过五个星宿，卫气就在人体内运行九周；白昼每转过六个星宿，卫气就在人体内运行十又十分之八周；白昼每转过七个星宿，卫气就在人体内运行十二又十分之六周；白昼每转过十四个星宿，卫气就在人体内运行二十五又十分之二周，卫气在阳分运行结束后进入阴分，阴分开始运行卫气。卫气刚进入阴分的时候，通常从足少阴经注入肾，由肾注入心，由心注入肺，由肺注入肝，由肝注入脾，脾又注入肾，为一周。因此夜晚每转过一个星宿，人的卫气就在阴分五脏运行一又十分之八周，也像在阳分一样一共运行二十五周，最终在眼睛会合。卫气在阴分和阳分运行一日一夜后，一共余出阳分十分之四周，阴分十分之二周，因此人睡觉和起床的时间之所以早晚不同，是因为有这些余数。

【解读】

本段介绍了星宿运行与卫气在人体的运行时间的对应关系，以及卫气在人体阳分、阴分的运行次序。

“舍”，在此处指星宿，一舍即一宿。一日一夜行二十八宿，而卫气周身五十，故每过一宿卫气行身约为 1.8 周，计算方法为 $50 \div 28 \approx 1.7857$ 周，四舍五入为 1.8 周。奇分：余数，转过十四个星宿时，周天过半，卫气行身应为二十五周，计算方法为 $50 \div 28 \times 14=25$，但此处以每行一宿 1.8 周代入计算，1.8×14 故得到 25.2 周，是不确切的。“合有奇分十分身之四”按照算法应为“十分身之二”，阴阳本应各二十五周，按每宿 1.8 周算则为 25.2 周，故余出 0.2 周。

黄帝曰：卫气之在于身也，上下往来不以期，候气而刺之奈何？伯高曰：分有多少，日有长短，春秋冬夏，各有分理，然后常以平旦为纪，以夜尽为始。是故一日一夜，水下百刻，二十五刻者，半日之度也，常如是毋已，日之而止，随日之长短，各以为纪而刺之。谨候其时，病可与期，失时反候者，百病不治。故曰：刺实者，刺其来也；刺虚者，刺其去也。此言气存亡之时，以候虚实而刺之。是故谨候气之所在而刺之，是谓逢时。在于三阳，必候其气在于阳而刺之；病在于三阴，必候其气在阴分而刺之。

【语译】

黄帝说：卫气在体内的循行，上下往来运行，难以把握它的时机，要怎样候气进行针刺呢？伯高说：阴阳有多少的不同，昼夜有长短的不同，春夏秋冬四季各有阴阳昼夜变化的规律，这样可以用平旦时刻为准，以夜晚结束、白昼出现为开始。因此一日一夜，漏刻中的水漏下一百刻，因此二十五刻是半天的度数，卫气就像这样随着时间推移循环不休，直到太阳落下、白昼结束为止，随着白昼的长短变化，制定针刺候气的标准。针刺时要仔细把握气至的时机，病就有望治好，如果不能把握气至的时机，违反了候气的原则，那么什么病都不能治愈。所以：治疗实证，要迎着气来针刺；治疗虚证的，要随着气去针刺。这是说，在邪气的去留之际，要仔细观察病症的虚实而使用不同的补泻针法进行针刺。因此，仔细候察气的运行部位而进行针刺，这叫作逢时。病在三阳，一定要等气在阳分的时候再进行针刺；病在三阴，一定要等气在阴分的时候再进行针刺。

【解读】

本段指出了候气对于针刺的重要性，要跟随一日及四时的阴阳变化，把握时机下针，如果针刺的时机不对，就治不好病。

水下一刻，人气在太阳；水下二刻，人气在少阳；水下三刻，人气在阳明；水下四刻，人气在阴分。水下五刻，人气在太阳；水下六刻，人气在少阳；水下七刻，人气在阳明；水下八刻，人气在阴分；水下九刻，人气在太阳；水下十刻，人气在少阳；水下十一刻，人气在阳明；水下十二刻，人气在阴分。水下十三刻，人气在太阳；水下十四刻，人气在少阳；水下十五刻，人气在阳明；水下十六刻，人气在阴分；水下十七刻，人气在太阳；水下十八刻，人气在少阳；水下十九刻，人气在阳明；水下二十刻，人气在阴分，水下二十一刻，人气在太阳；水下二十二刻，人气在少阳；水下二十三刻，人气在阳明；水下二十四刻，人气在阴分。水下二十五刻，人气在太阳；此半日之度也。从房至毕一十四舍，水下五十刻。日行半度，回行一舍，水下三刻与七分刻之四，大要曰：常以日之加于宿上也，人气在太阳，是故日行一舍，人气行三阳行与阴分，常如是无已，天与地同纪，纷纷盼盼，终而复始，一日一夜，水下百刻而尽矣。

【语译】

从平旦开始，漏刻水漏下一刻，人的卫气行在手足太阳经；漏刻水漏下二刻，人的卫气行在手足少阳经；漏刻水漏下三刻，人的卫气行在手足阳明经；漏刻水漏下四刻，人的卫气运行入阴分。漏刻水漏下五刻，人的卫气行在手足太阳经；漏刻水漏下六刻，人的卫气行在手足少阳经；漏刻水漏下七刻，人的卫气行在手足阳明经；漏刻水漏下八刻，人的卫气运行入阴分。漏刻水漏下九刻，人的卫气行在手足太阳经；漏刻水漏下十刻，人的卫气行在手足少阳经；漏刻水漏下十一刻，人的卫气行在手足阳明经；漏刻水漏下十二刻，人的卫气运行入阴分。漏刻水漏下十三刻，人的卫气行在手足太阳经；漏刻水漏下十四刻，人的卫气行在手足少阳经；漏刻水漏下十五刻，人的卫气行在手足阳明经；漏刻水漏下十六刻，人的卫气运行入阴分。漏刻水漏下十七刻，人的卫气行在手足太阳经；漏刻水漏下十八刻，人的卫气行在手足少阳经；漏刻水漏下十九刻，人的卫气行在手足阳明经；漏刻水漏下二十刻，人的卫气运行入阴分。漏刻水漏下二十一刻，人的卫气行在手足太阳经；漏刻水漏下二十二刻，人的卫气行在手足少阳经；漏刻水漏下二十三刻，人的卫气行在手足阳明经；漏刻水漏下二十四刻，人的卫气运行入阴分。漏刻水漏下二十五刻，人的卫气行在手足太阳经；这是白昼半日卫气的运行度数。从房宿到毕宿十四个星宿，漏刻水漏下五十刻，日行半个周天，每转过一个星宿，漏刻水漏下三又七分之四刻。大致来说：太阳每欲经过一宿时，卫气也开始运行于手足太阳经，因此太阳每转过一宿，卫气也行过三阳与三阴，一直像这样周行不止，与天地变化同一规律，纷繁而有条理，周行不止，一日一夜漏刻水漏下一百刻，卫气在体内行尽五十周。

【解读】

本段说明了白昼卫气运行的具体情况，以及时刻与星宿运转的对应关系。

“从房至毕一十四舍，水下五十刻，日行半度，回行一舍，水下三刻与七分刻之四”：一日一夜漏刻水下一百刻，周行二十八星宿，故每转过一个星宿，漏刻计量用一百除以二十八，等于三又七分之四刻。“纷纷盼盼”：“盼”音 pā，整齐之意。

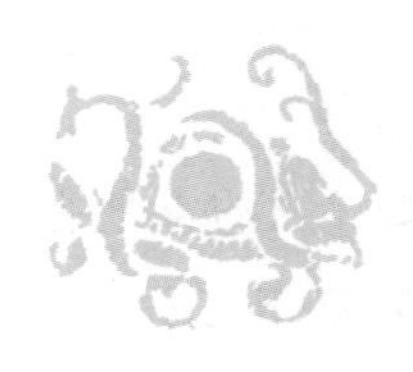

九宫八风篇第七十七

九宫就是九个方位，八风就是八个方位的风。本篇主要描述天上太一即北极星运行过九宫所产生的不同气候变化，进而讲述地上八方虚风对人体脏腑肢节造成的不同病变，阐释了人与自然的关系，强调预防虚邪贼风的重要性。

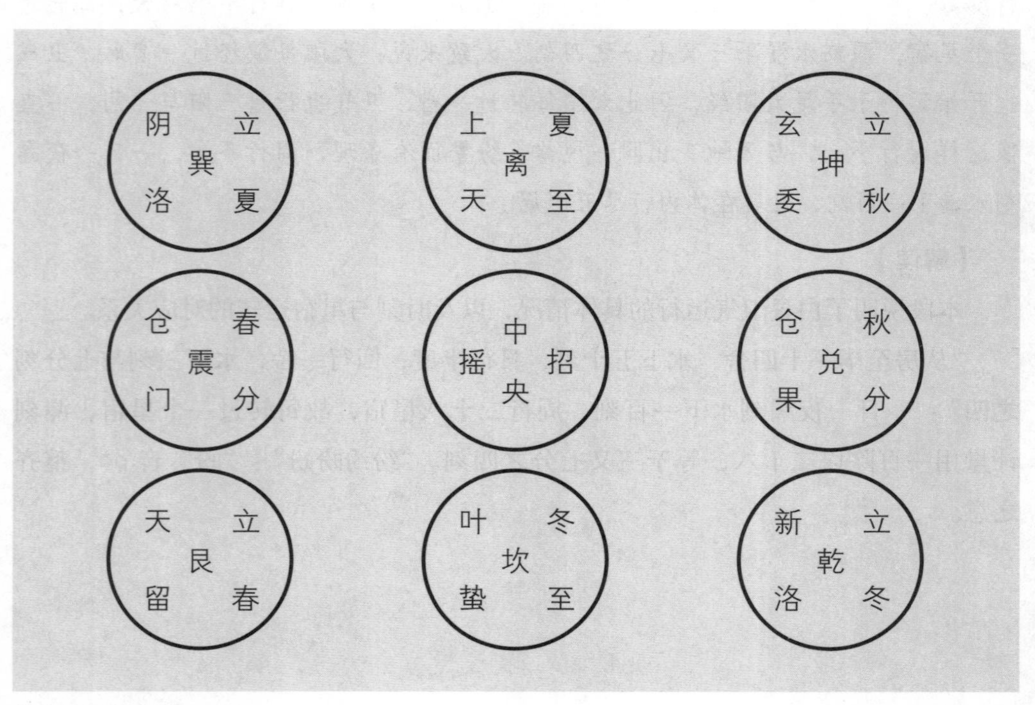

立夏 四	阴洛 东南方	夏至 九	上天 南方	立秋 二	玄委 西南方
春分 三	仓门 东方	招摇 五		秋分 七	仓果 西方
立春 八	天留 东北方	冬至 一	叶蛰 北方	立冬 六	新洛 西北方

太一在九宫的运行规律

太一常以冬至之日，居叶蛰之宫四十六日，明日居天留四十六日，明日居仓门四十六日，明日居阴洛四十五日，明日居天宫四十六日，明日居玄委四十六日，明日居仓果四十六日，明日居新洛四十五日，明日复居叶蛰之宫，曰冬至矣。

【语译】

太一（北极星）在九宫运行，是从冬至日开始的，先在正北坎位叶蛰宫停留四十六日（经冬至、小寒、大寒三个节气），期满后一天运行到东北方艮位天留宫四十六日（经立春、雨水、惊蛰三个节气），期满后一天运行到正东方震位仓门宫四十六日（经春分、清明、谷雨三个节气），期满后一天运行到东南方巽位阴洛宫四十五日（经立夏、小满、芒种三个节气），期满后一天运行到正南方离位上天宫四十六日（经夏至、小暑、大暑三个节气），期满后一天运行到西南方坤位玄委宫四十六日（经立秋、处暑、白露三个节气），期满后一天运行到正西位兑位仓果宫四十六日（经秋分、寒露、霜降三个节气），期满后一天运行到西北风乾位新洛宫四十五日（经立冬、小雪、大雪三个节气），期满后一天又回到正北坎位叶蛰宫，就又到了冬至。

【解读】

九宫八风是什么意思？九宫就是九个方位，八风就是八个方位的风。那么究竟是八个方位还是九个方位呢？其实是一回事，外面八个方位加上中间一个方位，正是九个方位。本篇主要讲外面八方的虚风——虚邪贼风对人体造成的影响。

本篇开篇介绍了太一在九宫运行的规律。太一就是北极星，也叫北辰，靠近北天极，在天穹上几乎是不动的，众星都环绕着它而旋转运行的。正如孔子所说："为政以德，譬如北辰居其所而众星共之。"北极星外面有北斗七星，北斗七星环绕着北极星转动，是从东向西运转。在黄昏的时候，可以观察北方天空上的北斗星，当北斗星的斗柄指向东边的时候，天下皆春；斗柄指向南边的时候，天下皆夏；斗柄指向西边的时候，天下皆秋；斗柄指向北边的时候，天下皆冬。

“九宫”是对天空区域的划分，用“井”字形将天空分为九等份，分别为四正、四隅和中央；八风，就是四正四隅八方之风。其中叶蛰宫在北方，对应八风中之大刚风，其时为冬至，在八卦中是坎卦，其数为一；天留宫在东北方，对应八风中之凶风，其时为立春，在八卦中是艮卦，其数为八；仓门宫在东方，对应八风中之婴儿风，其时为春分，在八卦中是震卦，其数为三；阴洛宫在东南方，对应八风中之弱风，其时为立夏，在八卦中是巽卦，其数为四；上天宫在南方，对应八风中之大弱风，其时为夏至，在八卦中是离卦，其数为九；玄委宫在西南方，对应八风中之谋风，其时为立秋，在八卦中是坤卦，其数为二；仓果宫在西方，对应八风中之刚风，其时为秋分，在八卦中是兑卦，其数为七；新洛宫在西北方，对应八风中之折风，其时为立冬，在八卦中是乾卦，其数为六；招摇宫在中央，其数为五。这是以文王后天八卦卦位配以洛书之数，洛书结构是戴九履一，左三右七，二四为肩，六八为足，五居中央，白点为阳数，黑点为阴数，如图所示。

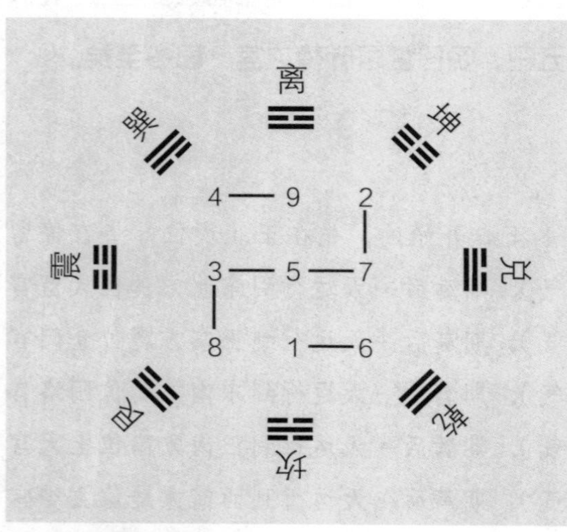

文王后天八卦万字图

洛书

关于九宫的命名，倪仲玉说过，北方坎位名曰叶蛰宫，是因为冬令主蛰、主封藏，到冬至一阳初动的时候，蛰伏的蛇虫开始活动，所以名叫叶蛰。东北方艮位名曰天留宫，是因为“艮为山，正而不动”，因此就叫天留。东方震位名曰仓门宫，是因为此处为春分时节，在此之前天地万物之气收藏，仓就是藏的意思，从这里万物开始“震动开辟”，因此叫作仓门。东南方巽位名曰阴洛宫，是因为洛书的结构是以二四为肩，二四为偶数，属阴，从上图就可以看到，此处位居东南而主四月，因此称为阴洛。南方离位名曰上天宫，离者，丽也，是依附的意思。离卦的《彖传》有言，“日月丽天”，日月依附在天上，大放光明，照耀万物，因此南方离位名为上天宫。西南坤位名曰玄委宫，因为坤为地，玄是幽远的意思，委是委顺、随顺的意思，“地道幽远柔顺”，因此名之玄委。西方兑位名曰仓果宫，果为果实之意，此处为秋分，万物至此时结实，因此名为仓果。西北乾位名曰新洛宫，为新为始也，洛书戴九履一，一是乾之始，故名。

关于太一，郑玄注曰：“太乙者，北辰之神名也。”或者是神居于北极者名太乙。太乙神经常出游，常游行于八卦日辰之间，这时称为天一或太一。太乙出行，回来后居于紫宫之内（北辰在紫宫内），有时暂时休息于紫宫之外。休息于紫宫外的两颗星，这两颗星就以太一和天一之名而定名，《史记·天宫书》说：“中宫，天极星，其一明者，太一常成也。”据钱宝琮考查，“二千年以前的北极并不在现在北极的地方，在那个时间，β 星（β Ursa Minor，小熊座 β 星）离开北极不过七八度，的确是一个北极附近最为显著的明星。”此 β 星即太一居于紫宫内的星座。紫宫内的天极星共有五颗，其中最明亮的星是天极第二星，名帝星，即小熊 β 星，为太一常居之处。其第一星名太子，为小熊 γ 星，其第三星名庶子，第四星为后宫，第五星名天枢。两千年前北极近于帝星，故认为太一常居于此。由于太一只是北辰之神名，北辰就是北天极，所以太一就是北天极之神。太一在紫宫外的休息处是“太一”和“天一”两星。《晋书·天文志》说：“天一星在紫宫门右星南，天帝之神也，主战斗，知人吉凶者也。太一星在天一南，相近，亦天帝神也，主使十六神，知风雨水旱、兵革饥馑、疾疫灾害所在之国也”。这两颗星位于紫宫大门口的右枢星之南，右枢即是天龙座 α 星，其亮度为 2.64 等。第一天即是天龙座十星，是颗近五等的星。太一在它旁边，亮度更暗，难以察认。

第一段讲的就是太一游九宫的日次，实际上说明北斗星围绕北极星回转不息的运动，因为太一是恒居中宫的，所谓太一游宫是通过北斗的运行体现出来的。《史记·天官书》言：“斗为帝车，运于中央，临制四乡，分阴阳，建四时，均五行，移节度，定诸纪。”“斗”就是北斗七星，由北方天空恒显圈内天枢、天璇、天玑、天权、玉衡、开阳、摇光这七颗较亮的恒星组成，古人用假想的线把它们连接起来，像酒斗的形状，所以称为北斗。其中天枢、天璇、天玑、天权四星组成斗身，叫魁；玉衡、开阳、摇光三星组成斗柄，叫杓。“建”是北斗的斗柄所指的方位，斗杓之端的摇光又名“招摇”，为北斗周行建时所依赖的一颗重要指示星，因此也常被视为中央天极的标志，本篇九宫图中的中宫“招摇”之名就是此意。北斗从坎宫开始，顺时针每宫停留四十六日，只有阴洛和新洛两宫是各停留四十五日。

古人还把天上一周划分为八个区域，也就是八宫，八宫就是文王八卦的八个方位。北斗星绕八宫一周，刚好是一年。我们知道一年有二十四个节气，三百六十五天，分属八宫，那么每一宫就是三个节气、四十六天左右。

太一（实际上是北斗星）在九宫是怎么运行的呢？太一（实际上是北斗星），是从冬至日开始，先在叶蛰宫（也就是北方、坎卦）停留四十六天，经历冬至、小寒、大寒三个节气；然后进入下一宫天留宫（也就是东北方、艮卦），第一天就是立春，在天留宫停留四十六天，经历立春、雨水、惊蛰三个节气；再进入下一宫仓门宫（也就是正东方、震卦），第一天就是春分，在仓门宫停留四十六日，经历春分、清明、谷雨三个节气；再进入下一宫阴洛宫（也就是东南方、巽卦），在阴洛宫停留四十五日，经历立夏、小满、芒种三个节气；之后进入上天宫（也就是正南方、离卦），在上天宫停留四十六日，经历夏至、小暑、大暑三个节气；之后进入玄委宫（也就是西南方、坤卦），在玄委宫停留四十六日，经历立秋、处暑、白露三个节气；之后进入仓果宫（也就是正西方、兑卦），在仓果宫停留四十六日，经历秋分、寒露、霜降三个节气；之后进入新洛宫（也就是西北边、乾卦），在新洛宫停留四十五日，经历立冬、小雪、大雪三个节气。下一天又回到叶蛰宫，又回到冬至日了。

这就是太一在外面八个宫中运行一周的情况，那么中央的宫叫什么呢？叫招摇。八宫配八方、八卦，八宫加中央的九宫又配上洛书九个数字，那就是中央为五，然后是戴九履一，左三右七，二四为肩，六八为足，五居中央。

太一日游，以冬至之日，居叶蛰之宫，数所在日，从一处至九日，复返于一，常如是无已，终而复始。

【语译】

太一日复一日地游历九宫，是从冬至日这天开始，入居叶蛰宫，以此为起点推算其游宫的所在，每天迁移一宫，到第九天已经游历了八宫，重返叶蛰宫，太一的运行就像这样没有休止地循环，周而复始。

【解读】

太一除了每四十六日（或四十五日）居于八宫之一外，还要每天游一宫。比如太一在冬至日居叶蛰宫，然后每日移居一宫，太一从一处起行，经过九日后，太一又回到一处。这里的“一处”即是指一宫，或坎宫，或蛰宫。如果按照太一的路线，那么就应是：若第一日在叶蛰坎宫，第二日就移至留艮宫，第三日到仓门震宫，而后历阴洛巽宫、上天离宫、玄委坤宫、仓果兑宫、新洛乾宫，如此到第九日又回到叶蛰坎宫。但这就与太一在叶蛰宫四十六日的安排不符。若强行按此环行五周回到蛰宫是第四十一日，于是第四十二日在天留艮宫，第四十三日在仓门震宫，第四十四日到阴洛巽宫，第四十五日居上天离宫，第四十六日当在玄委坤宫，而不是在叶蛰坎宫，就不可能明日居天留宫。

《九宫八风图》中明确指出：叶蛰宫在北方，于节令为冬至，于宫数为一；天留宫在东北方，于节令为立春，于宫数为八；仓门宫则在东方，于节令为春分，于宫数为三，等等。就是说，太一日游，若第一日在叶蛰宫，第二日就游至玄委坤宫，第三日就游到仓门震三宫，第四日到阴洛巽四宫，第五日至中央招摇宫，第六日至新洛乾六宫，第七日到仓果兑七宫，第八日到留艮八宫，第九日到上天离宫，然后第十日回到叶蛰宫；第十一日又在玄委坤二宫，等等，此后历经仓门、阴洛、招摇、新洛、仓果、天留、上天各处；太一在第十九日再回叶蛰坎一宫。由此可以推出第二十八日、第三十七日、第四十六日太一都在叶蛰宫，于是太一就会“明日居天留宫四十六日”。

前两段主要讲的就是太一游行九宫的日次，九宫是对天空的划分，又分别配以了洛书之数。太一是一天一天地游历九宫，在冬至日这天，进入正北方的叶蛰宫，也就是八卦的坎宫，洛书数就是一，以一为起点，可以推算出太一每天游宫的所在位置，它每天迁移一宫，到第九天又返回叶蛰宫，像这样循环不停，终而复始。

太一移日，天必应之以风雨，以其日风雨则吉，岁美民安少病矣，先之则多雨，后之则多旱。

【语译】

太一从上一宫向下一宫运行的这一天，也就是交节的日子，必有风雨出现，若是当天风调雨顺，就是吉祥的征兆，这年会大丰收并且人民安乐、少有疾病。若是风雨出现在交节之前，则这年可能多雨甚有洪涝灾害；若是风雨出现在交节之后，那么这年可能会比较干旱。

【解读】

这一句讲的就是通过观察太一由某一宫转入下一宫前后的天气变化来预测这一年的天气。太一在节气转换迁移至下一宫的当天，一定会有风雨与之相应，在这天风调雨顺是吉兆，当年会大丰收，人民也会安居乐业，很少有流行病。如果风雨在移宫日之前出现，那么当年就会雨水泛滥；如果风雨在移宫日之后出现，那么当年就会比较干旱。

太一在冬至之日有变，占在君；太一在春分之日有变，占在相；太一在中宫之日有变，占在吏；太一在秋分之日有变，占在将；太一在夏至之日有变，占在百姓；所谓有变者，太一居五宫之日，病风折树木，扬沙石。各以其所主占贵贱，因视风所从来而占之。风从其所居之乡来为实风，主生，长养万物。从其冲后来为虚风，伤人者也，主杀主害者。谨候虚风而避之，故圣人日避虚邪之道，如避矢石然，邪弗能害，此之谓也。

【语译】

太一在冬至移宫这天，如果天气有异常变化，则灾害与君主有关；太一在春分这天天气异变，则灾害与宰相有关；太一在中宫（立春、立夏、立秋、立冬）这天天气异变，则灾害与官吏有关；太一在秋分这天天气异变，则灾害与将领有关；太一在夏至这天天气异变，则灾害与百姓有关。这里所说的天气异变，是指太一在入主这五宫的当天，出现暴风摧折树木、飞沙扬石。看风来的方向是否与太一所居之宫的方位相符，从而可以分别为各宫所主的人群占卜吉凶。风从太一所居之宫方位而来的是实风，负责生长养育万物；风从太一所居之宫相反的方向来就是虚风，是伤人的，主毁害生灵。要谨慎地观测虚风从而预防和躲避它，所以圣人躲避虚邪贼风，就像躲避箭矢礌石一样，躲开邪气，它就不能造成伤害了，说的就是这个道理。

【解读】

这一段说的是通过太一游宫当天的异常变化所占卜出的问题。这里的“五宫之日”就是对四正位对应的“二分二至之日”及中宫所主四维对应的“四立之日”的概括，后文《岁露论》也会提到“八正之候”立春之占虚风，可以佐证。具体占候方法是：在八个交节之日根据风来的先后、风势的大小、风向的虚实等进行占测，这一方法的具体细节，已因安徽阜阳双古堆汝阴侯墓（其人卒于公元前 165 年）“太乙九宫占盘”的出土而得到印证。“太乙九宫占盘”的天盘、地盘的形制及其操作方法，体现了古人对于自然万物顺应天道、有序流转的模拟和预测。

是故太一入徙立于中宫。乃朝八风，以占吉凶也。风从南方来，名曰大弱风，其伤人也，内舍于心，外在于脉，气主热。风从西南方来，名曰谋风，其伤人也，内舍于脾，外在于肌，其气主为弱。风从西方来，名曰刚风，其伤人也，内舍于肺，外在于皮肤，其气主为燥。风从西北方来，名曰折风，其伤人也，内舍于小肠，外在于手太阳脉，脉绝则溢，脉闭则结不通，善暴死。风从北方来，名曰大刚风，其伤人也，内舍于肾，外在于骨与肩背之膂筋，其气主为寒也。风从东北方来，名曰凶风，其伤人也，内舍于大肠，外在于两胁腋骨下及肢节。风从东方来，名曰婴儿风，其伤人也，内舍于肝，外在于筋纽，其气主为身湿。风从东南方来，名曰弱风，其伤人也，内舍于胃，外在肌肉，其气主体重。

【语译】

太一位居于中宫，以此作为定向的中心坐标，来确定八风的方位，从而推测出气候的吉凶。风从南方来，名叫大弱风，它伤害人体，在内可以侵入心，在外可以伤血脉，其气主热病。风从西南方来，名叫谋风，它伤害人体，在内可以侵入脾，在外可停留在肌肉中，其气主虚症。风从西方来，名叫刚风，它伤害人体，在内可以侵入肺，在外可停留在皮肤中，其气主燥性病症。风从西北方来，名叫折风，它伤害人体，在内可以侵入小肠，在外可停留在手太阳脉，脉气绝断就会出现邪气溢泄，脉道闭塞邪气就会结聚不通，容易导致猝死。风从北风来，名叫大刚风，它伤害人体，在内可以侵入两肾，在外可停留在骨与肩背两侧的肌肉肌腱中，其气主寒病。风从东北方来，名叫凶风，它伤害人体，在内可以侵入大肠，在外可停留在两胁、腋骨下及肢体关节处。风从东方来，名叫婴儿风，它伤害人体，在内可以侵入肝脏，在外可停留在筋的汇集处，其气主湿病。风从东南方来，名叫弱风，它伤害人体，在内可以侵入胃，在外可停留在肌肉中，其气主身体沉重的病。

【解读】

这一段说的是八风所主的疾病，即八方的虚风是如何伤害人体的，以及如何预测八风导致的疾病的。中国古人很早就开始关注风的变化，其中风向及风声是较早被关注的两个方面。殷商甲骨卜辞中的“四方风”是已知最早的对于风的分类认识，学者通过对风名、方名的考证分析发现：二者分别与四时农事行为和气候变化紧密关联，说明在当时，古人对于风向的季候性变化及其与方位节令相对应关系的认识已见雏形。

春秋时期，出现“八风”之名，《左传·隐公五年》：“夫舞所以节八音而行八风，故自八以下。”杜预《集解》注：“八风，八方之风也，以八音之器播八方之风。”风的方位认识已细分为八，并与八音相应。后世文献如《吕氏春秋·有始览》《淮南子·天文训》《史记·律书》等，都对八风之名以及八风与八方、八节、八卦、二十八宿等的配属给予了非常详尽的阐述，可见这一体系到秦汉时已发展完备。与“四方风”相比，“八风”在原有四节（二分、二至）与四方（四正）对应的基础上，又细分出四立与四维相应的四风，构成八风。从二者思维结构上的一致性上来说，后世“八风”为殷代“四方风”之滥觞当无异议。

此外，还有一种“十二风”的说法，见于《周礼·春官·保章氏》：“以十有二风，察天地之和，命乖别之妖祥。”郑玄注：“十有二辰皆有风，吹其律以知和不。”可见，“十二风”是以斗建十二辰为节位、以十二律为测度标准的分类，不同于按方位划分，可能与古人在音律数度方面的认识有关。这三种分类法，无论是依方位划分的四风、八风，还是以律度划分的十二风，其共同之处在于：均以一年的时间节度为背景。古人之所以选取方向与声音作为测度风的主要标准，可能就与它们在四时节度上的时序规律有关。

本段将“八方风”与人体脏腑相配应，来自四维方向的虚风与人体的“脾”“胃”“大肠”“小肠”相联系，《素问·六节藏象论》认为，从传化水谷的功能角度来说，这四者亦可视为中焦“仓廪之本”，统于脾气而归属于“土”。“膂筋”的“膂”，本义为脊梁骨。

本段介绍了八方的不当之风即虚风所造成的各种疾病。

此八风皆从其虚之乡来，乃能病人。三虚相搏，则为暴病卒死。两实一虚，病则为淋露寒热。犯其雨湿之地，则为痿。故圣人避风，如避矢石焉。其有三虚而偏中于邪风，则为击仆偏枯矣。

【语译】

上述不顺应时令节气的八风，就都属于虚邪贼风，所以会使人生病。若是人体虚弱，又逢三虚（乘年之衰、逢月之空、失时之和）相互纠集，就会暴病，突然死亡。如果三虚之中只犯一虚，也会发生疲劳困倦、寒热相兼的病。如果碰巧在雨水多湿的地方，湿邪侵犯肌肉，便会发为痿证。因此圣人躲避虚风，就像躲避箭矢石头一样。如果遇三虚又偏中于邪风，人就会猝然昏扑、半身不遂。

【解读】

“三虚相搏”的“三虚”指的是年运不足、月缺无光、气候失宜，《灵枢·岁露论》：“乘年之衰，逢月之空，失时之和，因为贼风所伤，是谓三虚。”“寒热淋露”说的是寒热相兼、疲困之疾，露通羸，淋通疲，淋露即疲困羸弱之疾。《外台秘要》云：“劳极之病，吴楚谓之淋沥。”《研经言·释露》：“淋露即羸露，古者以为疲困之称。”《左传·昭公元年》中有言：“勿使有所壅闭湫底，以露其体。”注曰：“露，羸也。”《韩非子·亡征》中的“好罢露百姓”和《风俗通义》中的“怪神大用羸露”说的都是这个意思。《研经言·释露》中还说：“淋，古多作癃。杨上善注《太素》：癃，淋也。”《汉书》中也有癃疲之病，淋也通疲。“犯其雨湿之地，则为痿”，痿是中医病名，指筋脉迟缓、肢体痿弱无力、不能随意运动的一类病症。“击仆偏枯”，击仆是指突然扑倒的病症，即卒中；偏枯就是现在说的半身不遂的病症。

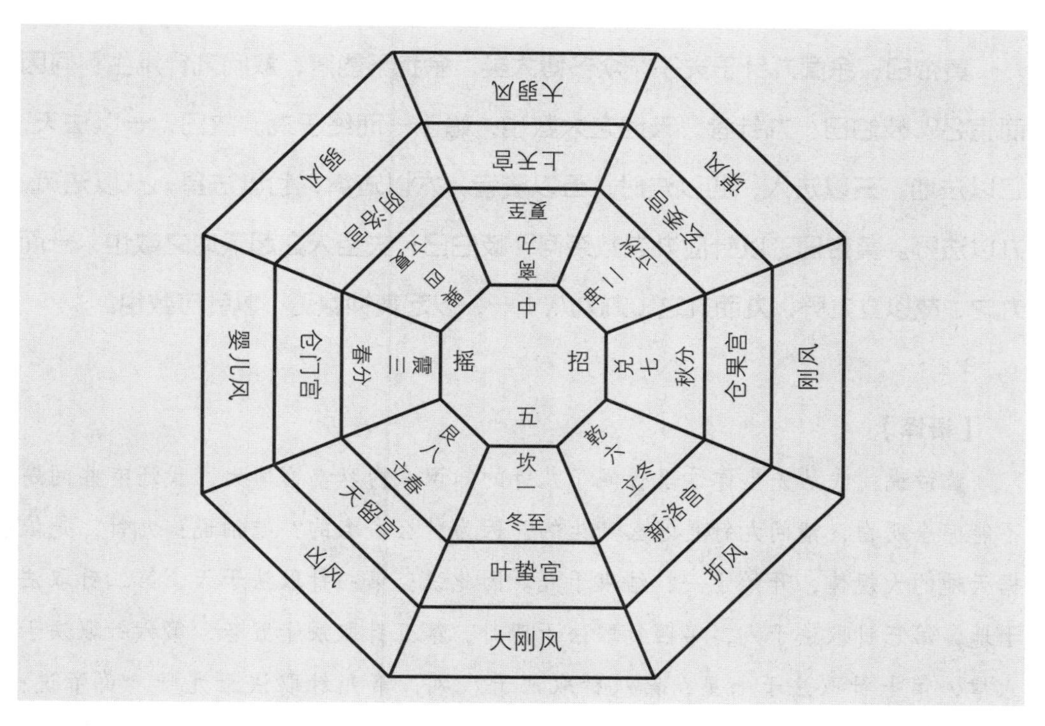

九宫八风图

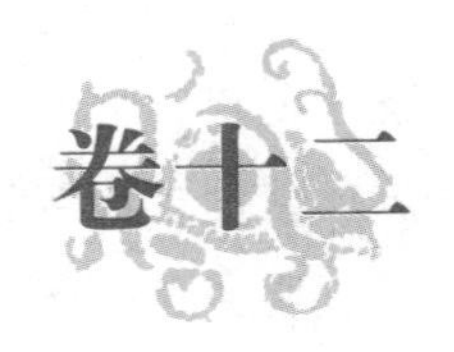

卷十二

九针论篇第七十八

本篇论述了九针的起源、命名、形状、性能、用途及针刺禁忌日等，可以视为对《灵枢》第一篇《九针十二原》的进一步解释。

黄帝曰：余闻九针于夫子，众多博大矣，余犹不能寤，敢问九针焉生？何因而有名？岐伯曰：九针者，天地之大数也，始于一而终于九。故曰：一以法天，二以法地，三以法人，四以法时，五以法音，六以法律，七以法星，八以法风，九以法野。黄帝曰：以针应九之数奈何？岐伯曰：夫圣人之起天地之数也，一而九之，故以立九野，九而九之，九九八十一，以起黄钟数焉，以针应数也。

【语译】

黄帝说：我从先生你这里听闻了九针的知识，内容丰富博大，我还有些问题不能完全明白，请问九针是怎么产生的？因为什么命名的？岐伯说：九针，是依据天地的大规律，开始于一，结束于九。因此说：第一针取法于天，第二针取法于地，第三针取法于人，第四针取法于四时，第五针取法于五音，第六针取法于六律，第七针取法于七星，第八针取法于八风，第九针取法于九野。黄帝说：为什么用针对应九数？岐伯说：圣人创立天地的规律，是从一到九，因此将大地分成九野，九乘上九，九九等于八十一，以此建立黄钟数，是用九针与此数相应。

【解读】

本段提出了九针的来源和命名法则。

“余犹不能寤”：“寤”同“悟”，体悟、领悟之意。“故以立九野”：“九野”即九州。“四以法时，五以法音，六以法律，七以法星，八以法风，九以法野”：“时”即四时，春夏秋冬，“音”即五音，角徵宫商羽，“律”即六律，黄钟、太簇、姑洗等六个音律，“星”即北斗七星，“风”即八风，四正加四隅八个方位的来风，“野”即九野，冀、兖、青、徐、扬、荆、豫、梁、雍九州。

“黄钟数”：据任应秋讲《黄帝内经》，中国最原始的计数方法见于《淮南子》，把黍米的长度作为记“分”的标准，一黍即为一分，九分为一寸，九寸八十一分即为黄钟数，这是我国古代算术的基础。黄钟数在中国计数史上是最原始、最基础的数，与黄钟不同。黄钟是指我国古代音韵十二律中六阳律的第一律，是阳声之首。

一者天也，天者阳也，五脏之应天者肺，肺者五脏六腑之盖也，皮者肺之合也，人之阳也。故为之治针，必以大其头而锐其末，令无得深入而阳气出。二者地也，人之所以应土者肉也。故为之治针，必筩其身而员其末，令无得伤肉分，伤则气得竭。三者人也，人之所以成生者血脉也。故为之治针，必大其身而员其末，令可以按脉勿陷，以致其气，令邪气独出。四者时也，时者，四时八风之客于经络之中，为瘤病者也。故为之治针，必筩其身而锋其末，令可以泻热出血，而痼病竭。五者音也，音者冬夏之分，分于子午，阴与阳别，寒与热争，两气相搏，合为痈脓者也。故为之治针，必令其末如剑锋，可以取大脓。六者律也，律者，调阴阳四时而合十二经脉，虚邪客于经络而为暴痹者也。故为之治针，必令尖如牦，且员且锐，中身微大，以取暴气。七者星也，星者人之七窍，邪之所客于经，而为痛痹，合于经络者也。故为之治针，令尖如蚊虻喙。静以徐往，微以久留，正气因之，真邪俱往，出针而养者也。八者风也，风者人之股肱八节也，八正之虚风，八风伤人，内舍于骨解腰脊节腠理之间，为深痹也。故为之治针，必长其身，锋其末，可以取深邪远痹。九者野也，野者人之节解皮肤之间也，淫邪流溢于身，如风水之状，而溜不能过于机关大节者也。故为之治针。令尖如挺，其锋微员，以取大气不能过于关节者也。

【语译】

第一种针比象于天，天为阳，五脏中对应天的是肺，肺是五脏六腑的华盖，皮毛与肺相对应，在人体属于阳的部分，因此为治疗它而制作了镵针，一定要头大而针尖锐利，以免针刺过深而使阳气外泄。第二种针比象于地，人体对应土的是肌肉，因此为治疗它而制作了员针，一定要针身圆直如竹管、针尖圆钝如卵圆形，令针刺时不至于损伤肌肉，损伤肌肉脾气就会被耗竭。第三种针比象于人，人能够有生命，是因为有血脉供养，因此为治疗它而制作了鍉针，一定要针身大、针尖圆、微尖而钝，针刺时不会刺入肌肉中，从而充实正气，只令邪气排出。第四种针比象于四时，四时八风的邪气侵入经络中，会形成顽固的疾病，因此为治疗它而制作了锋针，一定要针身长直而针尖锋利，可以刺络泻热放血，顽固的病就可以祛除。第五种针比象五音，五是一到九的中间数，也是冬到夏的中分，子到午的中分，如果阴阳不和，寒热相争，两气混杂，就会形成痈脓，因此为治疗它而制作了铍针，一定要让针尖像剑锋一样，可以刺痈排脓。第六种针比象六律，六律可以调节阴阳四时，对应于人体十二经脉，虚邪贼风侵入经络（阴阳失调）则会突发痹证，因此为治疗它而制作了员利针，一定要让针尖像马尾一样，又圆又锐利，针身略粗大，可以治疗急性病。第七种针比象七星，七星在人体对应人的七窍，邪气经七窍侵入经脉，之所以会成为痛痹，是因为邪气停留在经络中，因此为治疗它而制作了毫针，要让针尖像蚊虻的嘴一样，静而慢地进针，行针手法轻微，留针时间略久，使正气充实，正邪二气俱得集聚，而出针可缓慢泄出邪气而保养正气。第八种针比象八风，八风在人体对应手足的八大关节，八正时节的气候异常，则有虚邪贼风侵袭人体，在内留滞于骨缝腰脊关节和皮肤腠理之间，根深日久形成痹证，因此为治疗它而制作了长针，一定要针身长、针尖锋利，可以深入针刺顽固的邪气痹证。第九种针比象九野，九野在人体对应的关节骨缝皮肤之间，如果邪气过盛就会淫溢全身，水气不能通过关节，从而形成了风水病，因此为治疗它而制作了大针，使针形尖如杖，针锋略圆，来治疗顽固的邪气不能通过关节的疾病。

【解读】

本段介绍了九针各自的外形及设计原理。

“肺者五脏六腑之盖也”：“盖”指华盖，即古代帝王车驾的伞形顶盖，因为肺处于五脏六腑的上部，像伞盖一样覆盖五脏六腑，故称其为华盖。第一种针叫镵针，是治肺的，肺主气，所以镵针是大头而针身细，这样针刺的时候就不能深刺，就不会伤气。

“必筩其身而员其末”：“筩”音 tǒng，同“筒”，竹管。“令尖如蚊虻喙”：“虻”即“虻”，音 méng，一类吸血的昆虫。“风者人之股肱八节也，八正之虚风”：“股肱八节”指人体上下肢的八个关节即两侧的膝、踝、肘、腕。“八正”指二十四节气中的八个主要节气：立春、春分、立夏、夏至、立秋、秋分、立冬、冬至。“如风水之状”：“风水”指风水病，遍身水肿，头面尤甚，多由外感风邪、肺气失宣所致，亦可见于脾肾气虚、汗出当风。大气：大邪之气。

“为瘤病者也”：“瘤”，《针灸甲乙经》作“痼”，张介宾：“瘤者，留也。”“瘤病”意为顽固的疾病。

黄帝曰：针之长短有数乎？岐伯曰：一曰镵针者，取法于巾针，去末寸半，卒锐之，长一寸六分，主热在头身也。二曰圆针，取法于絮针，筩其身而卵其锋，长一寸六分，主治分间气。三曰鍉针，取法于黍粟之锐，长三寸半，主按脉取气，令邪出。四曰锋针，取法于絮针，筩其身，锋其末，长一寸六分，主痈热出血。五曰铍针，取法于剑锋，广二分半，长四寸，主大痈脓，两热争者也。六曰员利针，取法于氂，针微大其末，反小其身，令可深内也，长一寸六分，主取痈痹者也。七曰毫针，取法于毫毛，长一寸六分，主寒热痛痹在络者也。八曰长针，取法于綦针，长七寸，主取深邪远痹者也。九曰大针，取法于锋针，其锋微圆，长四寸，主取大气不出关节者也。针形毕矣，此九针大小长短法也。

【语译】

黄帝说：针的长短有标准吗？岐伯说：第一种叫镵针，是仿照巾针的样式，在距离针尖半寸的位置骤然变尖（状如箭头），针长一寸六分，主治热在头身的病症。第二种叫圆针，是仿照絮针的样式制作的，针身圆直像竹管，针尖呈卵圆形，长一寸六分，主治肌肉间的邪气。第三种叫鍉针，是模仿谷粒的形状，圆而微尖，长三寸半，按照经脉循行行针，集聚正气，泄出邪气。第四种叫锋针，模仿絮针的样式制成，针身圆直，针尖锋利，长一寸六分，主治痈疡热毒出血的病症。第五种叫铍针，是模仿剑锋制作的，宽二分半，长四寸，主治大痈肿化脓、寒热交争的病症。第六种叫员利针，是模仿牦牛尾制成的，针尖略大，针身反小，令其可以深刺，针长一寸六分，主要治疗痈肿和痹证。第七种叫毫针，是模仿毫毛制作的，长一寸六分，主治寒热痛痹、邪气在络的疾病。第八种叫长针，是模仿綦针制作的，长七寸，主要治疗体内深处的邪气痹证。第九种叫大针，是模仿锋针制作的，针锋微圆，针长四寸，主要治疗邪气顽固积聚于关节导致关节肿大的疾病。以上就是九针的所有形制，这就是九针大小长短的标准。

【解读】

本段具体说明了九针的样式和针对的疾病。

“一曰镵针者，取法于巾针”：“镵”音 chán，“巾针”为古代缝纫用针，用于固定巾帛。“二曰圆针，取法于絮针”：“絮针”为缝絮之针，这里的“絮”不是棉花，棉花原产于热带亚热带地区，宋末元初时大量在中国内地引种，这个“絮”是指蚕茧缫丝中粗糙的那些丝，颜师古：“渍茧擘之，精者为绵，粗者为絮。”“三曰鍉针，取法于黍粟之锐”：“鍉”音 chí；“黍”即黍子，黏黄米；“粟”为谷子，去皮后称小米。“五曰铍针”：“铍”音 pí，是古代武器，形如刀剑，两面有刃。“八曰长针，取法于綦针”：“綦”音 qí，古代缝衣服的长针，《说文解字》以鉥为綦针，《管子·海王》：“一女必有一针一鉥。”房玄龄注：“鉥，长针也。”

黄帝曰：愿闻身形应九野奈何？岐伯曰：请言身形之应九野也，左足应立春，其日戊寅，己丑。左胁应春分，其日乙卯。左手应立夏，其日戊辰己巳。膺喉首头应夏至，其日丙午。右手应立秋，其日戊申己未。右胁应秋分，其日辛酉。右足应立冬，其日戊戌己亥。腰尻下窍应冬至，其日壬子。六腑膈下三脏应中州，其大禁，大禁太一所在之日及诸戊己。凡此九者，善候八正所在之处。所主左右上下身体有痈肿者，欲治之，无以其所直之日溃治之，是谓天忌日也。

【语译】

黄帝说：我想知道人体各部位跟九野是如何对应的？岐伯说：请听我说，人的身体对应于九野，是左足对应立春，在日对应戊寅、己丑二日。左胁对应春分，在日对应乙卯日。左手对应立夏，在日对应戊辰、己巳二日。前胸两侧、咽喉、头部对应夏至，在日对应丙午日。右手对应立秋，在日对应戊申、己未二日。右胁对应秋分，在日对应辛酉日。右足对应立冬，在日对应戊戌、己亥。腰、臀、二阴对应冬至，在日对应壬子日。六腑、膈下肝脾肾三脏应中土，属于大禁，大禁的日期为太一移宫的日子以及各戊日、己日。掌握人的身体与九野的这九种对应关系，测候八方当令旺气之所在，所对应的身体左右上下部位如果有痈肿想要治疗的话，就不要安排在对应的日期，这就是所谓的天忌日。

【解读】

本段根据人的形体与节气的对应关系，指出了针刺治疗痈肿的禁忌日期，即“天忌日”。根据后天八卦的定位，上南，下北，左东，右西，应于人身则头为南，足为北，左手应东，右手应西。故左足在东北为艮宫，为立春；左胁在正东为震宫，为春分；左手在东南为巽宫，为立夏；膺喉首头在正南为离宫，为夏至；右手在西南为坤卦，为立秋；右胁在正西为兑宫，为秋分；右足在西北为乾宫，为立冬；腰尻下窍在正北为坎宫，为冬至。六腑及膈下在方位上属于中宫，属土，土者寄王于四季，所以应于太一，凡四立、二分、二至日及属土的戊日、己日都属于其禁日。

“大禁太一所在之日及诸戊己”：“禁”为禁止针刺的日期，太一移宫的日子以及各戊日、己日，为“大禁”。详见前篇《九宫八风》，也就是四立（立春、立夏、立秋、立冬），二分（春分、秋分），二至（夏至、冬至）的时候。

形乐志苦，病生于脉，治之以灸刺。形苦志乐，病生于筋，治之以熨引。形乐志乐，病生于肉，治之以针石。形苦志苦，病生于咽喝，治之以甘药。形数惊恐，筋脉不通，病生于不仁，治之以按摩醪药。是谓形。

【语译】

形体安逸而情志痛苦的人，疾病发生在脉，用艾灸和针刺的方法来治疗。形体劳苦而情志快乐的人，疾病发生在筋，用熨引的方法来治疗。形体安逸情志快乐的人，疾病发生在肌肉，用针刺和砭石来治疗。形体痛苦情志也痛苦的人，疾病发生在咽喉，用甘味的药治疗。多次受到惊吓，筋脉气血不畅通，就会发生肢体麻木不仁的疾病，用按摩和药酒来治疗。这就是五形和五志的所生病及治疗方法。

【解读】

本段介绍了五形五志所生病及治疗方法。

“病生于筋，治之以熨引”：“熨引”即热熨和导引。热熨是指用布包裹炒热的药物，在患者身上的特定部位来回移动或反复旋转按摩；导引是我国古代的呼吸运动（导）与肢体运动（引）相结合的一种养生术。“病生于不仁，治之以按摩醪药”：“醪”音 láo，意为浊酒，“醪药”即药酒。

五脏气：心主噫，肺主咳，肝主语，脾主吞，肾主欠。六腑气：胆为怒，胃为气逆哕，大肠小肠为泄，膀胱不约为遗溺，下焦溢为水。五味：酸入肝，辛入肺，苦入心，甘入脾，咸入肾，淡入胃，是谓五味。五并：精气并肝则忧，并心则喜，并肺则悲，并肾则恐，并脾则畏，是谓五精之气并于脏也。

【语译】

五脏气机失调所生的病症是：心气不舒则噫气，肺气失宣则咳嗽，肝气不舒则多言，脾气不舒则吞酸，肾气虚弱则呵欠。六腑气机失调所生的病症是：胆气不舒则发怒，胃气不舒则上逆作呕，大小肠气机失调则泄泻，膀胱不能约束则遗尿，下焦水道不通则水肿。五味入胃，各归所喜：酸味入肝，辛味入肺，苦味入心，咸味入肾，甘味入脾，咸味入肾，淡味入胃，这叫作五味各有所归。五脏精气相并：精气并于肝就会忧愁，并于心就会喜悦，并于肺就会悲伤，并于肾就会惊恐，并于脾就会畏惧，这就是五脏精气并于一脏所导致的疾病。

【解读】

本段介绍了五脏六腑气机失调所生的病症、五味所归脏器和五并。“五并”：五脏精气相并。吴崑认为五脏精气相乘并于一脏，化生病症，“并，合而入之也。五脏精气各藏其脏则不病，若合而并于一脏，则邪气实之，各显其志”。马莳根据《宣明五气论》认为，五并是指五脏精气并于所虚之脏。

五恶：肝恶风，心恶热，肺恶寒，肾恶燥，脾恶湿，此五脏气所恶也。五液：心主汗，肝主泣，肺主涕，肾主唾，脾主涎，此五液所出也。五劳：久视伤血，

久卧伤气，久坐伤肉，久立伤骨，久行伤筋，此五久劳所病也。

【语译】

五脏各有排斥厌恶的东西：肝厌恶风，心厌恶热，肺厌恶寒，肾厌恶燥，脾厌恶湿，这是因为五脏之气排斥这些东西。五脏化生五液：心主汗，肝主泪，肺主涕，肾主唾，脾主涎，这就是五液各从其对应的脏器所出。五种劳逸失常所导致的损伤：长时间用眼会损伤血，长时间卧床会损伤气，长时间坐会损伤肌肉，长时间站立会损伤骨骼，长时间行走会损伤筋，这就是五种过劳会发生的疾病。

【解读】

本段介绍了五脏所恶、五脏所生五液及五种过劳所生病。“肾主唾，脾主涎”：“唾”为唾液中较稠厚的部分，出自舌下，由肾精所化，多从口中唾出；“涎”为唾液中质地较为清稀者，出于脾而溢于胃，泌自两颊，可自口角流出，所以口角流涎者多为脾胃虚弱或积食，小儿多见。

五走：酸走筋，辛走气，苦走血，咸走骨，甘走肉，是谓五走也。五裁：病在筋，无食酸；病在气，无食辛；病在骨，无食咸；病在血，无食苦；病在肉，无食甘。口嗜而欲食之，不可多也，必自裁也，命曰五裁。五发：阴病发于骨，阳病发于血，以味发于气，阳病发于冬，阴病发于夏。

【语译】

五味各有走向：酸味走筋，辛味走气，苦味走血，咸味走骨，甘味走肉，这叫作五味的走向。食用五味需要节制：病发生在筋的，不要多吃酸味的食物；病发生在气分的，不要过度食用辛味的食物；病发生在骨骼的，不要过度食用咸的食物；病发生在血分的，不要过度食用苦味的食物；病发生在肌肉的，不要过度食用甘味的食物。如果实在是喜好这种口味想要吃，也不可以多吃，一定要自己节制，这就叫作五种节制。五种发病部位和时间：阴病发生在骨骼，阳病发生在血脉，饮食五味致病发于气，阳虚病发生在冬天，阴虚病发生在夏天。

【解读】

本段介绍了五走、五裁、五发。“阴病发于骨，阳病发于血，以味发于气”：

肾为阴脏，主骨，故阴病多发生在骨骼；心为阳脏，主血脉，故阳病多发生在血脉；饮食五味入脾，发病多为精气不足所致。

五邪：邪入于阳，则为狂；邪入于阴，则为血痹；邪入于阳，转则为癫疾；邪入于阴，转则为喑；阳入之于阴，病静；阴出之于阳，病喜怒。五藏：心藏神，肺藏魄，肝藏魂，脾藏意，肾藏精志也。五主：心主脉，肺主皮，肝主筋，脾主肌，肾主骨。

【语译】

五种感邪的病变：（阳性）邪气进入阳分的，（重阳）就会发为狂病；（寒性）邪气进入阴分的，（重阴）就会发为血痹；邪气进入阳分的，转而上行，头部就会发生疾病；邪气进入阴分的，就会转为喑哑；病邪由阳入于阴分的，其病多静；病邪由阴出于阳分的，其病好怒。五脏各有所藏：心藏神，肺藏魄，肝藏魂，脾藏意，肾藏精志。五脏各有所主：心主脉，肺主皮毛，肝主筋，脾主肌肉，肾主骨。

【解读】

本段介绍了五邪、五藏、五主。“癫疾”：头部疾病，“癫”马莳作“巅”，《素问·宣明五气论》：“搏阳则为巅疾。”马莳认为：癫当为巅。正以阳气上升，故巅顶有疾。如头痛、眩晕等证也。

阳明多血多气，太阳多血少气，少阳多气少血，太阴多血少气，厥阴多血少气，少阴多气少血。故曰刺阳明出血气，刺太阳出血恶气，刺少阳出气恶血，刺太阴出血恶气，刺厥阴出血恶气，刺少阴出气恶血也。足阳明太阴为表里，少阳厥阴为表里，太阳少阴为表里，是谓足之阴阳也。手阳明太阴为表里，少阳心主为表里，太阳少阴为表里，是谓手之阴阳也。

【语译】

阴明经多血多气，太阳经多血少气，少阳经多气少血，太阴经多血少气，厥阴经多血少气，少阴经多气少血。因此针刺阳明经时可以放血泻气，针刺太阳经时可以放血但不宜泻气，针刺少阳经时可以泻气但不宜放血，针刺太阴经时可以放血但不宜泻气，针刺厥阴经时可以放血但不宜泻气，针刺少阴经时可以泻气但不宜放血。足阳明胃经和足太阴脾经互为表里，足少阳胆经和足厥阴肝经互为表里，足太阳膀胱经和足少肾阴经互为表里，这就是足之经脉的阴阳表里关系。手阳明大肠经和手太阴肺经互为表里，手少阳三焦经和手厥阴心包络互为表里，手太阳小肠经和手少阴心经互为表里，这就是手之经脉的阴阳表里关系。

【解读】

本段介绍了各经脉气血多少的状况，以及经脉的表里关系。

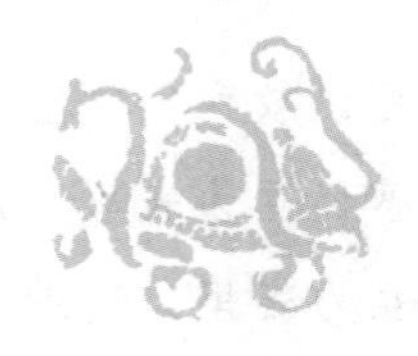

岁露论篇第七十九

“岁”指年，“露”指露水、雨水，“岁露”就是指当年的雨水，本文讲的是一年的风雨气候、天文气象的变化对人的影响。文章前一部分介绍了疟疾发作的时间及病因病机，后一部分讨论了外在的风雨邪气尤其是“三虚”“三实”和人体内部气血盛衰导致不同的发病情况。最后介绍了怎样通过正月初一的风雨情况预测这一年四季的气候变化及疾病流行情况。

黄帝问于岐伯曰：经言夏日伤暑，秋病疟，疟之发以时，其故何也？岐伯对曰：邪客于风府，病循膂而下，卫气一日一夜，常大会于风府，其明日日下一节，故其日作晏。此其先客于脊背也，故每至于风府则腠理开，腠理开则邪气入，邪气入则病作，此所以日作尚晏也。卫气之行风府，日下一节，二十一日，下至尾底，二十二日，入脊内，注于伏冲之脉，其行九日，出于缺盆之中，其气上行，故其病稍益。至其内搏于五脏，横连募原，其道远，其气深，其行迟，不能日作，故次日乃稸积而作焉。

【语译】

黄帝问岐伯说：医经上说，夏天被暑邪所伤害，秋天就会发生疟疾，疟疾的发作有一定的时间，这是什么原因导致的？岐伯回答说：邪气侵入风府，病邪顺着脊柱而下，卫气运行是一日一夜在风府交会一次，每天向下运行一节脊椎，因此卫气与邪气相遇的时间会每天推迟。这就是邪气先侵入脊背，每次卫气运行到风府的时候，腠理就打开了，腠理打开邪气就会侵入，邪气侵入疟疾就会发作，这就是为什么疟疾的发作会被逐渐推迟。卫气运行到风府，每天向下运行一节脊椎，二十一天之后，下行到尾骨，第二十二天，进入脊骨内部，注入伏藏于脊内的冲脉里，转而上行，上行的第九天，从左右两缺盆的中间出来。卫气的上行逐日增高，因此发病的时间会逐日提前。如果邪气内迫于五脏、横连膈膜，邪气距离体表较远，入内已深，行动迟缓，不能每天与卫气相搏而发作，因此要积蓄到第二天才发作，形成间日疟。

【解读】

“岁露”为岁时不正之气，即前篇《九宫八风》所论的虚邪，多能使人发病。本段说明了疟疾发作时间及其或早或晚的病机。

这里提到的“风府穴”很重要，风府穴在颈部，是督脉的穴位，在脑后发际正中间往上1寸。每次卫气运行到风府的时候，腠理就打开了，腠理就是皮肤、肌肉的纹理，腠理打开邪气就会侵入，邪气侵入疟疾就会发作。“膂”音lǚ，脊骨，马莳谓脊之两旁为膂。“晏”是晚的意思。“缺盆”为锁骨上窝，“缺盆之中”指左右缺盆连线的中央，即任脉天突穴处，是卫气转为上行时的节点。“募原”即“膜原”，指横膈膜，或泛指肠胃之外的脂膜。“稸”古同“蓄”，积蓄。

黄帝曰：卫气每至于风府，腠理乃发，发则邪入焉。其卫气日下一节，则不当风府奈何？岐伯曰：风府无常，卫气之所应，必开其腠理，气之所舍节，则其府也。黄帝曰：善。夫风之与疟也，相与同类，而风常在，而疟特以时休，何也？岐伯曰：风气留其处，疟气随经络沉以内搏，故卫气应乃作也。帝曰：善。

【语译】

黄帝说：卫气每次运行到风府，腠理就会打开，腠理打开邪气就会进入。卫气每天下行一节脊椎，那么卫气不在风府的时候疟疾也会发作，是为什么呢？岐伯说：外邪侵犯人体并没有固定的部位，卫气运行到的部位，此处的腠理一定会打开，如果邪气也羁留在这里，这里就会发病。黄帝说：说得好。外感风邪之病与疟疾相类似，然而外感风邪的病症会一直存在，但是疟病时作时休，是为什么？岐伯说：因为风邪就停留在它侵入的地方，而疟邪是会随经络，深入搏结于体内的，与卫气相遇时才会发作。黄帝说：说得好。

【小结】

本段阐述了疟疾的发病机理。

“风府无常”，此句中“风府”指的不是风府穴，而是邪气侵犯留滞的地方，因此是不固定的。

黄帝问于少师曰：余闻四时八风之中人也，散有寒暑，寒则皮肤急而腠理闭，暑则皮肤缓而腠理开。贼风邪气，因得以入乎？将必须八正虚邪，乃能伤人乎？少师答曰：不然。贼风邪气之中人也，不得以时。然必因其开也，其入深，其内极病，其病人也卒暴；因其闭也，其入浅以留，其病也徐以迟。

【语译】

黄帝问少师说：我听说春夏秋冬四时八风侵袭人体，本来就有寒暑的不同，寒冷时皮肤紧绷、腠理关闭，暑热时皮肤舒展、腠理打开。虚邪贼风，是趁着腠理开泄时入侵的吗？还是人必须遇到四时八节的虚邪贼风才能损伤呢？少师说：不是这样的。虚邪贼风侵袭人体没有固定的时间。但是一定是在腠理开泄的时候，邪气越往里深入，病情恶化就会越快越严重；如果邪气是在腠理闭合的时候进入人体的，那么就只能侵入并停留在浅表部位，发病也会比较迟缓。

【解读】

本段说明了虚邪贼风损伤人体的必要条件是腠理开泄，而不在于固定的时间。

黄帝曰：有寒温和适，腠理不开，然有卒病者，其故何也？少师答曰：帝弗知邪入乎？虽平居，其腠理开闭缓急，其故常有时也。黄帝曰：可得闻乎？少师曰：人与天地相参也，与日月可相应也。故月满则海水西盛，人血气积，肌肉充，皮肤致，毛发坚，腠理郄，烟垢著。当是之时。虽遇贼风，其入浅不深。至其月郭空，则海水东盛，人气血虚，其卫气去，形独居，肌肉减，皮肤纵，腠理开，毛发残，腠理薄，烟垢落。当是之时，遇贼风则其入深，其病人也卒暴。

【语译】

黄帝说：有时气候寒温适宜，腠理没有开泄，却有人突然得病，这是什么原因？少师回答说：你不知道邪气入侵的原因吗？虽然气候、起居正常，但是腠理的开闭、皮肤的张弛，也是有固定时间的。黄帝说：可以说给我听听吗？少师说：人与天地密切相联系，与日月节律相应和。因此满月的时候，海水向西涌盛，人体的气血充盛，肌肉充实，皮肤致密，毛发坚固，腠理闭合，皮脂多而固密。在这时即使遭遇虚邪贼风，病邪也不会深入，而只会停留在浅表部位。到月缺的时候，海水向东涌盛，人体气血亏虚，卫气衰弱，哪怕外形如常，也会肌肉削减，皮肤松弛，腠理开泄，毛发凋残，肌理疏薄，皮脂剥落。在这时如果遭遇虚邪贼风，那么病邪就会深入，使人得急重症。

【解读】

人与天地相参，人体气血盛衰的生理变化与日月的盛衰相应，月为阴，西海为阴，人之肉身为阴，故相应之：月满时阴气盛，则海水西盛，人身的气血充盛，遇贼风也不会受伤；月亏时阴气衰，人身气血亏虚，此时若有贼风，容易造成急重症。所以身体好的人，月经会与月亮盈亏同步，月满时气血充盛，月经来潮，这是天人相应的表现。如果月亏时来潮，本来气血就不足，加倍失血，人更虚弱，极易为外邪所伤。

“郄”音 xì，闭合之意。“烟垢”为皮肤脂垢。

黄帝曰：其有卒然暴死暴病者何也？少师答曰：三虚者，其死暴疾也；得三实者，邪不能伤人也。黄帝曰：愿闻三虚。少师曰：乘年之衰，逢月之空，失时之和，因为贼风所伤，是谓三虚。故论不知三虚，工反为粗。帝曰：愿闻三实。少师曰：逢年之盛，遇月之满，得时之和，虽有贼风邪气，不能危人也。黄帝曰：善乎哉论！明乎哉道！请藏之金匮，命曰三实，然此一夫之论也。

【语译】

黄帝说：那些突然死亡或者大病的人是怎么回事？少师回答说：遇到三虚，就会发生暴病暴死；如果遇到三实，邪气就不能损伤人体。黄帝说：我想了解一下三虚。少师说：年运不足，月缺无光，时令失和，容易被虚邪贼风所伤，这就叫三虚。因此不知道三虚理论的就是医术不精的庸医。黄帝说：我想了解一下三实。少师说：年运旺盛，月亮圆满，四时气候调和，即使有虚邪贼风，也不能给人造成危害。黄帝说：说得好！道理讲得很明白！请将让我将这个理论收藏在金匮中，命名为三实，但这是就个别人发病的情况而言的。

【解读】

本段提出了“三虚”“三实”的概念。“三虚”为年运不足、月缺无光、时令失和，时令失和就是当热不热、当寒不寒、当雨不雨等，若逢三虚，则人易为外邪所伤。“三实”为年运旺盛、月亮圆满、四时气候调和，若逢三实，即使有虚邪贼风，也不容易损伤人体。

“金匮”即铜制的柜子，古时用以收藏文献或文物，在这里表示黄帝对这个理论的珍视。

黄帝曰：愿闻岁之所以皆同病者，何因而然？少师曰：此八正之候也。黄帝曰：候之奈何？少师曰：候此者，常以冬至之日，太一立于叶蛰之宫，其至也，天必应之以风雨者矣。风雨从南方来者，为虚风，贼伤人者也。其以夜半至也，万民皆卧而弗犯也，故其岁民少病。其以昼至者，万民懈惰而皆中于虚风，故万民多病。虚邪入客于骨而不发于外，至其立春，阳气大发，腠理开，因立春之日，风从西方来，万民又皆中于虚风，此两邪相搏，经气结代者矣。故诸逢其风而遇其雨者，命曰遇岁露焉。因岁之和，而少贼风者，民少病而少死，岁多贼风邪气，寒温不和，则民多病而死矣。

【语译】

黄帝说：我想知道一年之中有许多人都会得同一种病，是什么原因造成的？少师说：这要观测交立四正八节时气候的变化对人的影响。黄帝说：要如何测候呢？少师说：要观测气候的变化，通常要在冬至这天，北极星移居正北方的叶蛰宫，移宫的这一天，一定会有风雨相应。风雨如果从南方来，就是虚风，会损伤人体。如果在半夜降下，百姓都在睡觉，就不会被侵犯，因此这一年百姓就会少生病。如果风雨在白昼出现，百姓疏于防范就会被虚风损伤，因此这一年就会多病。虚邪侵入人体，深藏于骨中而不及时发病的，到了立春的时候，阳气生发，腠理开泄，再加之如果立春这天恰巧风又从西方吹来（立春本应该刮东风），百姓就会被这种反常气候所伤，伏邪合并新感，留结在经脉中。因此，碰到这种情况异常的风雨，就叫遇到岁露。如果一年中气候调和，虚邪贼风少，百姓就少有疾病和死亡；如果一年中虚邪贼风多，气候寒温不调，百姓就多有疾病和死亡。

【解读】

本段介绍了“岁露”的定义：岁时不正之气，异常之风雨，即为岁露。这里的“八正之候”就是八正虚邪，就是在四正八节时的异常风雨，往往会造成大量民众得病，带有流行性疾病的意味，

黄帝曰：虚邪之风，其所伤贵贱何如？候之奈何？少师答曰：正月朔日，太一居天留之宫，其日西北风不雨，人多死矣；正月朔日，平旦北风，春，民多死；正月朔日．平旦北风行，民病多者，十有三也；正月朔日，日中北风，夏，民多死，十有三也；正月朔日，日中北风，夏，民多死；正月朔日，夕时北风，秋，民多死；终日北风，大病死者十有六；正月朔日，风从南方来，命曰旱乡，从西方来，命曰白骨，将国有殃，人多死亡；正月朔日，风从东方来，发屋，扬沙石，国有大灾也；正月朔日，风从东南方行，春有死亡；正月朔，天和温不风，籴贱，民不病；天寒而风，籴贵，民多病。此所谓候岁之风，戗伤人者也。二月丑不风，民多心腹病。三月戌不温，民多寒热。四月巳不暑，民多瘅病。十月申不寒，民多暴死。诸所谓风者，皆发屋，折树木，扬沙石，起毫毛，发腠理者也。

【语译】

黄帝说：虚邪贼风，它所造成损伤的轻重程度是怎么样的？要怎样测候？少师回答说：正月初一那天，北极星移居东北方的天留宫，如果这天刮西北风而不下雨，百姓多会生病死亡；正月初一这天早上刮北风，到了春天，病死的人会很多；正月初一这天平旦时刮北风，患病的人会很多，可以达到十分之三；正月初一这天中午的时候刮北风，到了夏天的时候，病死的人会很多；正月初一这天，傍晚时刮北风，到了秋天，病死的人会很多；这天如果一整天都刮北风，患大病而死的人会占十分之六；正月初一这天，风从南方来，叫作旱乡；风从西方来，叫作白骨，国家就会有灾祸，死亡的人很多；正月初一这天，风从东方来，就会

掀翻房屋，飞沙走石，国家会有大灾难；正月初一这天，风从东南方来，春天会有病死之人；正月初一这天，天气温和没有风雨，这一年就粮食丰收、粮价便宜，百姓生病少；如果天气寒冷而刮风，这一年就粮食歉收粮价贵，百姓生病多。这就是所谓的在正月初一这天观测风，可以预测当年虚邪伤人的情况。二月丑日没有风，百姓多患心腹方面的疾病。三月戌日天气不温暖，百姓多患寒热之疾。四月巳日没有暑热，人民多患瘅病。十月申日不寒冷，百姓多有暴毙。以上所说的风，都是指能够掀翻房屋、摧折树木、飞沙走石、吹起毫毛、开泄腠理的大风。

【解读】

本段介绍了如何通过候察风的情况来判断年运。

“朔日”指阴历每月初一，这一段是讲，通过观测正月初一这天不同时辰的天气变化，可以预测一年的气候。“籴”音dí，买进粮食，意思是风调雨顺五谷丰登，所以粮价便宜，人民安康。“旱乡”指南方，《汉书·天文志》说，“南方谓旱乡”。“旱乡”代表火热之气，“白骨”代表燥金之气。

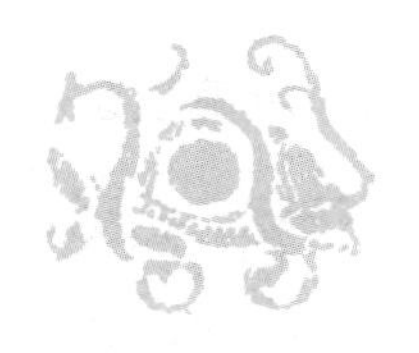

大惑论篇第八十

说到"惑"，每个人都有。但是，现代人所说的"惑"大多是指思想、思维、思路、认识、意识、观念上的，比较抽象，用的可能早已是"惑"的引申义了。而黄帝时代的"惑"，就比较具体，比较直观，就更接近"惑"的本意。

通过本篇内容，我们可以领略古圣先贤的思维方式，其实很简单，但恰恰是这种简单成就了中医的辉煌。所以，要学好中医，就一定要学好文化，这个文化在哪里？就在生活中。因为，我们的前辈就是在生活中发现问题、思考问题、解决问题的，最后他们又把这些经过验证的知识代代相传，供我们参考使用。有人说，读中医书跟读天书一样，艰涩难懂。我说那是因为你还没有沉进去。中医学里的很多概念，不要去教材里求，不要去书本里求，而要到生活中去求。很多时候是我们自己太复杂了，顺带着也把古圣先贤想得复杂了，把一个概念云里雾里抽象来抽象去，结果既不好普及，也不好运用。如果你能在生活中认识、运用一种思想、一种理论，说明你真正学会了。

黄帝问于岐伯曰：余尝上于清冷之台，中阶而顾，匍匐而前，则惑。余私异之，窃内怪之，独瞑独视，安心定气，久而不解。独博独眩，披发长跪，俯而视之，后久之不已也。卒然自上，何气使然？

岐伯对曰：五脏六腑之精气，皆上注于目而为之精。精之窠为眼，骨之精为瞳子，筋之精为黑眼，血之精为络，其窠气之精为白眼，肌肉之精为约束。裹撷筋骨血气之精而与脉并为系，上属于脑，后出于项中。故邪中于项，因逢其身之虚，其入深，则随眼系以入于脑，入于脑则脑转，脑转则引目系急，目系急则目眩以转矣。邪其精，其精所中不相比也则精散，精散则视歧，视歧见两物。目者，五脏六腑之精也，营卫魂魄之所常营也，神气之所生也。故神劳则魂魄散，志意乱。是故瞳子、黑眼法于阴，白眼、赤脉法于阳也，故阴阳合传而精明也。目者，心使也。心者，神之舍也。故神分精乱而不转，卒然见非常处，精神魂魄，散不相得，故曰惑也。

【语译】

黄帝问道：我曾经攀登清冷的高台，上到台阶中层时举目四望，然后继续往上爬，就会感觉到头晕眼花、精神迷乱。这种异常的感觉，令我偷偷在心里感到奇怪，即使闭目养神，然后再睁开眼看，就算是平心静气，力图使自己的精神镇定，但是这种感觉还是很久都不能消除，我仍然感到头晕目眩。就算是披散头发，光脚前行，来让自己形体舒缓、精神放松，但每当向下俯视的时候，眩晕的感觉仍然停不下来，有时这种症状突然之间就没有了，这是什么原因造成的呢？

岐伯答道：五脏六腑的精气向上输注到眼部，从而产生精明视物的功能。脏腑精气汇聚在眼窝里，便形成了眼睛。其中肾的精气充养瞳子，肝的精气充养黑睛，心的精气充养内外眼角的血络，肺的精气充养白睛，脾的精气充养眼睑。脾的精气包裹着肝、肾、心、肺的精气，与脉络合并，形成目系，向上与脑部相联系，向后与项部中间相联系。如果邪气侵入项部，乘人体虚弱深入发展，则会沿着目系而侵入脑部。邪气入脑，便会晕头转向，从而引起目系紧张，出现两目眩晕的症状。如果邪气损伤眼部的精气，使精气离散，就会出现重影的现象，即看一件东西好像两件。人的眼睛，既是脏腑的精气所形成的，也是营、卫、气、血、精、神、魂、魄通行和隐聚的场所。其精明视物的功能，是以神气为基础的。所以在精神疲劳过度的时候，人就会出现魂魄失守、意志散乱、眼睛迷离而无神气的情况。眼的瞳子部分归属于肾，黑睛归属于肝，二者为阴脏的精气滋养；白睛归属于肺，眼球的赤脉归属于心，二者依赖阳脏的精气滋养。因此，阴脏的精气和阳脏的精气相互结合、相互协调，才能使眼睛视物清晰。眼睛的视觉功能，主要受到心的支配，这是因为心主藏神。如果阴脏的精气和阳脏的精气不能相互协调，那么突然看到异常的景物，就会引起心神不安，精神魂魄失守散乱，所以出现迷惑眩晕的症状。

【解读】

黄帝在本篇问岐伯的第一个问题就是这个“惑”。他说他登上“清冷之台”就“惑”，于是就让岐伯给他解一解这个“惑”。什么是“清冷之台”？其实，“清冷之台”中的“清冷”，就是我们常说的“高处不胜寒”，在这里主要是想用来说明台阶比较高。正因为黄帝站的位置非常高，所以才会生“惑”。这里的“惑”，根据文意来看，其实就是我们今天所说的恐高。

有不少人都见过张家界的玻璃栈道，见过却不一定亲自走过，走过却不一定敢一直往下看，为什么？因为会出现“黄帝之惑”。很明显，“黄帝之惑”就是恐高。黄帝这个人，非常善于思考和发问。于是，他以恐高这样一种现象向岐伯请教，而岐伯对黄帝历来都是“知无不言，言无不尽”的。岐伯在介绍了眼睛的解剖结构与生理基础后，指出了“惑”产生的病因，一是外邪乘虚伤于项，随眼系入脑，一是劳神过度或突然见到惊险和令人厌恶的情景。外邪入脑牵引目系或劳神等，均可引起机体阴阳失调、精气散乱，使眼睛失去正常的视物功能。本病的病位在脑、目，症状为视觉异常、脑转目眩、精神不安。

在上述回答的内容中，虽并无五轮之名，但却最早提出了眼分五部结构的主张，已具备五轮学说的基本内容，并涉及眼睛与“气—阴阳—五行—五脏”模型的关系，为后世的“五轮八廓”学说及“望目诊病”实践奠定了理论基础。其中，后世在五轮学说基础上发展的八廓学说分歧较大，应用偏少，而由本篇奠基的五轮学说（如下图）久经历代医家实践验证，并无异议，临床指导价值极大。

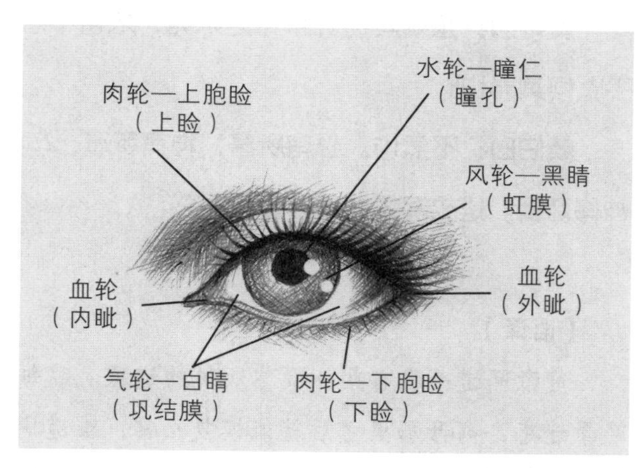

眼睛的五轮

举个例子，有很多女性容易眼睑肿，以为是大病，去医院检查，西医一般要先检查，从下向上肿，考虑心脏问题；从上往下肿，考虑肾脏问题。可查完指标都正常，就不好办了，因为西医往往是查不出来就没法治，只能定个病名，叫“妇女特发性水肿”。可是，中医就有办法，什么办法呢？答案就在这个五轮学说里。五轮学说将眼由外向内分为肉轮、血轮、气轮、风轮、水轮五个部位，并分别与五脏六腑相属，用来说明眼部的解剖结构、生理、病理以及和五脏六腑的关系，从而指导临床诊断和治疗。根据五轮学说，眼睑属于肉轮，对应脾胃。有了这么一个对应关系，中医就从脾胃入手为病人调治，结果都能很快消除症状。这不得不让我们对经典的东西肃然起敬，必须好好研读才是。

目窍虽然是局部器官，但与脏腑经络有着密切的联系。五脏六腑之精气通过经络上注于目而构成眼，眼之所以能够视万物、辨五色，都是依赖于五脏精气的上行灌输。中医将眼分为五个部分，并分属于五脏，说明五脏与眼有着十分密切的关系。比如心主血脉，血液只有在心气充盛的情况下才能源源不断供养双眼，双眼才能明视，故曰“目者，心之使也”。我们常说心主神明，那么这里的神明又是什么呢？从本篇来看，我认为这个神明完全可以理解为眼。大家想一想，为什么闭目才能养神？为什么聚精才能会神？为什么看人眼睛就知道他有没有走神？为什么心明才能眼亮？为什么说眼睛是心灵的窗户？可见，眼与心确有极为独特且重要的关系。

黄帝曰：余疑其然。余每之东苑，未曾不惑，去之则复，余唯独为东苑劳神乎？何其异也？

岐伯曰：不然也。心有所喜，神有所恶，卒然相感，则精气乱，视误，故惑，神移乃复。是故间者为迷，甚者为惑。

【语译】

黄帝问道：我有些怀疑你所说的道理。我每次去东苑登高游览的时候，都会眩晕迷惑，离开那里之后就能恢复正常，难道说我只有在东苑才会劳神吗？为什么会出现这种异常的情况呢？

岐伯答道：不是这样的。就人的心情来说，人都有自己喜好的东西和厌恶的东西，喜恶两种情绪突然相感，就会使精神一时出现散乱，出现眩晕迷惑、视觉异常。等离开了当时的环境，注意力也就转移了，就会恢复正常。总之，出现这样的症状，较轻的情况只是精神一时迷糊，好像不能辨别方向，较重的情况就是精神迷乱并且头目眩晕。

黄帝曰：人之善忘者，何气使然？

岐伯曰：上气不足，下气有余，肠胃实而心肺虚，虚则营卫留于下，久之不以时上，故善忘也。

【语译】

黄帝问道：人健忘是什么原因引起的呢？

岐伯答道：这是由于上焦的气不足，下焦的气有余，肠胃是充实的，而心肺是空虚的，心肺空虚就会使得营卫之气长时间滞留于肠胃之间，不能及时向上输布全身，就会导致健忘。

【解读】

这一段对话主要谈的是健忘。《灵枢悬解》中提到，“上气不足，失根于下，下气有余，孤阴独旺，阳泄不藏，肠胃下实而心肺上虚，虚则营卫俱陷，留于下焦，久之不以时上，精不藏神，故善忘也”。健忘，很明显病位应该在上部，应该在脑部，这一点我们的古人肯定是能够感觉到的。因此岐伯指出，健忘是因为上部的气不足导致的。那么上部的气为什么会出现不足呢？原因是营卫之气不能及时上达。营卫之气当然也是气，只不过这样说能更加突显气的运动性。我们知道，人体自身之气的产生，必须依靠心肺和肠胃的协作。心肺空虚，那么肯定无法吸收更多的自然之气，也就无法配合肠胃生产更多的自身之气，从而影响到营卫之气的上行，导致健忘。

黄帝曰：人之善饥而不嗜食者，何气使然？

岐伯曰：精气并于脾，热气留于胃，胃热则消谷，谷消故善饥。胃气逆上，则胃脘塞，故不嗜食也。

【语译】

黄帝问道：如果一个人容易饥饿，但是却没有食欲，是什么原因造成的呢？

岐伯答道：饮食进入胃之后化生的精气，输送到了脾。如果邪热的气停留在胃里，就会导致胃热，胃消化食物的能力增强，所以容易饥饿。热邪使得胃气上逆，导致胃脘滞塞，难以受纳，所以会出现食欲不振的症状。

【解读】

这一段对话主要指出善饥而不欲食的原因是胃热气逆，胃热则消谷善饥，气逆则吐而不食。《灵枢悬解》中也提到，“胃气上逆，上脘填塞，故不嗜食也”。举个最明显的例子，那就是妊娠呕吐。妊娠期，妇女的阴血都要优先供应子宫以养胎，容易出现出现血虚血燥、阴虚火旺的状态，这时的胃肯定偏热，偏热就消谷善饥，就想吃；但是胃热又使得胃气上逆，出现作呕的情况，又吃不了多少，甚至吃不下、不敢吃。遇到这种情况，我们中医可以使用苏叶黄连汤为孕妇清热降逆，问题就因迎刃而解了。

黄帝曰：病而不得卧者，何气使然？

岐伯曰：卫气不得入于阴，常留于阳，留于阳则阳气满，阳气满则阳跷盛，不得入于阴则阴气虚，故目不瞑矣。

黄帝曰：病目而不得视者，何气使然？

岐伯曰：卫气留于阴，不得行于阳。留于阴则阴气盛，阴气盛则阴跷满，不得入于阳则阳气虚，故目闭也。

黄帝曰：人之多卧者，何气使然？

岐伯曰：此人肠胃大而皮肤湿，而分肉不解焉。肠胃大则卫气留久，皮肤湿则分肉不解，其行迟。夫卫气者，昼日常行于阳，夜行于阴，故阳气尽则卧，阴气尽则寤。故肠胃大，则卫气行留久，皮肤湿，分肉不解，则行迟，留于阴也久，其气不清，则欲瞑，故多卧矣。其肠胃小，皮肤滑以缓，分肉解利，卫气之留于阳也久，故少瞑焉。

黄帝曰：其非常经也，卒然多卧者，何气使然？

岐伯曰：邪气留于上焦，上焦闭而不通，已食若饮汤，卫气久留于阴而不行，故卒然多卧焉。

【语译】

黄帝问道：因病而不能入睡，是什么原因引起的呢？

岐伯答道：卫气在白天行于阳分，人就处于清醒状态；夜间卫气入于阴分，人就能入睡。如果卫气不能入于阴分，经常停留在阳分，就会使卫气在人体的阳分处于盛满状态，相应的阳跷脉就会偏盛；卫气不能入于阴分，就形成阴虚，阴虚不能收敛阳气，所以就不能安睡。

黄帝问道：因为生病导致双眼闭合不能看见事物，是什么原因引起的？

岐伯答道：这是因为卫气滞留在阴分，不能外行到阳分。留滞在阴分会使阴气偏盛，阴跷脉随之而盛满，卫气既然不得行于阳分，便形成阳虚，所以出现闭目的症状。

黄帝问道：有的人出现嗜睡，是什么原因引起的呢？

岐伯答道：这类人的特点是肠胃比较大、皮肤干涩不顺滑，肌肉之间又不滑利。由于肠胃比较大，卫气在人体内部停留的时间比较长；皮肤滞涩，肌肉之间不顺滑，卫气在体表运行的时候就受到阻遏变得迟缓。卫气在人体循行的常规是白天在阳分循行，夜间在阴分循行。当卫气随昼夜交替、在人体阳分的运行完成、由阳入阴的时候，人就入睡了；卫气在人体阴分运行完成，由阴转到阳的时候，人便醒过来。既然这类人的肠胃较大，卫气在体内部滞留的时间比较长，再加上皮肤滞涩，肌肉组织不滑利。因此卫气运行于体表的时候就较迟缓，使得精神不能振作，所以犯困嗜睡。那些肠胃较小、皮肤滑润松弛，肌肉组织之间又通畅滑利的人，卫气行于阳分的时间比较长，所以睡眠时间也较少。

黄帝问道：有的人不是经常嗜睡，而是突然出现多卧嗜睡的情况，这是什么原因引起的呢？

岐伯答道：这是因为邪气滞留在上焦，使得上焦的气机闭阻不通，又因为饱食之后喝了很多热汤，使卫气滞留在胃肠中，导致卫气在阴分停留得太久而不能外行到阳分，所以突然出现多卧嗜睡的症状。

【解读】

这几段对话主要讲营卫运行与睡眠的关系。《灵枢悬解》中说："卫气夜不入阴，故不得卧。"卫气，可理解为阳气。卫气正常入于阴分，则睡眠正常；卫气不能正常入于阴分，则睡眠失常。睡眠失常主要有不寐和多寐两种。不寐又叫作失眠、不得眠、不得卧等，是指经常不能正常睡眠的一类病症。不寐的病情有轻重之分，轻者有入睡困难、寐而易醒、醒后不能再寐、时寐时醒等不同情况，重者则会整夜不能入睡。相反的情况是多寐，又叫嗜睡，《黄帝内经》中又称“多卧”，是指易倦嗜睡、呼之即醒、醒后又睡的一种状态。

卫气与阴分的关系，就好比鱼跟水的关系。卫气，也就是阳气，就相当于鱼；阴分就相当于水。鱼和水的关系要和谐才好，如果不和谐，那就出问题了。可能是水出了问题，也可能是鱼出了问题。如果是水的问题，水要是不足了，那肯定没法养鱼，鱼就会闹腾，水面就会不平静。相反，水要是足了，鱼就不会闹腾，水面就会平静。比如人上了年纪觉就少了，那就是因为水不足了，阴不足了，不能很好地涵养自己的阳气。至于鱼的问题，没有鱼只有水也不行，缺乏活力，没有生气，表现在人身上就是没动力。所以，一句话，有水没鱼，即阴盛阳衰，就容易犯困，就想闭目；有鱼没水，即阴虚阳盛，就不容易犯困，就不想闭目。那么，除了鱼和水的问题，还有一个媒介的问题，就是鱼在沙滩上，到不了水里，或是被困在水底浮不到水面，也会导致不和谐的局面。比如“肠胃大而皮肤湿”导致的嗜睡，就是因为痰湿阻滞，导致卫气不能正常运行。

总之，我们中医就讲四个字，那就是“盈”“虚”“通”“滞”，能搞懂这四个字，就很不简单了。

黄帝曰：善。治此诸邪，奈何？

岐伯曰：先其脏腑，诛其小过，后调其气，盛者泻之，虚者补之，必先明知其形志之苦乐，定乃取之。

【语译】

黄帝问道：讲得好。对于上述疾病要如何进行治疗呢？

岐伯答道：首先要观察脏腑的虚实，分辨病变的部位，就算是轻微邪气，也必须先消除，然后再调理气机。邪气盛就采用泻法，正气虚就采用补法。还要先检查患者形体的劳逸、情志的苦乐，结合起来做出正确诊断，然后才能采取治疗。

【解读】

这段对话提出治病“必先明其形志之苦乐，定乃取之”，强调了治病时务必要结合患者的形体、精神状态进行综合分析，做到因人而异。《灵枢悬解》注：定者，已经审定也。有人说西医是治人的病，中医是治病的人；也有人说西医是明明白白把人治死，中医是糊里糊涂把人治活。在此，我们不需要过多评价中西医的是非问题，但是很有必要思考一下究竟应该把着眼点放在病上还是人上。我始终认为，中西医各有所长，应该正确认识并合理运用。就中医而言，在治病的时候，一定要把病人搞清楚，一定要在治人的基础上治病，这也是我们的优势和特色。比如，不同性格的人得了同样的病，表现就不一样，性子急的人得了感冒，容易嗓子痛；性子慢的人得了感冒，容易流清涕。这也是我多年来倡导国学修心的原因，因为性情对于一个人实在太重要了，对于预防疾病也实在太重要了。

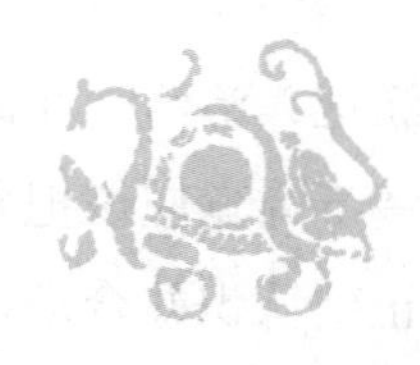

痈疽篇第八十一

“痈疽”即毒疮，指皮肤上带有毒性的疮疤、脓肿，又称溃疡病。“痈”和“疽”发作部位不同：“痈”发于肌肉，红肿高大，多属阳证；“疽”发于骨头，平塌色暗，多属阴证。

我曾好奇，为什么《黄帝内经》要把“痈疽”这么不起眼的病排在最后呢？后来才明白，痈疽在现代不算什么大病，但在没有抗生素的古代就是难治病、危险病。古人认为“背疽”“发背”也就是背上长疮，可以致死。历史上还有很多名人如项羽的亚父范增、汉末名士刘表、唐代诗人孟浩然、后唐太祖李克用、宋代名将宗泽、明代开国大将徐达，都是背上生疮而死。

所以《黄帝内经》从《上古天真论》讲养生开始，到最难治的病《痈疽》结束，告诉人们，首先要养生保健，治未病；然后才是针灸药物，治已病。这么排列是有道理的。

本篇主要论述了痈疽的产生、发展与预后的情况，并对各种痈疽的临床表现、治疗及预后进行了详细介绍，最后还阐释了痈和疽的区别。

黄帝曰：余闻肠胃受谷，上焦出气，以温分肉，而养骨节，通腠理。中焦出气如露，上注溪谷，而渗孙脉，津液和调，变化而赤为血，血和则孙络先满溢，乃注于络脉，皆盈，乃注于经脉。阴阳已张，因息乃行，行有经纪，周有道理，与天合同，不得休止。切而调之，从虚去实，泻则不足，疾则气减，留则先后，从实去虚，补则有余，血气已调，形气乃持。余已知血气之平与不平，未知痈疽之所从生，成败之时，死生之期，有远近，何以度之，可得闻乎？

【语译】

黄帝说：我听说肠胃受纳水谷，从上焦化生的卫气，可以温煦肌肉，荣养骨节，通达腠理。中焦所化生的营气就像雾露一样，向上注于肌肉之间，渗注到孙脉里，使津液调和，变化而成血，血调和后，经气先充满孙络，才注入络脉中，孙脉和络脉都满溢之后，才注于经脉中。阴经和阳经的经气都已充满，随着呼吸的节奏运行，它的运行是有法度的，它的周流是有规律的，与天地的运行规律一致，没有停息。生病时用切脉来掌握病情虚实再进行调治，用泻法来治疗实证，用泻法可以使邪气大衰，用快速出针就可以泻掉邪气，但只用留针就会不能及时泻去邪气，病情不会好转。用补法治疗虚证，补就会使正气充足，血气调和才能保持形体与气血。我已经知道了血气的平和与否，但还不知道痈疽是如何产生，它的病情发展，病人死亡与存活的日子有长有短，该怎样度量，可以说给我听吗？

【解读】

本段黄帝提出了痈疽的产生、发展，预后的问题。“阴阳以张，行有经纪，周有道理”：阴经和阳经的经气都已充满，“张”为布满、充满；“经纪”为纲常、法度；“道理”为事物的规律。“从虚去实”：“虚”为“虚之”，就是用泻法治疗实证。“上注溪谷”：“溪谷”即肌肉之间，《素问·气穴论》：“肉之大会为谷，肉之小会为谿。”谿同溪。

岐伯曰：经脉流行不止，与天同度，与地合纪。故天宿失度，日月薄蚀；地经失纪，水道流溢，草萱不成，五谷不殖；径路不通，民不往来，巷聚邑居，则别离异处。血气犹然，请言其故。夫血脉营卫，周流不休，上应星宿，下应经数。寒邪客于经络之中，则血泣，血泣则不通，不通则卫气归之，不得复反，故痈肿。寒气化为热，热胜则腐肉，肉腐则为脓，脓不泻则烂筋，筋烂则伤骨，骨伤则髓消，不当骨空，不得泄泻，血枯空虚，则筋骨肌肉不相荣，经脉败漏，熏于五脏，脏伤故死矣。

【语译】

岐伯说：经脉之气流动不停，合于天地的法度。因此如果天上星宿异常，出现了日食月食，或者地上河流走向失常，河水泛滥，各类植物都不能生长，庄稼歉收，道路不通，百姓不能相互往来，城里聚居的百姓就会背井离乡去到不同的地方。人体的血气也是一样的道理，请听我说。人体的血脉营卫周转不息，在上对应星宿，在下对应地面的十二经水。如果寒邪侵袭入经络中，血就会滞涩，滞涩就会不通，不通，卫气运行到此处就会受阻，不能够循环往复，就会产生痈肿。寒气郁久化热，热盛就会腐烂肌肉，肌肉腐烂就会化脓，脓排不掉就会腐蚀筋脉，筋脉腐烂就会伤及骨头，骨头损伤骨髓就会消减，不能充满骨头的孔隙，气要是无从发散，血也会枯竭，那么筋骨肌肉就得不到荣养，经脉之气衰竭，邪气熏染五脏，五脏受损人就会死亡。

【解读】

本段岐伯以自然界之事物比于人体，论述了痈疽的病理机制。“草萓不成”：“萓”音 yí，萓草；一说“萓”应作“蓂”，音 míng，传说中尧时的一种瑞草，亦见于《灵枢·邪客》：“地有草蓂，人有毫毛。”“草萓不成”就是泛指各类植物都不能生长。“寒邪客于经络之中，则血泣”，“泣”通涩，“血泣”就是血液凝滞不通。

黄帝曰：愿尽闻痈疽之形，与忌曰名。岐伯曰：痈发于嗌中，名曰猛疽。猛疽不治，化为脓，脓不泻，塞咽，半日死；其化为脓者，泻则合豕膏，冷食，三日而已。

发于颈，名曰夭疽。其痈大以赤黑，不急治，则热气下入渊腋，前伤任脉，内熏肝肺，熏肝肺，十余日而死矣。

阳留大发，消脑留项，名曰脑烁。其色不乐，项痛而如刺以针，烦心者，死不可治。

发于肩及臑，名曰疵痈，其状赤黑，急治之，此令人汗出至足，不害五脏。痈发四五日，逞焫之。

发于腋下赤坚者，名曰米疽。治之以砭石，欲细而长，疏砭之，涂以豕膏，六日已，勿裹之。其痈坚而不溃者，为马刀挟瘿，急治之。

发于胸，名曰井疽，其状如大豆，三四日起，不早治，下入腹，不治，七日死矣。

发于膺，名曰甘疽。色青，其状如榖实菰蓏，常苦寒热，急治之，去其寒热，不治，十岁死，死后出脓。

发于胁，名曰败疵。败疵者，女子之病也，灸之，其病大痈脓，治之，其中乃有生肉，大如赤小豆。锉陵翘草根各一升，以水一斗六升煮之，竭为取三升，则强饮厚衣，坐于釜上，令汗出至足，已。

发于股胫，名曰股胫疽。其状不甚变，而痈脓搏骨，不急治，三十日死矣。

发于尻，名曰锐疽，其状赤坚大，急治之。不治，三十日死矣。

发于股阴，名曰赤施，不急治，六十日死，在两股之内，不治，十日而当死。

发于膝，名曰疵疽，其状大痈，色不变，寒热，如坚石，勿石，石之者死，须其柔，乃石之者，生。

诸痈疽之发于节而相应者，不可治也。发于阳者，百日死；发于阴者，三十日死。

发于胫，名曰兔啮，其状赤至骨，急治之，不治害人也。

发于内踝，名曰走缓。其状痈也，色不变，数石其输，而止其寒热，不死。

发于足上下，名曰四淫。其状大痈，不急治之，百日死。

发于足傍，名曰厉痈。其状不大，初如小指发，急治之，去其黑者，不消辄益，不治，百日死。

发于足指，名脱痈，其状赤黑，死不治。不赤黑，不死。治之不衰，急斩之，不则死矣。

【语译】

黄帝说：我想要听你详细地讲讲各种痈疽的外形与禁忌、致死的时间和名称。

岐伯说：发生在咽喉的痈疽，名叫猛疽。猛疽不治疗，化生痈脓，痈脓没有排掉，就会堵塞咽喉，半天就会死亡；那些化了脓的，排出痈脓就可以配合冷服猪油，三天可以痊愈。

发生在颈部的痈疽，名叫夭疽。夭疽的痈肿很大而且颜色红黑，如果不赶快治疗，它的热毒之气就会下行进入腋窝处，在前面损伤任脉，在内部熏灼肝和肺，熏灼了肝肺，十几天就会死亡。

阳邪亢盛，消灼脑髓，邪气稽留在后颈部，形成的痈疽名叫脑烁，病人会面露不快，后颈部疼痛，好像用针刺一样。如果还兼有心烦的症状，就是死症，无法治疗。

发生在腋下色红而且坚硬的痈疽，名叫米疽。可以用砭石来治疗，砭石要细而长，稀疏地来砭刺，然后涂上猪油，六天就能痊愈，不要包扎它。那些痈疽坚硬而不破溃的，叫作马刀挟瘿，需要赶快治疗。

发生在胸部的痈疽，名叫井疽，它的形状好像大豆，刚长出来的三四天内如果不尽早治疗，让毒邪下移进入腹部，就无药可治了，七天就会死亡。

发生在前胸两侧的痈疽，名叫甘疽。颜色是青的，形状像谷粒或瓜蒌，患者常常苦于恶寒发热之症，要赶快治疗，解决掉寒热的症状，如果不治疗，十日后会死亡，死后会有脓液泌出。

发生在两胁的痈疽，名叫败疵。败疵，是女子多会得的病，用艾灸它，会病发大痈出脓，治疗之后，其中会生出新肉，大小跟红小豆差不多。锉蔆翘的根各一升，用一斗六升水煎煮，煮成三升，趁热饮下，再穿上厚衣服，坐在热锅上熏蒸，让汗出到脚，病就好了。

发生在大腿和小腿前侧的痈疽，名叫股胫疽。患处的外表没有明显改变，但是痈脓会侵蚀骨骼，如果不赶快治疗，三十天就会死亡。

发生在臀部的痈疽，名叫锐疽痈，它又红又硬又大，要赶快治疗。如果不治疗，三十天就会死亡。

发生在的大腿内侧的痈疽，名叫赤施，如果不赶快治疗，六十天就会死，在两条腿同时发病的，如果不治疗，十天就会死。

发生在膝盖的痈疽，名叫疵疽，它的创面很大，皮肤的颜色没有明显变化，伴有发冷发热，患处像坚硬的石头，不可以用砭法，用了砭法病人就会死，必须等患处变柔软了再用砭法，就有救了。

发生在关节而上下左右对称的痈疽，无法救治。发生在阳经的，一百天就会死亡；发生在阴经的，三十天就会死亡。

发生在小腿前侧的痈疽，名叫兔啮疽，它色红而深至骨头，要赶快治疗，不治就会死人。

发生在内踝的痈疽，名叫走缓。它的外表像痈，而皮肤颜色不变，要经常用砭石刺患处，来消除它的寒热之症，症状消退了病人就不会死。

发生在脚背和脚底的痈疽，名叫四淫。它的形状像大痈，不赶快治疗，一百天就会死。

发生在脚两旁的痈疽，名叫厉痈。它的外形不大，刚开始就像小指，要赶快治疗，把它黑掉的部分去掉，如果黑色部分不能消散反而加重的，无法治疗，一百天就会死亡。

发生在脚趾的痈疽，名叫脱疽，它的颜色红黑，是死症，无药可救。颜色不是红黑的就不会死，要赶快斩掉发病部位，不然就会死。

【解读】

以上数段，岐伯按照发病部位分类，分别描述了猛疽、夭疽、脑烁、疵痈、米疽、井疽、甘疽、败疵、股胫疽、锐疽痈、赤施、疵疽、兔啮疽、走缓、四淫、厉痈、脱痈等十九种痈疽的临床表现、治疗及预后。

“逞焫之”，“逞”是疾速的意思，“焫”音 ruò，指灸法或火针。“马刀挟瘿”即瘰疬，形长者称马刀，发于耳周、腋下等，生于颈部者称为挟瘿。菰薽，即瓜蒌。“数石其输”，“输”即“腧”，腧穴。

夭疽，痈疽生于颈项耳后乳突后的部位，在左名“夭疽”，在右名“锐毒”，均属足少阳胆经的病，是由胆经郁火凝结所致。

“发于阳者，百日死；发于阴者，三十日死”，这里对阴阳有两种解释，一是指阴经和阳经，二是指男性生殖器和女性生殖器。

“发于足指，名脱痈。其状赤黑，死不治；不赤黑，不死。不衰，急斩之，不则死矣”，说明在《黄帝内经》成书时，我国已有截趾的手术疗法。脱疽，指发生在足趾或手指处之疽，临床上多见于足趾，发病缓慢，初起患趾色白发凉、麻疼，后期趾节坏死脱落，黑腐溃烂，创口难愈。脱疽在寒冷季节会加重，治愈后仍可复发，相当于西医的血栓闭塞性脉管炎和动脉粥样硬化闭塞症。

黄帝曰：夫子言痈疽，何以别之？岐伯曰：营卫稽留于经脉之中，则血泣而不行，不行则卫气从之而不通，壅遏而不得行，故热。大热不止，热胜则肉腐，肉腐则为脓，然不能陷，骨髓不为燋枯，五脏不为伤，故命曰痈。

【语译】

黄帝说：先生你说的痈和疽，要怎样区别呢？岐伯说：营卫之气留滞在经脉中，血就会滞涩不能运行，血行不畅，卫气就会跟着不通，被阻塞而不能运行，因此会郁积发热。大热不停止，热气盛肌肉就会腐烂，肉腐烂就会化脓，但是不会继续向内发展，这种病不会让骨髓被煎灼而枯竭，五脏也不会受到损伤，因此命名叫痈。

黄帝曰：何谓疽？岐伯曰：热气淳盛，下陷肌肤，筋髓枯，内连五藏，血气竭，当其痈下，筋骨良肉皆无余，故命曰疽。疽者，上之皮夭以坚，上如牛领之皮。痈者，其皮上薄以泽。此其候也。

【语译】

黄帝说：什么叫疽？岐伯说：热气旺盛，下陷入皮肤肌肉里，使筋肉与骨髓焦枯，在内影响到五脏，使血气枯竭，当这个痈的下面正常的筋骨肌肉都没有了的时候，就叫疽。生疽之处，皮肤没有光泽而且坚硬，就像牛颈项部的皮一样。生痈之处，皮肤薄而且光亮。这就是它们的症候。

【解读】

以上两段岐伯阐释了痈和疽的区别：痈多为阳证，仅在皮肉而不伤及骨髓和五脏，虽然面积大，但预后较好；疽多为阴证，其邪气深，伤及筋骨、五脏，而且表皮无光泽，预后不佳。